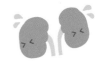

解剖学・生理学・生化学・病態学が

スルスルつながる！ わかる！

看護学生のための
薬理学

編著
橋本さとみ
淑徳大学看護栄養学部非常勤講師

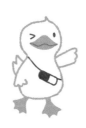

Gakken

カバーデザイン：株式会社 STOL
イラスト：加藤陽子
DTP：林由貴恵

目次

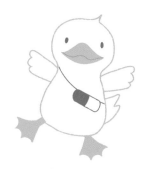

1. いろいろな薬

本項のポイント

- 薬物動態
- 薬の吸収
  （舌下錠，坐薬，点鼻薬，吸入剤）
- 飲み薬

　薬（薬理学）は生化学・生理学・解剖学・病態学の4科目をつないでいます．「不具合（変！）を正常に戻す」……つまり，病態を生理に戻すのが，薬です．生理を病態にしないためにも，薬が使われます．だから「正常状態（生理学，そして関係の深い生化学と解剖学）」と「異常状態（病態学）」がわかれば，薬のおはなしは難しくなんかありません．

　「そんなー！　じゃあ，もう駄目だー！」……諦めるのは，まだ早いですよ．薬のおはなしが理解できれば，正常（生化学・生理学・解剖学）と異常（病態学）がわかる！　ということでもありますからね．

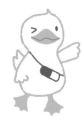

薬物動態

消化器系の復習

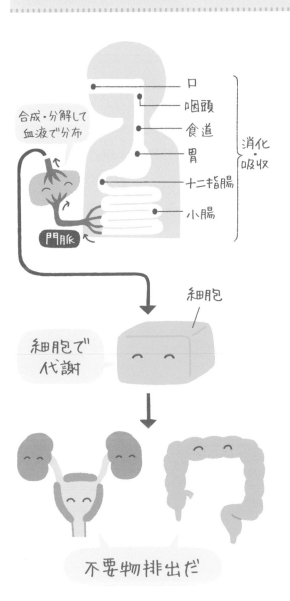

口
咽頭
食道
胃
十二指腸
小腸

消化・吸収

合成・分解して
血液で分布

門脈

細胞

細胞で
代謝

不要物排出だ

薬のおはなしは，薬の体の中での動き方からスタートです．「薬物動態」というと急にかた苦しく聞こえますが，「薬はどこから入って，どこにいく？」というおはなしのこと．難しくはありませんよ．そしてここは消化器系と循環器系（とくに血管系）の理解を深めるにはもってこいのところです．

消化器系で口から入る食べ物と比較したいので，最初は「飲み薬」でイメージしてくださいね．

食べ物は，口に入り，消化されて細かくなってから，小腸で体内に吸収されます．ここまでは「体の外」にあたるので，消化酵素は「外分泌」にあたりましたね．吸収された栄養（食べ物だったものの一部）は，門脈を通って肝臓に行きます．肝臓は体内の合成・分解工場．吸収したものの形を変え，求められているものに変えてから，血液にのせて流すと効率がいいですよね．だから静脈系だけど小腸からいきなり大静脈に入るのではなく，小腸から肝臓に吸収したての栄養を運ぶ門脈があったのです．

そして全身の細胞は流れてきた栄養を受け取って，代謝します．酸素を使って，ATPを作る．高校生物などでおなじみの，あのおはなしです．かたや，食べ物の残部は不要物．不要物は体の外に出さないと，新しい食べ物を体の中に入れられなくなってしまいます．だから水に溶ける不要物は尿として，水に溶けない不要物は便として排出です．以上，とても簡単な消化器系の復習でした．さらにシンプルにキーワードだけにしてみると，「消化・吸収」，「合成・分解・分布」，「細胞代謝」，「不要物排出」ですね．

ADME：吸収・分布・代謝・排泄

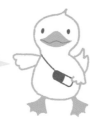

薬のキーワードは
ADMEだね！

ほぼ同じキーワードが並ぶのが，薬のおはなし．薬の体の中での動き方(薬物動態)は，「吸収(Absorption)」，「分布(Distribution)」，「代謝(Metabolism)」，「排泄(Excretion)」と整理できます．英語の頭文字をとって，ADMEとまとめることもありますね．これも簡単に説明しておきましょう．口に入った薬が小腸から「吸収」．吸収されて血液に入った薬は，血液にのって全身に「分布」．分布して必要なところで働いた薬は，肝臓で「代謝」．代謝(分解)されて役目の終わった薬は，腎臓で不要物として尿に入り，「排泄」です．

ちょっぴり消化器系のおはなしと違うところはあ

りますが，「おおまかな動きは同じ」とわかってくれたはず．これが，薬の体の中での動き方の基本(かつ，消化器系と循環器系の一部の復習)です．基本があるということは，応用もあるということ．ちょっとずつ「違い」の部分をおはなししていきます．もし今回の消化器系と循環器系のおはなしの理解が不十分なら，復習しておいてくださいね．

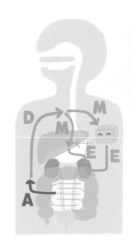

Absorption：吸収
Distribution：分布
Metabolism：代謝
Excretion：排泄

薬の動きの基本だね！

薬の吸収（舌下錠, 坐薬, 点鼻薬, 吸入剤）

飲み薬で基本についておはなししました．でも，薬って飲んでもしばらく効きませんよね．それもそのはず．「小腸で吸収」されるには，それなりの時間がかかります．飲んですぐ「シャキーン！」と効果が出たら，それは「薬を飲んだ」という認識に基づくプラセボ効果(偽薬効果)かもしれません．たとえプラセボ効果であっても，すぐに不具合(変！)が正常に戻ればいいのですが，普通は，そううまくはいきませんね．「一刻も早く効いて！」というときには，薬の「吸収」のところに工夫が必要そうです．

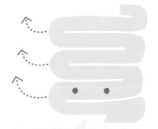

小腸から吸収すると薬が効くまでに
時間がかかるんだよ

舌下錠

狭心症の治療薬ニトログリセリン

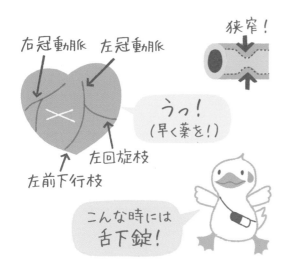

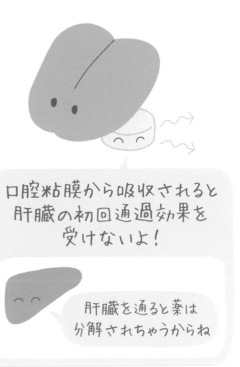

狭窄！

右冠動脈　左冠動脈

左回旋枝

左前下行枝

うっ！
（早く薬を！）

こんな時には
舌下錠！

口腔粘膜から吸収されると
肝臓の初回通過効果を
受けないよ！

肝臓を通ると薬は
分解されちゃうからね

　たとえば，狭心症の薬のニトログリセリン．心臓が止まったら，ヒトは死んでしまいます．全身に血液をめぐらせるポンプが止まってしまうと，全身の細胞が酸素と栄養分不足でATPを作れなくなるからですね．ポンプの役目を果たすのは，心筋（心臓の筋肉）．そこに血液を届ける冠状動脈は，他の動脈との吻合（つなぎ目）がなく，責任重大です．

　その心臓の動脈が各種事情によって一時的に十分な血液を送れないほど狭くなってしまったものが，「狭心症」ですね．「一時的」ではありますが……確実に全身細胞にとっては「大ピンチ！」です．一刻も早くなんとかする必要がありますね．

　だから，狭心症の薬ニトログリセリンは「舌下錠」です．舌下錠というのは，飲み込むのではなく，舌の下において，だ液でじんわり溶かす薬の形．口腔粘膜から吸収させるメリットは2つ．「小腸で吸収されるまで待たなくてよい」ことと，「肝臓での初回通過効果を受けない」ことです．吸収されるまでの時間については，イメージできますよね．「肝臓での初回通過効果」というのは，小腸で吸収されたものは肝臓でまず分解される……ということです．

　肝臓に門脈から血液が流れ込む理由を復習したときには「栄養を必要な形に合成すること」とおはなししました．「合成」には，「分解」の側面もあります．そして薬では分解の側面が強く出ます．「薬が壊される」ということは，「薬の効果が弱まる」ということですね．狭心症の薬の効果が弱まって，狭くなった血管の広がりが弱まったら，大ピンチをうまく解消できません．だから，狭心症の薬ニトログリセリンは初回通過効果を受けない舌下錠として使われるのです．

坐薬

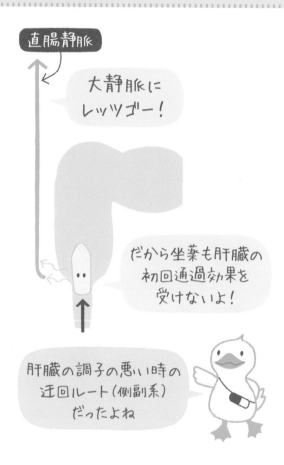

直腸静脈

大静脈に
レッツゴー！

だから坐薬も肝臓の
初回通過効果を
受けないよ！

肝臓の調子の悪い時の
迂回ルート（側副系）
だったよね

初回通過効果を受けない吸収方法，お次は「坐薬」のおはなしです．坐薬は子どもの熱冷ましや痛み止めとして出されることが多い，肛門に入れる短いロケット状の薬です．痛みの原因についてはいろいろありすぎてここではおはなしできませんが……「すぐ効いてほしい」ことに違いはありませんね．そこで坐薬を肛門に入れると，体温でじんわりと溶け，粘膜から静脈に吸収されていきます．

「肛門付近の静脈」と「肝臓」……何か思いだしませんか？　肝臓の調子が悪いときの，迂回ルート（側副系）でしたね．肝臓の働きが悪くなったときに肝臓を

血液が通りにくくなり，側副系に血液がたくさん流れるようになると……．腹壁静脈の「メドゥーサの頭」，直腸静脈の痔，食道静脈の（食道）静脈瘤がキーワードでしたね．ここからもわかるように，直腸静脈は肝臓に入ることなく（下）大静脈に静脈血を届けるルート．ということは，ここから吸収された薬は肝臓で分解される前に全身に届くということになりますね．これなら，薬の効果が弱まらずに痛み止めとして働けます．なお，坐薬の特性上，体温以上の温度になったら溶けてしまいます．だから坐薬は冷所保存が必要ですよ．

点鼻薬

視床下部や下垂体に関係する薬

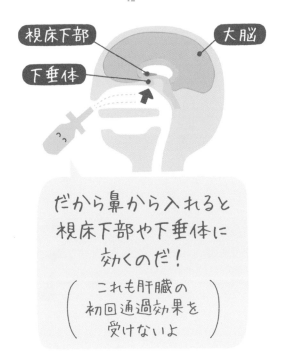

視床下部

下垂体

大脳

だから鼻から入れると
視床下部や下垂体に
効くのだ！
（これも肝臓の
初回通過効果を
受けないよ）

　鼻の粘膜からの吸収も，初回通過効果を受けません．「鼻に薬」というと，花粉症などで鼻水・鼻づまりを解消するイメージがありますね．それは鼻に不具合（変！）があって，鼻に薬を使っている例です．そうではなく，鼻の粘膜から吸収させてほかのところに薬を効かせることもあります．鼻の近くにある，視床下部や下垂体に関係する薬の一部で使う「点鼻薬」です．

　「鼻の近くに視床下部や下垂体？」と思った人，いますよね．位置関係を確認しておきましょう．視床下部は眉間のところから，頭の中心に向かって線を引いて……中心よりも少し手前にあります．視床下部の下が，下垂体ですね．そして眉間のすぐそばから「鼻（鼻骨）」が始まっています．鼻の奥（鼻腔）はかなり上のほうまで広がっていることは，横からの断面図を見るとすぐわかるはずです．意外なほど，鼻腔と視床下部・下垂体はご近所さんなのです．だから，視床下部や下垂体ホルモン関係では鼻経由で薬を届けることがあります．

バソプレシン不足・欠乏は尿崩症に！脱水危険！

バソプレシンに似た形のデスモプレシンの出番だ！

これも鼻から！
（肝臓で初回通過効果を受けずに，早くフルパワー！）

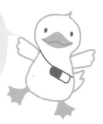

　たとえば，尿崩症の治療に使われるデスモプレシン．尿崩症は下垂体後葉ホルモン，バソプレシンの欠乏・不足で起こる尿量が異常に多くなる病気です．腎臓が，原尿から水分再吸収をしなくなってしまったせいですね．水分だけを見ても，体が干からびてしまう（脱水）危険があります．注意するところはそこだけではありませんから，ヒトの体全体にとって「ピンチ！」な状態です．そんな不具合（変！）を治すため，バソプレシンに似た形の薬デスモプレシンの出番です．

　デスモプレシンを体に入れると，腎臓はバソプレシンからの命令を受けたのと同様に水分の再吸収ができるようになります．水分再吸収ができれば，尿量は正常に近づいてくるはず．病気の原因は解消されていませんが，全身の細胞にとってはこれなら一安心です．デスモプレシンを鼻の粘膜から吸収すれば，飲み薬では避けられない肝臓の初回通過効果を受けません．注射などの痛い思いをせずに，早くフルパワーの薬の効果を受けられるのです．

＊

　ここまでは初回通過効果を受けない点に注目してみました．続いて「小腸よりも早く吸収！」に注目してみましょう．すぐに効いてほしいときの例として，呼吸が苦しいときもイメージできますね．

吸入剤

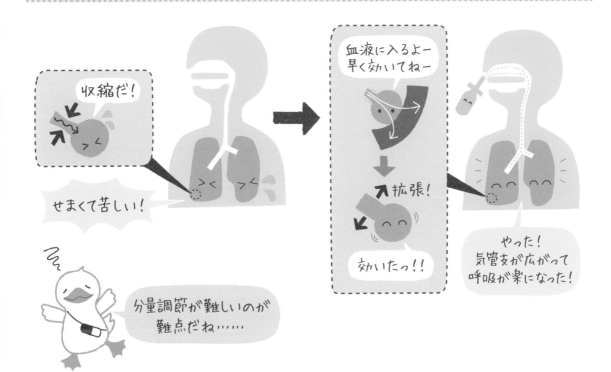

たとえば，気管支喘息．空気の通り道の気道（主に気管支）が狭くなってしまい，空気を十分に体の中に取り入れられない状態です．空気中の酸素も体の中に取り入れられませんから，全身細胞が酸素不足の大ピンチ！　こんなときには吸入剤（気管支拡張薬）の出番です．

気管支の平滑筋を収縮させるのは副交感神経の担当．だから交感神経系を優位にする薬か，副交感神経系の働きを邪魔する（遮断する）薬があればいいですね．どちらの吸入剤もありますよ．

鼻の中に噴射して息を吸うと，薬の入った空気が肺胞へと届きます．肺胞は酸素と二酸化炭素を交換する場所．肺胞の周囲は網目のような毛細血管に覆われています．酸素を血液に取り込むときに，薬も一緒に取り込んでもらえば……すぐに血液にのって交感神経系や副交感神経系に働いてくれます．しかも肺胞と気

管支はすぐそばにありますね．早速縮みすぎている平滑筋に働いて，緩めて（気管支を広げて）くれそうです．

そんなに便利ならほかのお薬も吸入しちゃえばいいのに！……と思うかもしれませんが．残念ながら，吸入は量の調節が難しいという欠点があります．薬は多すぎると「毒」になってしまいます．これはもう少し先のおはなしです．今は「気管支に効かせるお薬は，吸入があるぞ！」ぐらいのつもりでいてくださいね．

＊

今まで「小腸から吸収される飲み薬」と対比させて，薬の吸収方法についておはなししてきました．……一番いやな「注射」が，まだ出てきていませんね．注射は確かに使い方によっては早く吸収されますが，あまり率先して選びたい方法ではありませんよね．だから「飲み薬の中の種類」のおはなしを先にすることにしましょう．その後で「針を刺すおはなし」をまとめますね．

飲み薬

飲み薬の種類

「飲み薬」といっても，けっこういろいろな種類があります．おなじみの錠剤やカプセルのほかに，咳止めシロップのような液状，そのままだと飲みにくい粉状や粒状もありますね．同じく小腸から吸収されるとはいえ，形によって吸収される速さが違いますよ．シロップのような水状（液状）が一番早く，次が粉状や粒状．カプセルと錠剤はその後……というのが一通りの目安です．

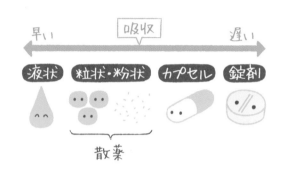

オブラート・カプセル

粉状や粒状（散らばりやすい「散薬」とも呼ばれます）だと，そのままでは飲みにくいのでオブラートに包むこともありますね．オブラートは，水分で溶けるデンプンでできた半透明の薄いフィルム．寒天ゼリーなどのお菓子をくるんでいる，「味のしないうすいもの」がオブラートです．デンプンは，多糖類で植物の糖貯蔵形態でしたね．近年では子どもが飲みやすいように，いちごやぶどうの味のするオブラートもありますよ．

毎回オブラートに包むのは大変……ということで多く使われるのがカプセルや錠剤．カプセルの主材料はゼラチン．ゼリーのもとですね．結合組織コラーゲンを加熱処理したもの……と言うと，タンパク質の変性のおはなしにもつながります．一緒に加えるグリセリンやソルビトールの量を調節することで，硬いカプセル剤も軟らかいカプセル剤もできます．

グリセリンは脂質（中性脂肪）のベルトハンガーで，ソルビトールは糖尿病のときに作られすぎてしまい神経障害を引き起こすもとになっていたものです．……

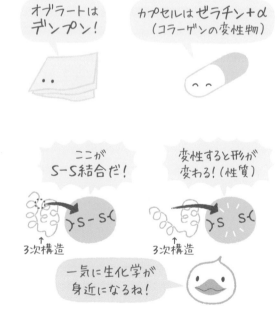

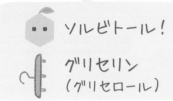

カプセルの「＋α」の部分は……

ソルビトール！

グリセリン（グリセロール）

生化学のおはなしが，一層身近なものになりますね．これらのカプセルに入れると，多少味や匂いが悪くても，気にせずに薬を飲めるようになります．しかも材料はおなじみのものばかりですから，すぐに消化管の中で溶け始めます．

　すぐに溶けだすので……もたもたしていると食道でくっついてしまいます．そこで薬が溶けだしてしまうと，薬成分がとても濃い場所ができてしまうことになります．これは，粘膜に穴が開いて凹んでしまう潰瘍の原因の1つです．だから，カプセル剤は水と一緒に飲み込んでしまってください．硬いカプセル剤の中には散薬（粉や粒）が入っていることが多いですね．軟らかいカプセル剤の中には液体を入れることもできますよ．

錠剤

錠剤の種類

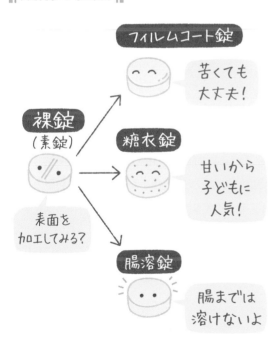

フィルムコート錠

苦くても大丈夫！

裸錠（素錠）

表面を加工してみる？

糖衣錠

甘いから子どもに人気！

腸溶錠

腸までは溶けないよ

　錠剤といっても，目的に合わせていろいろあります．一番単純なのが，薬に形を整えるためのデンプンなどを加えただけの裸錠（素錠）．ただ，これではひどく口当たりの悪い（苦い！）薬ができることがあります．

　それはよろしくないので．裸錠の表面をフィルムで覆ったものがフィルムコート錠．これなら苦い薬も一安心．飲みやすさという点でもう一歩進んだものが糖衣錠．フィルムではなく糖衣（砂糖）で覆ってありますので，口に入れると甘味を感じます．子どもにとって，とても飲みやすくなりましたね．ただ，覆っている糖衣がなくなると，急に本来の薬の味（苦味等）が出てきます．いくら口当たりがいいとはいっても，すぐに飲み込まないとダメそうですよ．

　裸錠の表面を腸で溶けるセルロースなどで覆ったものが腸溶錠．胃の酸に弱く，裸錠では小腸に到着する前に分解されてしまう薬も，腸溶錠にしてしまえば安心ですね．

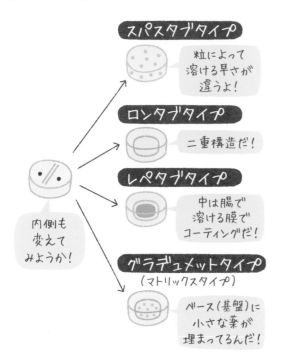

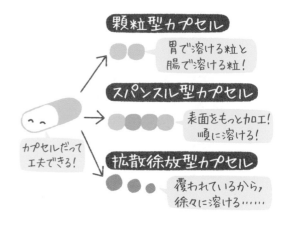

ここまでは，薬の表面に注目してみました．せっかくです，錠剤の内側も見ていきましょう．錠剤の内側に工夫をする理由，それは「ゆっくり長期間効かせる」ためです．飲みやすい錠剤といえども，「毎食後3回」よりは「1日1回」の方が楽ですよね．単純に3倍の量の薬を一度に体の中に入れたのでは，体の中の薬の量が多すぎて，体にとって「毒！」になってしまうかもしれません．だから，徐々に薬が出ていく薬（徐放剤）が必要になるのです．

単純に溶ける速度を変えて（混ぜるものの比率を変えて）1つの錠剤にしたもの（スパスタブタイプ）．早く溶ける部分で遅く溶ける部分をくるんだもの（ロンタブタイプ）．遅く溶ける部分の表面を腸で溶ける膜でくるんで，さらに早く溶ける部分で包んだもの（レ

ペタブタイプ）．ほかにもベース（基盤）になる部分に小さな薬を埋め込み，消化管内で徐々に溶けだすようにしたものもあります（グラデュメットタイプやマトリックスタイプ）．その薬の特徴や効かせ方によって多くのタイプがありますが，共通するのは「薬を飲む回数を減らす」ことです．

もちろん，前におはなししたカプセルにも徐放型のものはありますよ．一番外側のカプセルはそのまま．中に入れる薬の「粒」にちょっと工夫を．胃で溶ける粒と腸で溶ける粒の2種類を入れるもの（顆粒型カプセル）．もっと細かく薬の表面を加工して，溶ける順序をつけたもの（スパンスル型カプセル）．粒の表面をセルロースなどで覆い，徐々に溶けていくようにしたもの（拡散徐放型カプセル）などです．

‖ 口に入れない錠剤 ‖

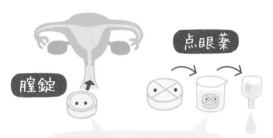

形は同じでも「外用」！
薬の袋を，ちゃんと見て！

錠剤を飲むときに注意してほしいこと．形はただの錠剤でも，飲み込んではいけない薬があります．「そもそも使う場所が違うんだけど？！」なのが膣錠．文字のとおり，膣炎を治すために膣に入れる薬です．「内服（飲む）薬」ではなく，「外用（つける・塗る）薬」と袋にも書いてあるはずですよ．

形は普通の錠剤ですが，飲み込むには大きすぎますし，口に入れても効果は出ませんからね！ 同じように錠剤の形でも，水に溶かしてから使う点眼薬も「使う場所が違うんだけど？！」ですね．

‖ 口に入れても飲まない錠剤 ‖

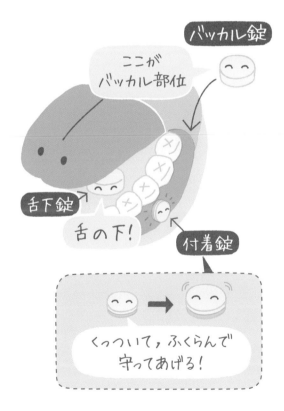

ここが
バッカル部位

バッカル錠

舌下錠
舌の下！

付着錠
くっついて，ふくらんで
守ってあげる！

次は「口に入れるけど，飲まないで！」という薬．付着錠，バッカル錠，舌下錠です．舌下錠については，狭心症のニトログリセリン舌下錠でおはなししましたね．

バッカル錠は，奥歯（臼歯）の歯茎の外側と，頬の間．そこをバッカル部位といいます．バッカル部位に入れて口の中で溶かすので，バッカル錠です．痛み止めや脂溶性の薬を入れることが多いですね．口腔粘膜からの吸収ですから，初回通過効果を受けない点で効果的ですが，味をごまかすことはできないのですべての薬では使えませんよ．

付着錠は口内炎のできているところに「くっつける」錠剤です．錠剤の包装や説明書に「こちら側を痛いところに押し付けてください」と指示があるはず．押し付けると，だ液を吸ってふくらみ，炎症部分を薬の成分で覆ってくれます．

一見ただの錠剤でも，口に入れない薬や，口に入れても飲みこまない薬があるので，要注意です．

┃チュアブル錠┃

あと，口に入れる薬を自分で分解してはいけません．今まで見てきたように，「そのままだと苦い！」「ゆっくり効かせたい！」など薬がその形をしているには理由があります．それを「喉に引っかかるから……」「大きすぎて飲みにくい……」といって分解してしまうと，薬の効きが悪くなったり，逆に効きすぎたりして大変なことになります！　飲みにくさがあるなら，すぐにお医者さんに相談！　小さい薬や，引っかかりにくい形の薬に変えてくれるはずです．

例外として分解していいのは，「お医者さんが『割って飲んでください』と指示」したときと，チュアブル錠（咀嚼錠）を飲むときです．チュアブル錠は口の中で，歯でかみ砕いて飲み込む薬．口の中で細かくなってから，その先に進むことが予定されている薬です．

「薬なんて飲めばいいって思ってたけど，いろんなことが考えられてるんだね……」そうなんです．薬の働きそのものだけでなく，体への入れやすさ，効果時間……考慮されているものがいっぱいあるんですよ．

薬はいろいろと考えられてるんだ
（だから勝手に割っちゃ「ダメ！」なんだよ）

もぐもぐ……

チュアブル錠は
口の中で歯でかみ砕いて
飲み込むよ！

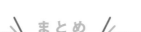

まとめ

薬にはいろいろな形・用法があることがわかりましたね．「吸収の速度」の違いに注意してまとめておくといいですよ．
飲み薬の紹介は一段落．次項は注射薬のおはなしに入ります．そこでも吸収の速度が関係してきますからね．

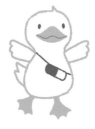

memo

2. 注射をはじめとする薬の吸収，薬の濃度（薬の分布）

本項のポイント

- 薬の吸収
  （注射薬・塗り薬・貼り薬）
- 薬の分布

口にする薬（主に内服薬）だけでもいろいろな種類があることがわかりました．今回は注射薬と塗り薬・貼り薬といった外用薬をみていきましょう．ここまでが「薬の吸収（ADMEの"A"）」のおはなしです．

続いて「薬の分布（ADMEの"D"）」に入っていきますよ．薬の効き目や安全性について欠かせないところですね．

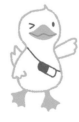

薬の吸収（注射薬・塗り薬・貼り薬）

注射薬

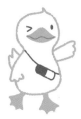

痛くて嫌われる薬の吸収方法，注射薬のおはなしです．針を刺して薬を体内に入れるのだから，さぞや効果がすぐに出るのだろう……と思いきや．すぐに効果が出るものから，じわじわと効くものまでありますよ．その秘密は，針を刺す場所にあります．

アンプルとバイアル

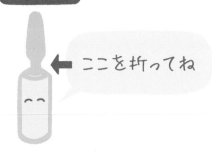

アンプル

ここを折ってね

バイアル

ゴムのところから水を入れて
薬を溶かしてから
吸いとってねー！

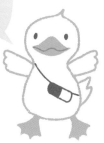

バイアルには
「水に溶ける」ものしか
入れられないね

まず，注射薬とよばれるものについてのおはなし．最初から液体なら，注射器に取るのは簡単ですね．保存の都合上固体のときには，水などの液体で溶かしてから使うことになります．これらの保存容器には，使いきりのアンプルと，複数回使用可能なバイアルがあります．

アンプルはガラスでできた小さな容器．上の部分にたまった液体（薬）を使いきるために，使う前に軽く左右に振って下へと液体をまとめます．それから上部を折り取って，中の液体を注射器で吸い取って使います．「ガラス」を「折り取る」のですから，破片を混ぜないように，かつ，けがをしないように注意ですよ．

バイアルの中に入っているのは固体になった薬．お湯で戻すフリーズドライ食品の状態です．この状態だと長期保存できますが，いきなり栓を開けたら中の薬が飛んでいってしまいます．だから，使うときにはまず水で溶かしましょう．蓋はゴムになっている部分がありますので，そこに水を入れた注射器の針を刺します．中に水を押し込んで，よく溶かして，そのまま中の液体を吸いだせばオーケーです．しかも蓋が閉まったままなので(ゴムにあいた穴からは液漏れしな

いようにできています)，1回で中身を使いきれなくても安全です．

ガラスとけがの両方におびえなくて済むだけでもバイアルを多用したくなりますが……．「水に溶けるものであること」と「感染対策」の問題をクリアしないといけません．水に溶ける(水溶性の)ものしかバイアルに入れておくことはできません．脂溶性の薬なら，アンプルに液体のまま入れておくことになります．

‖感染対策‖

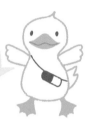

感染には要注意だよ！
皮膚の防壁を
通過させちゃうからだね！

おっ！通過できた！
もう増え放題だな！
だから「消毒や滅菌は大事」
なんだぞ

＋モ
＋モ……

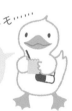

だから「消毒や滅菌は大事」
……っと！

感染対策の問題は，薬理学と微生物学の重なり合うところです．

感染防止の第一歩は，皮膚による物理防壁．注射は，体の中に直接何かを入れるもの．物理防壁を無条件突破させてしまっているのです．だから注射液の中に細菌はじめ病原体がいたら，いきなり「感染！」が起こる可能性が高くなります．薬を必要としている以上，何か体に不具合(変！)があるのが普通です．そんなときに病原体が入り込んできたら，弱り目に祟り目そのものです．だから，感染予防・清潔管理が大事になってくるのです．

先ほどバイアルの中に入れるものを「水」といいましたが，本当は「滅菌済みの水(などの液体)」が必要です．バイアルのゴム部分に病原体がついていたら注射器の針で刺したときに，そこから中に入り込んでしまいますね．だからそこも針で刺す直前に消毒しないといけません．

ここに関係してくる「消毒(・殺菌・滅菌)」や「希釈(薄める)」のおはなしは，看護師国家試験の計算問題でおなじみです．計算問題についてここで始めるわけにもいきませんので，早いうちに慣れてしまってくださいね．

注射の4種類

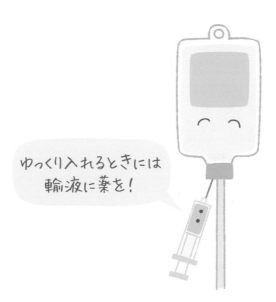

ゆっくり入れるときには
輸液に薬を！

注射薬は，注射器から直接体内に入れるだけではありません．ゆっくり体の中に入れる必要があるときには，注射薬を輸液のボトル（パック）に入れることになります．いわゆる「点滴」ですね．もちろん，ボトルに注射薬を入れるときには，感染予防・清潔管理が必要になります．

では，注射器から直接体内に入れれば，常にすぐ薬は効くのか．そんなことはありません．「入れると

ころ」によって，薬の効く速さは変わってきます．「～注射」が4種類あるのは，そのためです．

注射の「入れるところ」の名前を確認してしまいましょう．皮内注射，皮下注射，静脈注射，筋肉注射です．体に入る深さが浅いほうから深いほうへと並べてあります．

体の表面付近の構造を復習しながら，注射の種類をみていきましょう

皮内注射

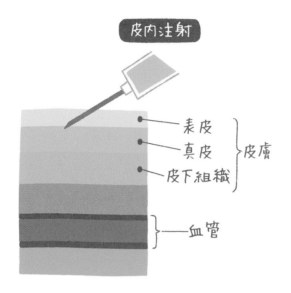

皮内注射は，皮膚のうち表皮と真皮の間に入れるもの．針をかなり傾けて……水平ギリギリで針を刺すイメージです．入れる薬は体の奥へと吸収されていきません．注射した薬は，水膨れのように1か所にとどまったままです．「ん？ それって意味あるの？」大ありです．免疫応答があるかどうかを確認したいのに，体の奥まで薬液が吸収されてしまったら，反応が起こっているかをすぐに見ることができません．

遅延型（Ⅳ型）のアレルギー反応の有無を確認する，ツベルクリン反応に使われるのが皮内注射です．これは結核に対する免疫の確認でしたね．

同じくアレルギー反応の有無を確認するために，抗原液をたらしてから同じ深さまで皮膚に小さな傷をつける，プリックテスト（スクラッチテスト）というものもありますよ．「注射」ではありませんが，「体の奥に吸収させない」うえで，免疫応答を見るという点で共通していますね．

皮下注射

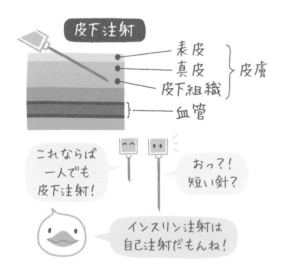

皮下注射は真皮の下にある皮下組織に薬液を入れる注射．針の角度としては，三角定規の30°くらいです．ここから奥に入れると，体の中へと吸収されていきます．でも，皮下組織にはあまり血管は多くありません．そのせいで，薬はじんわりしみこんでいくことになります．ゆっくりじわじわ効いてほしい……一般的な予防接種で使われるのが皮下注射です．同様に，あまり早く効くと悪影響の出る可能性がある糖尿病のインスリン注射も，皮下注射です．

でも，自分で注射をするのに角度まで指定されては大変ですね．だから，糖尿病の自己注射用の針の長さは皮下にちょうど届く長さ（短さ？）にしてあります．これなら，患者さんが自分で簡単に注射できますね．

‖ 静脈注射 ‖

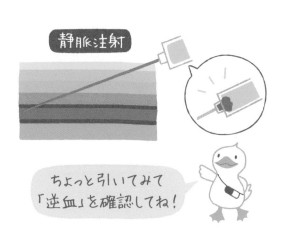

血管に入れる
→
すぐに効く

ちょっと引いてみて
「逆血」を確認してね！

便利だけど……
取り返しがつかないよ！
（だから計算問題が
看護師国家試験に
出るんだね！）

続いては静脈注射です．静脈注射は，文字の通り血管（静脈）に注射するもの．角度は15〜20°くらい．血管（の管の上下両方）を貫いてしまわないように，三角定規の小さい角度（30°）のさらに半分の角度で刺します．血管壁の抵抗を感じて，一回そこを突き抜けたら，もう針先は血管内のはずです．

薬を入れる前に，血管にちゃんと入っていることを確認する必要があります．注射器の押し子（ブランジャー：押しこむ部分）を少しだけ引っ張って，針の根本の部分に血の赤（逆血）があることを確認してから，注射薬を押し込みますよ．

静脈に「薬を入れる」のではなく，静脈から「血液を取り出す」なら「採血」になりますね．採血には動脈血採血，静脈血採血，毛細血管血採血があります．静脈血採血が一番多いですね．それ以外の採血になるときには，「その血液じゃなきゃいけない」理由があるときです．静脈血採血で代用はできませんから，注意ですよ．

話を注射に戻して．血管の中に薬を入れるのですから，すぐに効く（即時吸収）ことになります．すぐに効果が出てしまう以上，薬を入れすぎてしまったら取り返しがつきません．だから，看護師国家試験の計算問題に「〜何mLを注射器に取ればいいか」があるのですね．

もちろん，そもそもの大前提ですが．「それが正しい薬なのか（薬と患者の名前チェック）」も必要不可欠な確認点ですよ．

‖筋肉注射‖

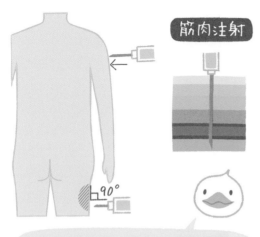

筋肉注射

エピペンは針の長さも調整済み！
安心して太ももの外側に90°で！

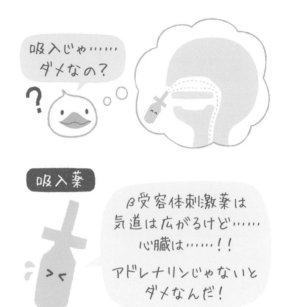

吸入じゃ……
ダメなの？

吸入薬

β受容体刺激薬は
気道は広がるけど……
心臓は……！！
アドレナリンじゃないと
ダメなんだ！

　残りが筋肉注射．大きな筋肉を狙って，ほぼ直角に刺す注射です．筋肉には血管がたくさん通っています．だから静脈注射にはかないませんが，結構早く体の中へと吸収されていきます．筋肉注射の代表は，即時型（Ⅰ型）アレルギーのアナフィラキシーショックに使うアドレナリン注射です．食物アレルギーや蜂アレルギーの人が常に持ち歩いている「エピペン」のことですね．このアレルギーで怖いのは，アナフィラキシーショックのせいで気道が極端に狭くなり，気道閉塞状態になってしまうこと．すぐに気道を広げる必要がありますが，静脈注射のできる人や血管を探す時間的余裕はありません．だから，太ももの外側に早く効く筋肉注射です．針がちゃんと筋肉に届く長さに調節されていて，練習・準備しておけば子どもでも自分でできる注射です．太ももの外側には，大きな血管や神経が通っていないことを教科書（のイラスト）などで確認しておいてください．これで，安心してアナフィラキシーショック時に筋肉注射ができますね．
　アナフィラキシーショックへの筋肉注射のおはな

しで，あなたの頭にこんな「？」は浮かびませんでしたか？「注射じゃなくて，吸入薬じゃダメなの？『気道を広げる』なら，交感神経系を元気にする薬でいいんだよね？」ごもっともな疑問かつ提案です．それができたら，注射の痛みも避けられて「万歳！」だったのですが．残念ながら，気管支喘息のときに使った「交感神経系を元気にして気管支を広げる薬」は，アドレナリンそのものではありません．アドレナリンの働きの一部を助ける「β受容体刺激薬」が，気管支喘息の薬です．アナフィラキシーショックのときには，酸素と二酸化炭素の交換ができるように気道を広げると同時に，酸素の多い血液を全身に届けられるように心臓の働きを活発にする必要があります．「β受容体刺激薬」では，気管支を広げることはできても，心臓に働くことはできません．だから両方に効くアドレナリンが必要で，残念ながら吸入薬では代用できないのです．ちょっと出てきた「受容体」のおはなしは，もう少し先ですることにしましょう．薬の働き方の説明をするうえで，避けては通れないところですからね．

塗り薬・貼り薬

まだまだ薬を吸収する方法はありますよ．皮膚から吸収する「塗り薬（軟膏），貼り薬（貼付薬）」のおはなしです．不具合（変！）があるところに直接つける薬が，塗り薬や貼り薬です．

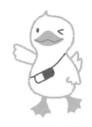

‖塗り薬‖

塗り薬は，薬と基剤を混ぜたものです．基剤によって，固さやつけた後の状態が変わってきます．たとえば，カサカサしてかゆみが出てしまっているところ．カサカサ……つまり皮膚の表面が乾燥してしまい，本来の皮脂バリア機能が失われている状態です．油分を追加して水分蒸発を防げれば，水分不足による掻痒感過敏状態は解消できそうですね．そんなときには基剤に油脂を含むワセリンを使えばいいのです．クリームも，ワセリンに水と界面活性剤を加えたものですよ．油脂と水と界面活性……脂質が水になじむためのテクニック，ミセルですね．乳化させて，リンパが「乳糜（にゅうび）」と呼ばれることも思い出しましたか？

カサカサではなく分泌液でジュクジュクのときには？　そんなときにはマクロゴール．水溶性で湿気を吸うので，分泌物の水分を吸い取ってくれます．マクロゴールの正体は，ポリエチレングリコール．どれくらいエチレンをつなげるか（重合するか）によって，固さを変えることができます．軟らかくて水のようにすーっと伸びる塗り薬も，立体的な傷にしっかりくっつく塗り薬もできるのですね．混ぜる量で溶ける温度も調節できることから，坐薬にもよく使われていますね．

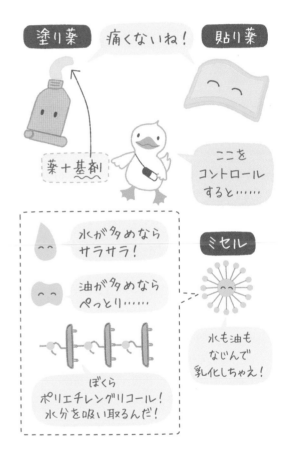

┃貼り薬┃

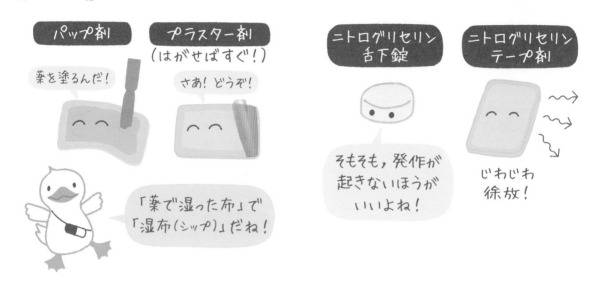

パップ剤

薬を塗るんだ！

プラスター剤
（はがせばすぐ！）

さあ！どうぞ！

「薬で湿った布」で
「湿布（シップ）」だね！

ニトログリセリン
舌下錠

そもそも, 発作が
起きないほうが
いいよね！

ニトログリセリン
テープ剤

じわじわ
徐放！

　塗り薬よりも簡単で使いやすいのが貼り薬. 以前は布に薬剤をある程度の厚みに塗り付けた「パップ剤」が主流でした. いわゆる「湿布（シップ）」ですね. 近年はプラスチックフィルムに薬剤を塗りつけた「プラスター剤」もあります. どちらも, 薬に粘着剤を混ぜた部分が肌の表面に貼りつくようになっています. 接触面からじわじわと皮膚表面や皮膚近くの筋肉に薬を効かせていくのです. ここに吸収促進剤を加えて, より深く（深部筋肉や関節内）まで薬をしみ込ませるものもありますよ. 吸収促進剤入りなら, 「関節の痛みにも効く」貼り薬にできるのです.

　貼り薬の改良により, 徐放タイプも可能になりました. 経皮吸収型テープ剤です. これは肌につく粘着剤と薬剤の間に, 放出コントロール膜がはさまってい

ます. こうすれば「1回貼れば長時間じわじわ効く貼り薬」としてとても使いやすくなります. 代表例は, 狭心症の薬ニトログリセリンのテープ剤. 狭心症は緊急事態ですので, すぐに対応するために舌下錠にすることはおはなししました.

　でも……そもそも「狭心症の発作が起きない」ほうがいいですよね. そんなときには, 1日1回のテープ剤. 少しずつニトログリセリンがしみ出し, 少しずつ血管に効いて, 血管が狭くなることを防止します. これなら, 心筋に血液が届かなくてピンチにならずにすみそうですね！

　以上が, 薬の吸収方法のおはなしでした. 吸収（A）されたお薬の体の中での分布（D）のおはなしに入りますよ.

薬の分布

アルブミン

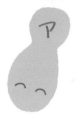

アルブミン

分布といえば，
僕でしょ！

　吸収したお薬は，効いてほしい細胞に届ける必要がありますね．そこが「吸収・分布・代謝・排泄」の分布（D）のおはなしです．単に血液にのって全身の細胞の近くに行くだけ……ではありませんよ.

　薬が「血液にのる」ためには，血漿タンパク質のアルブミンが必要です．アルブミンのおはなしは，血液成分のところと，タンパク尿のところで耳にするはず．「不足するとむくむから，食べないダイエットはダメ！」ですね．むくみ（浮腫）の理由は，血液中のアルブミンが血液の浸透圧を保っているから．血液中のアルブミンが不足して，血管の外側（組織）と比べて血液が「すかすか」になってしまうと，血管内水分が「ぎゅうぎゅう」を薄めるために血管外へ出ていってしまうからです.

　そんなアルブミンは輸送タンパクとも呼ばれます．水に溶けないものと手をつないで，血液と一緒に流れてくれるからです．薬は，一般的にアルブミンと手を繋いで効いてほしい細胞のところまで流れていくことになります．水に溶けない薬は，アルブミンとくっつかないと血液（水分が多い）で運んでもらえないから．水に溶ける薬は，急に溶けて薬が体の中で「ぎゅうぎゅう」になってしまい，周囲（血管外の組織）から水分を吸い取ってしまうことを防ぐためです．アルブミンが手放した（もしくはアルブミンと手をつながなかった）

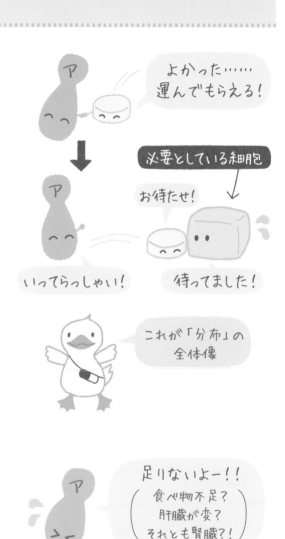

よかった……
運んでもらえる！

必要としている細胞

お待たせ！

いってらっしゃい！　　待ってました！

これが「分布」の
全体像

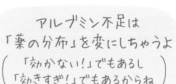

足りないよー！！
食べ物不足？
肝臓が変？
それとも腎臓？！

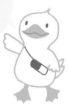

アルブミン不足は
「薬の分布」を変にしちゃうよ
「効かない！」でもあるし
「効きすぎ！」でもあるからね

薬が，効いてほしい細胞に届くと，「分布（D）」のおはなしはめでたしめでたしです．

　ここで覚えておいてほしいこと．血液中のアルブミンの量は，食べ物と肝臓と腎臓の働きによって変化します．アルブミンの材料になるタンパク質を食べ物から摂らないと，肝臓はアルブミンを作ることができません．タンパク質が体内に吸収されても，肝臓の働きが悪かったらアルブミンを合成することができません．アルブミンがちゃんと作られても，腎臓の糸球体のざるの目がすかすかになってしまったら，尿にタンパク質が流れ出てしまいます（タンパク尿）．これでは，

浸透圧が保てずにむくんでしまうだけではなく，薬の本来の働きを期待することもできません．

　だから，虫に刺されたような局所的なむくみではなく，全身性のむくみが出たら「食べ物？　それとも肝臓や腎臓がおかしい？」と疑ってください．同時に「……ということは，薬の分布がうまくいかない？」と考えることもお忘れなく．

　「思ったようにうまく効かない」「急に強く効きすぎて体に有害な働きが出た？！」この，双方が起こりうる，ということです．

主作用と副作用

　主作用と副作用のおはなしは，「クスリのリスク」と言われることもありますね．主作用というのは，薬が本来目的としている働きのこと．副作用というのは，クスリの本来目的としていなかった体に悪さをする働きのことです．

　たとえば，下痢止めの薬を飲んだとしましょう．「下痢が止まる（腸管の運動低下もしくは一時停止）」は，下痢止めの薬にとって目的通りですから，主作用です．「口が渇く（口渇）」は，下痢止めの薬の目的ではありませんし，不快ですから「体に悪さ」ですね．だから口渇は副作用になります．

　副作用についておはなしされるとき，「中毒」や「過敏症・アレルギー」が出てくることもあります．薬による中毒は，体に悪さをしている点では文句なく副作用です．でも正しい使い方（正しい薬の量）なら，中毒にならないように薬は注意深く実験を受けてきたもの．だから通常の使用方法なら，心配の必要はありません．

　薬による過敏症（アレルギー）も体に悪さをしますが，そのヒトの状態によって出ることも出ないこともあります．ヒトの体質（もって生まれたもの）によって左右されるだけでなく，寝不足・ストレス過多など，そのときどきの状態にも左右されます．

　一般的な副作用とは言えませんが，「出るかもしれない」という意識でいてくださいね．

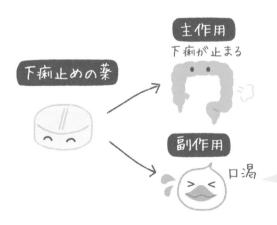

主作用
下痢が止まる

下痢止めの薬

副作用
口渇

あとは中毒や過敏症も
副作用のところで出てくるね……

用量反応曲線

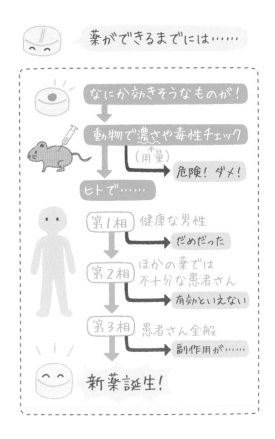

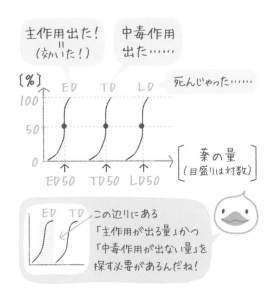

残念ながら，薬は主作用だけを取り出すことはできません．大なり小なり，副作用がついて回ります．だから「薬の主作用がちゃんと出る薬の濃さ（薬の量）」かつ，「薬の副作用が可能な限り出ない薬の濃さ（薬の量）」を探すために，長い時間がかかります．ここが薬を動物実験にかけつつ，安全性と有効性を確認するときに出てくる，用量反応曲線です．

……動物実験の言葉が出てきたので，ここで「薬ができるまで」の段階を簡単におはなしします．薬はヒトが安全に使えるようになるまで，多くの段階を必要とします．まずは動物（マウスなど）で，濃度・催奇形性・毒性等を確認する段階が必要です．そこをクリアできたら，ヒトで三相に分かれる臨床試験をする段階です．ときどき「健康な男性対象の短期アルバイト！治験参加者募集！」と募集されるのが第一相．従来の

薬では十分な効果が上げられない患者さんに，同意を得て体内での薬の動きを確認するのが第二相．患者さんに情報を広く提供し，同意をもらえた人を対象に，主作用と副作用の最終チェックをするのが第三相です．用量反応曲線は，ヒトに使える薬ができるまでの大・大・大前提にあるおはなしになってきます．

用量反応曲線は薬ができるための大前提．そんな用量反応曲線で覚えてほしい言葉は，作用量（ED：effetcive dose），中毒量（TD：toxic dose），死に至る量（LD：lethal dose）です．EDは，薬の量と「薬の主作用が何％に出たか」の曲線．TDは，薬の量と「薬の中毒作用が何％に出たか」の曲線．LDは，薬の量と「薬のせいで何％が死んでしまったか」の曲線です．横軸に薬の量（の対数），縦軸に百分率（％）を取って，ED，TD，LDを示したものが用量反応曲線ですね．LDの量を体に入れてしまったら，それは「薬」ではなく，ただの毒です．EDは100％にしたいところですが，そのせいで「ひどい中毒作用が必ず出る！」だと使いにくい薬ですね．なんとか「主作用がちゃんと出る量」で「中毒作用が可能な限り出ない量」を探す……これが薬の前提にあるおはなしですよ．

安全域（治療係数）

$$安全域 = \frac{LD50}{ED50} = \frac{半分死んでしまう薬の量}{半分に効果の出る薬の量}$$

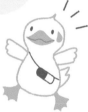

$$A薬だと \frac{80g}{10g} = 8$$

$$B薬だと \frac{20g}{4g} = 5$$

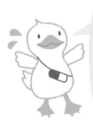

そっか！B薬だと
ちょっと薬の量が違うと
危険なんだ！

ジギタリスは
安全域2〜3？！
（中毒作用や生命の
危険が出やすい薬だ！）
だから
「血中濃度や副作用に
注意が必要！」

このとき出てくる「安全域（治療係数）」というのは，LD50をED50で割った値のことです．LD50というのは，50％が死んでしまう薬の量．ED50というのは，50％に効果（主作用）が出る薬の量です．

具体例でいきましょう．あるお薬Aが，10gだと50％にねらった効果が出ます．80gだと，50％は死んでしまいます．このお薬Aの安全域は80÷10＝8ですね．さらにあるお薬Bは，4gだと50％にねらった効果が出ます．20gだと，50％は死んでしまいます．お薬Bの安全域は……20÷4＝5ですね．「……あれ？　Bのほうが少しで効くかと思ってたら，Bだとちょっと量を間違えたら死の危険？」そうですね．「安全域の数字は，大きいほうが薬として使いやすい（安全）」ということです．

たとえば，心臓の働きがよくないときに使われる薬にジギタリス（製剤）があります．心臓の働きを活発にしてくれる（主作用）薬ですが，不整脈や徐脈（副作用）が出る薬でもあります．ジギタリス（製剤）の安全域は2〜3．……すっごく，安全域が狭くて中毒（不整脈・徐脈をはじめ胃腸症状なども）を起こしやすい薬です．本来は「使いにくい薬」なのですが，「うまく動いてくれない心臓を，ちゃんと動くようにする」意味で「よく注意したうえで使うなら，有効」な薬の代表例です．だから，ジギタリス（製剤）を使っている人がいたら，血中濃度のチェックはもちろん，起こりうる副作用を思い浮かべて，常にその有無を気にしておく必要があるのですね．

*

このように「薬」の働きを左右する薬の量（薬の濃度）はとても大事なものです．だから輸液の調整をはじめとする濃度計算が，看護師国家試験で問われてくるのです．そして血中アルブミン量も，血液中の薬の濃さ（血液にのって効かせたい細胞に届く量）に関係してくることも勉強できました．ほかにも「薬」の働きを左右するものはありますよ．体の中にある「ほかの物」との関係で薬の働きが増減する「相互作用」です．相互作用は吸収（A），分布（D），代謝（M）に関係してきます．吸収の復習と代謝の予習もかねて，次項でおはなししていくことにしましょうね．

毒薬・劇薬

　毒薬と劇薬は，内服や注射などによって体に吸収されたときに副作用などの危害を起こしやすい毒性・劇性の高い医薬品のこと．劇薬の約10倍強い（毒性が強い：ヒトに危害が生じやすい）のが「毒薬」です．この毒性判断に使われるのが「50％致死量(LD50)」．ジギタリス製剤は劇薬ですから，もっと安全域が狭い薬が毒薬ですよ．

　副作用によりヒトの生命にも悪影響が及ぶ可能性がある以上，ほかの薬と区別して，取り扱いには厳重注意が必要ですね．だからこそ，毒薬・

劇薬の表示はポイントです．毒薬は「白枠に白文字の『毒』が目立つように黒地」，劇薬は「赤枠に赤文字の『劇』が目立つように白地」です．劇薬保管は「ほかの医薬品と区別」で大丈夫ですが，毒薬保管は「ほかのものとは別に，鍵をかけた堅固な設備での保管」が必要になることも覚えておきましょう．

＼　まとめ　／

注射を「どこに入れたいときにどの角度で刺すのか」は看護師国家試験にも出るところです．
しっかりまとめておきましょう．
次項は分布のおはなしの続きと「薬はなぜ効くのか」を細胞のレベルでみていきますよ．

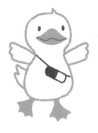

3. 薬の働き
（細胞の中に入った後の薬の働き）

本項のポイント

- 相互作用（吸収）
- 相互作用（分布）
- 相互作用（代謝）
- 薬の働きと細胞

　薬には「一緒に飲まないでください」というものがあります．それは薬が相互作用を起こして，本来の吸収・分布・代謝に悪影響が出てしまうから．

　前回勉強した血中濃度，さらには副作用にも関係してくるところです．そして細胞レベルの薬の働きは生化学のおはなしと関係してきます．膜タンパク質や受容体の働きを理解するチャンスですよ．アレルギーが薬によって起こる可能性があることもみていきましょうね．

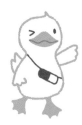

相互作用（吸収）

薬どうしの相互作用（吸収）

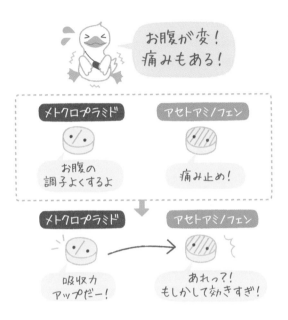

相互作用のおはなしを「吸収」からスタートです．相互作用は体の中にある「ほかの物」との関係で起こるもの．ほかの物のせいで吸収が変化する例として，消化管の働きをよくするメトクロプラミドと，鎮痛薬のアセトアミノフェンの相互作用があります．

なんだかお腹の調子が悪くて，痛みがある状態をイメージしてください．「お腹の調子をよくする」のがメトクロプラミドで，「痛みを止める」のがアセトアミ

ノフェンですね．薬を飲む立場からすれば，両方飲んですぐによくなりたいところ．でも，この2つを一緒に飲むと，メトクロプラミドがアセトアミノフェンの吸収を（必要以上に）促進して，アセトアミノフェンの働きが予想よりも強く出てしまいます．効きすぎはよいことではなく，悪いこと（副作用）が起こることはご存知の通りです．

薬どうしの相互作用（吸収）

‖ 吸収量が増える例 ‖

　薬どうしでなくとも相互作用は起こります．グレープフルーツの果汁は，小腸の上皮細胞にある薬を分解する酵素を邪魔します．その酵素で吸収時に一定量分解されていた薬は，グレープフルーツ果汁と一緒に飲むと吸収される量が増えて予想よりも「効きすぎる！」ことになりますね．

　降圧薬として使われるカルシウム拮抗薬や，免疫抑制薬として使われるシクロスポリンがその例です．血圧が異常に高いときに，カルシウム拮抗薬を飲むと血圧は下がります．薬が効きすぎて血圧が下がりすぎたら，今度は血液が届いてほしいところまですらも届かなくなってしまうかもしれません．

　また，移植のときには移植する部分（皮膚や臓器など）に対して「異物！」と白血球に認識されないようにシクロスポリンを使います．ここで必要以上に免疫抑制されてしまったら，外部から入り込んだ病原体（微生物）さえも異物と認識せず，重い感染症を引き起こ

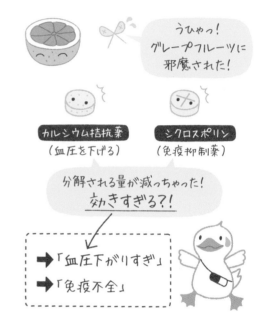

うひゃっ！
グレープフルーツに
邪魔された！

カルシウム拮抗薬
（血圧を下げる）

シクロスポリン
（免疫抑制薬）

分解される量が減っちゃった！
効きすぎる？！

➡「血圧下がりすぎ」
➡「免疫不全」

してしまうかもしれません．どちらも，重い相互作用です．

‖ 吸収量が減る例 ‖

　逆に相互作用で吸収が減る例は，高コレステロール血症の薬コレスチラミンと血栓を防ぐ薬のワルファリンカリウム．コレスチラミンが，ワルファリンカリウムの吸収を邪魔してしまいます．

　血液中の脂質が多い（高脂血症）と，血管の内側で粥状硬化が起こりやすくなります．粥状硬化した部分が傷ついて出血すると，かさぶた（血栓）ができて，それがはがれて血管に詰まってしまったら血栓になってしまいますね．これまた一気に対処したいところですが……一緒のタイミングで飲んでは望んだ効果は出ませんよ．せめて4〜6時間間隔を開けるなどの工夫が必要です．「面倒だから一緒に飲んじゃえ！……ちゃ

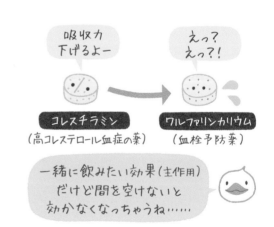

吸収力
下げるよー

えっ？
えっ？！

コレスチラミン
（高コレステロール血症の薬）

ワルファリンカリウム
（血栓予防薬）

一緒に飲みたい効果（主作用）
だけど間を空けないと
効かなくなっちゃうね……

んと飲んでいるのに，効かないぞ？」これでは，薬を飲む意味がありませんからね．

相互作用（分布）

　続いて相互作用の「分布」のおはなし．先ほど出てきたワルファリンカリウムが再登場です．分布のおはなしでは，血漿タンパク質のアルブミンが血中輸送を担当していましたね．血栓を防ぐ薬（抗血栓薬）ワルファリンカリウムも，吸収された後は一定割合を除いてアルブミンにくっつき続けます．それが本来の姿（想定されている状態）です．

　ところが，そこに血液中の尿酸の量が増えすぎて結晶化する「痛風」の薬スルフィンピラゾン（現在は販売されていません）が入ると……．スルフィンピラゾンは，ワルファリンカリウムを追い出してアルブミンとくっつきます．追い出されたワルファリンカリウムは血液中に（本来予定していた量よりも多く）いますから，「薬の量が多い」状態です．

　ワルファリンカリウムが効きすぎているということは，本来ならばかさぶたになって止血すべきところまで血が止まりにくい状態ですね．ちょっとしたすり傷で何時間も止血にかかる血友病状態になってしまっ

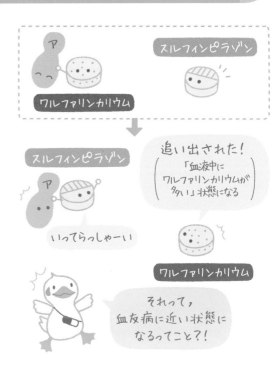

たらどんなに大変か……．生化学を勉強したみなさんはイメージできますね．

相互作用（代謝）

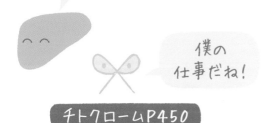

　相互作用の「〆（しめ）」が「代謝」のおはなし．肝臓が舞台になりますね．肝臓は薬を分解して水に溶ける形にするところ．この作業をしておかないと，排泄がうまくできません．薬の分解は主に「チトクローム（シトクロム）P450」という酵素の担当です．薬の世界では結構有名な酵素なので，覚えておいて損はないはず．1つの酵素ではなく，複数の似た作業をする酵素をまとめてこう呼びます．たとえばアセトン，βヒドロキシ酪酸，アセト酢酸をまとめて「ケトン体」と呼ぶようなものです．ケトン体は脳の非常食で，糖尿病のケトアシドーシスのもとですよ．

薬の効果が強く出る相互作用

チトクロームP450とその阻害（邪魔）

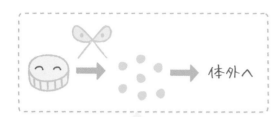

これ，大前提にある
「代謝」の正常スタイル

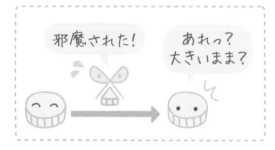

邪魔された！　あれっ？大きいまま？

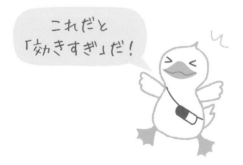

これだと
「効きすぎ」だ！

肝臓で起こる相互作用の基本は，「チトクローム P450の働きが邪魔されて，薬の効果が強く出る」です．前提になる正常な代謝は，「チトクロームP450が分解する薬があって，薬の分解がスムーズに進む」ですね．分解された薬は，腎臓で血液からこしとられて，尿として体の外に捨てられます．ところが「チトクロームP450が邪魔された」ということは……「薬が分解されず血液中に残り続ける」ということです．想定された状態よりも血液中の薬の量が多くなりますから，「効きすぎ（副作用が起こる）！」ですね．

薬を分解するチトクロームP450の邪魔のされ方は，大きく分けて3通りです．同じ酵素で分解される薬を2種類飲んで酵素の作業量が2倍に増えたせいで，個々の薬を飲んだときよりも分解される量が減ったパターン1．「酵素で分解されたもの」が酵素にくっついて酵素が働かなくなり，同じ酵素が担当していた薬が分解されなくなった（分解される量が減った）パターン2．酵素に薬がくっついて酵素が働かなくなり，同じ酵素が担当していた薬が分解されなくなった（分解される量が減った）パターン3です．

生化学の酵素のところで勉強する「3つの邪魔」と似ていますね．そっくりそのままではありませんが……．パターン1は拮抗阻害．ビタミンKとワルファリンカリウムのおはなし，再登場です．パターン2とパターン3は分解産物（反応生成物）か薬（基質）そのものかの違いはありますが，非拮抗阻害に似ています．邪魔のされ方の具体的内容を覚える必要はありませんよ．

▌相互作用をする薬の例 ▐

相互作用をする薬をいくつか具体的にみていきましょう.

パターン1にあたるのが,「降圧薬のプロプラノロール塩酸塩と片頭痛治療薬のリザトリプタン安息香酸塩」ですね.

パターン2にあたるのが,「細菌に対して効く抗菌薬の一部(マクロライド系抗菌薬のエリスロマイシンなど：分解物が酵素につく)と睡眠導入薬のミダゾラム」.抗菌薬の分類については,各論の感染症のところでおはなししますよ.

パターン3にあたるのが,「消化性潰瘍薬のシメチジン(酵素につくほう)と,降圧薬(プロプラノロール塩酸塩,ニフェジピン徐放剤など),睡眠導入薬のトリアゾラム,抗てんかん薬のカルバマゼピン……などなど」.シメチジンの名前を聞いたことがなくても「ガスター®」の名前を耳にしたことはあるのでは？

「多すぎ！覚えられない！」と悲鳴を上げた人,落ち着いて.深呼吸して,もう少しだけ読み進めてください.実際には,ここにあげたよりもはるかに多くの相互作用があります.でも,それらは薬に情報としてちゃんと書いてあります.それが添付文書ですね.医師や薬剤師は添付文書を読んで,これら相互作用がないかを確認して処方・調剤しているのです.添付文書には薬の名前(商品名)・形や正式名称(一般名)・化学式,用量や用法,相互作用などの大事な情報が書いてあります.とくに注意が必要なところは,白地に赤文字で書いてありますよ.「この患者さんにこの薬を使ってはダメですよ」という「禁忌」がその代表ですね.

だから,薬を扱うときには,添付文書をちゃんと読むこと.覚えるのではなく,「そのとき確認すること」が大事です.何回も繰り返し出てくるとくに重要な相互作用については,各論のところで注意喚起しますからね.

パターン1
タタすぎ!!

血圧を下げるプロプラノロール塩酸塩と片頭痛の薬リザトリプタン安息香酸塩の関係!

ビタミンK　ワルファリンカリウム
ぼくらの「拮抗阻害」かな？

パターン2
うそっ!分解したらはまっちゃった!

抗菌薬の一部と睡眠導入薬ミダゾラムで……

パターン3
薬がはまって外れないよー!

消化性潰瘍薬シメチジン
血圧を下げる薬の一部
睡眠導入薬トリアゾラムや
抗てんかん薬のカルバマゼピン……

たくさんあるから暗記じゃなくて「添付文書」!

薬の効果が弱く出る相互作用

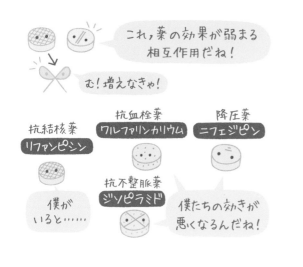

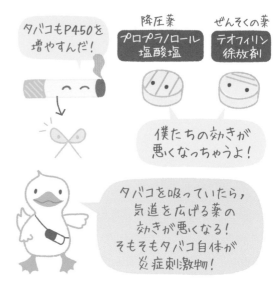

代謝における相互作用の基本は「薬の効果が強く出る」でした. 逆に, 薬の効果が弱く出ることもありますよ. 2種類以上の薬を飲んだとき, 片方の薬のせいである特定のチトクロームP450が増えて, もう片方の薬が必要以上に分解されてしまうせいです.

たとえば結核の薬リファンピシンを飲むと, チトクロームP450の特定種類がたくさんできます. その結果, 抗血栓薬のワルファリンカリウム, 降圧薬のニフェジピン, 抗不整脈薬のジソピラミドなどは予想よりも多く分解され効きが悪くなります. 同じように手術前の催眠鎮静薬のフェノバルビタールナトリウムを使うと, 結果的に抗血栓薬のワルファリンカリウムの効きが悪くなります.

薬どうしでなくとも, 効果を弱くする相互作用は起こりますよ. タバコ(喫煙)は, 肝臓内で特定のチト

クロームP450を増やします. その結果, 降圧薬のプロプラノロール塩酸塩やぜんそく薬のテオフィリン徐放剤などの効きが弱くなります. タバコは刺激物が多く含まれるため, 気管支にとっては炎症のもとです. 炎症を起こして気道が狭くなるからぜんそくが起こるのに, タバコを吸い続けていては刺激物が止まりません. しかも相互作用によって分解が増えますから, 薬を飲んでもその効きが悪くなってしまいます. だから「ぜんそくの人は禁煙してください」と言われるのです.

タバコの害については呼吸器系だけでなく, 骨はじめ各病態学で出てくると思います. そのときにも「相互作用で薬の効きが悪くなる!」ことを思い出してくださいね.

アレルギー（過敏症）

アレルギー（過敏症）のおはなしは，生化学でもおはなししましたね．花粉症はⅠ型アレルギーと紹介した，細胞小器官（分泌顆粒）大活躍のところです．白血球が薬を「異物！」と認定してしまったものが薬アレルギー（薬剤過敏症）．Ⅰ型からⅣ型まであることや，白血球の種類も生化学と同じおはなしです．復習がてら確認していくことにしましょう．

Ⅰ型アレルギーは即時型．一度異物と認定されたら，すぐにIgEを介する免疫反応が起きて炎症が出てきます．肥満細胞の中に貯め込まれた分泌顆粒の中身，ヒスタミンのせいですね．ヒスタミンが働くところは，鼻腔粘膜・涙腺（鼻水や涙を出させる）だけではありませんよ．気管支に働くと，気管支がギューッと狭まります．血管に働くと，血管は拡張して血管透過性が亢進します．炎症部位へ白血球が集まりやすいようにしているのですね．その結果がぜんそく（様の呼吸困難），血圧の低下（ひどくなるとショック）です．食物・ハチアレルギーで怖いアナフィラキシーショックの，「ショック」ですね．アナフィラキシーショックを起こしたときに，一刻も早く使う必要のあるアドレナリン注射のおはなしは注射薬（筋肉注射）のところでしましたよ．

Ⅳ型アレルギーは遅効型（遅延型）．Tリンパ球が働くので，24時間（1日）以上たってから炎症が出てきます．注射薬の皮内注射の例に出した，結核に対する免疫反応（ツベルクリン反応）が代表例．ほかにも薬に触れたところが炎症を起こす「接触性皮膚炎」もⅣ型．抗菌薬軟膏（塗り薬）や洗剤・化粧品などで起こる可能性があります．Ⅳ型は皮膚に症状が出ることが多いのですが，「皮膚に不具合が出たからⅣ型！」ではありません．蕁麻疹（赤いぼつぼつ），光線過敏症（光にあたると赤みやかゆみ），多型紅斑型発疹（形は決まっていない，赤み）などは，Ⅰ型アレルギーとして出ることもあります．しかも塗り薬だけではなく，飲み薬などで薬が体の中に入ってから出ることもあります．「皮膚に症状が出たらⅠ型のこともⅣ型のこともある！」これ，忘れないでくださいね．

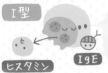

ヒスタミンは気管支を収縮させて血管を拡張させて血管透過性亢進！

ヒスタミン IgE

だからぜんそく様の呼吸困難と血圧低下（からショック）が！！

Ⅳ型 到着に時間がかかるぞ！「皮膚（や粘膜）への接触性」かな？

Ⅰ型でも皮膚に出るからね！

じんましん　光線過敏症　多型紅斑型発疹

Ⅱ型とⅢ型は免疫応答の内容が似ています．働く白血球の違い（Ⅱ型はマクロファージ，Ⅲ型は好中球）と，場所の違い（「血管内」とあったら，Ⅲ型が多い）で見分けましょう．肝臓や腎臓で悪さをすることが多いので，Ⅰ型でもⅣ型でもないときには薬アレルギー（薬剤過敏症）のⅡ型・Ⅲ型も疑ってくださいね．

以上で分布についてのおはなしが一段落．ようやく効いてほしい細胞の前まで薬が届きましたよ．

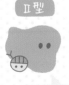

Ⅱ型　Ⅲ型

白血球の違いで見分けて！

薬アレルギーはまずⅠ型とⅣ型を疑って！（そうじゃないなら，ⅡとⅢ型も思い出そう！）

薬の働きと細胞

　薬の働きについてのおはなしを始めましょう．ここでおはなしすることは「細胞への入り方」と「細胞(の中)で何をするのか」ですね．キーワードだけ先に説明しておきますよ．「細胞への入り方」のキーワードは「能動輸送」と「受動輸送」．「細胞(の中)で何をするのか」のキーワードは「受容体」と「DNA・RNA・酵素」です．

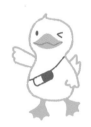

細胞の中へ入る薬

細胞への入り方

受動輸送！

① 濃いほうから
　薄いほうへ

② 膜タンパク質(担体)が
　取り込む

ATPが必要な
能動輸送！

僕らが細胞の中と外の
どちらに多いか覚えてる？

チャネル(滑り台)を使ってるよ！
濃度差が大事だ！

　効いてほしい細胞の前に薬が届いたとき，細胞の中に薬を入れる方法は2つあります．1つは薬の濃度勾配に任せて，薬の濃い血液中から薬の薄い(入っていない)細胞内へと入れるもの．「濃度勾配」というと難しく聞こえますが，「ぎゅうぎゅうからすかすかへ」と同じことです．肺胞の酸素・二酸化炭素交換と同じですね．これを「受動輸送」といいます．

　細胞膜は脂質(複合脂質による生体膜)と，そこに埋まっている膜タンパク質でできています．脂溶性の薬は細胞膜の「脂」になじんでから細胞の中へ．水溶性の薬は，水と一緒に細胞の中に入り込むことが多いですね．

　もう1つは，膜タンパク質に運び込んでもらうもの．こちらは「能動輸送」です．薬を運んでくれる膜タンパク質のことを「担体」と呼ぶこともありますよ．薬の多くは受動輸送で細胞の中に入ります．だから細胞の中に入っていく薬の量(と速さ)は，血液中の薬の量(濃度)で決まることになりますね．

　ここで思い出してほしいのが，ミネラルのナトリウム・カリウム・カルシウム．細胞の膜電位を維持してくれるミネラルたちです．彼らが細胞の中に入っていく速さは，細胞内外の濃度(の差)で決まっていましたね．だから血中濃度によっては本来の働きができな

い状態(収縮命令の電気を作れない，電気が来ても収縮できない)になって，大ピンチ……と勉強したはず．薬も，同様に血液中の量(濃度)が大事．ミネラルのと

きのようなチャネルはなく，細胞の中に入り込む量に直接反映されてしまいますからね．

細胞の中へ入らない薬

細胞の中に入っていかない薬もあります．細胞膜にくっつけば，それで「薬として効く」ということですね．ここで，生化学で勉強する脂溶性ホルモンと水溶性ホルモンの違いを思い出してみましょう．

‖ホルモンと受容体‖

脂溶性ホルモンは細胞膜をくぐり抜けられるから，受け止めるところ(受容体)は核の中で待っていましたね．これは先ほどの受動輸送や能動輸送で細胞の中に入った薬のおはなしとつながっていきます．

水溶性ホルモンは，細胞膜(脂質が主役の膜)を抜けることができませんでした．だから受容体は細胞膜上にありましたね．ホルモンが伝えたかった情報は，受容体が細胞内に第2メッセンジャーを出して伝達してくれました．これが「細胞の中に入らない薬」が狙うところ(薬が効くところ)です．

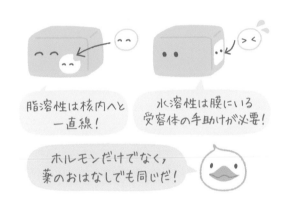

脂溶性は核内へと一直線！

水溶性は膜にいる受容体の手助けが必要！

ホルモンだけでなく，薬のおはなしでも同じだ！

作用薬（アゴニスト），拮抗薬（アンタゴニスト）

細胞膜の受容体に
薬がはまって……

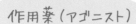

① ホルモンと同じような働き
　　　↓
作用薬（アゴニスト）

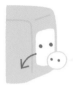

ホルモンじゃないけど
第2メッセンジャー出てるから
アゴニストだね！

② ホルモンがはまることを邪魔する働き
　　　↓
拮抗薬（アンタゴニスト）

はまったけど，
第2メッセンジャーは出てない
（しかもホルモンははまれない）
アンタゴニストだ！

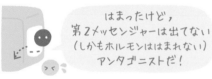

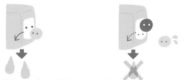

ヒスタミンがはまる　　ヒスタミンがはまれない
鼻水が出る　　　　　鼻水が出ない（止まる！）

細胞膜にある受容体に薬がはまるときの効果には，2種類あります．1つは薬がはまってホルモンと同じような働きをさせるもの．これを作用薬（アゴニスト）とよびます．ホルモンと同じような形の薬を作って，受容体を勘違いさせて第2メッセンジャーを出させてしまうのです．

たとえば，視床下部だけがおかしくなってしまい，下垂体のホルモンを作る働きは正常だったとします．視床下部は下垂体の働きをコントロールしていますから，視床下部がおかしくなってしまうと下垂体はうまく働けません．下垂体は前葉から6つ，後葉から2つの大事なホルモンを分泌していますから……大変なことになりますね．そんなときは「視床下部ホルモンに似た形の薬（作用薬）」を体の中へ．薬が下垂体に届いて受容体にはまれば，薬の働きで下垂体はちゃんとホルモンを作れますね．

もう1つは薬がはまることで，「ホルモンがくっつくことをブロックしてしまう」もの．受容体にははまるけど，受容体がホルモンと勘違いしない形の薬です．こちらは拮抗薬（アンタゴニスト）と呼びます．ホルモンが来ても，薬がはまっているので受容体にはまることはできません．だからホルモンの情報は伝わらないことになりますね．

たとえば，抗炎症（アレルギー）薬として使われる「抗ヒスタミン薬」．これはヒスタミンがはまるところ（受容体）にはまりこんで，ヒスタミンの情報が細胞に伝わらないようにします．ヒスタミンの「涙や鼻水出して！」という情報が伝わらないので，涙腺や鼻腔粘膜は（涙も鼻水）通常分泌のみ．涙や鼻水が出すぎて困ることがありませんので「鼻水が止まった！涙も止まった！」になるのです．

制酸薬

　化学的に胃酸を中和する制酸薬の主成分の例は炭酸水素ナトリウム（重曹）．水に溶けるとアルカリ性になる……ということは，化学（というよりも理科？）で勉強してきましたね．酸とアルカリを合わせて中性付近にもっていくことが，看護の世界で出てくる「中和」．化学（や科学）で使われる「中和」のように，「ぴったりpH7.0の中性」にする必要はありません．胃酸が出すぎて粘液ガードが追い付かないときに，胃酸の働きを弱めて胃の粘膜や筋肉を守る薬です．これも細胞の中に入らず効く薬ですね．

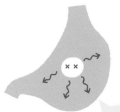

イオン拮抗薬

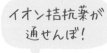

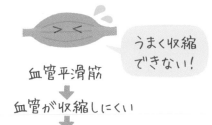

　受容体ではなくチャネルにはまるイオン拮抗薬も，細胞の中に入らなくても効く薬です．チャネルというのは，細胞膜にある決まったイオンだけが通れる滑り台．細胞の膜電位のところで，ナトリウムチャネル，カルシウムチャネルチャネル，カリウムチャネルが出てきます．この滑り台の入り口にはまり，滑り台自体は使える（チャネルは開放している）のにイオンが入り込めない状態にしているのがイオン拮抗薬です．

　降圧薬のニフェジピンは「カルシウム拮抗薬」ですね．カルシウムイオンの流れ込みを邪魔することで，血管平滑筋を収縮しにくくします．血管平滑筋が収縮すると，強い力をかけないと血液を全身にめぐらせることができませんから，血圧が上がります．血管の平滑筋が収縮しにくくなるということは，あまり力をかけずとも血液をめぐらせることができるので，血圧が下がる（降圧する）のです．

　降圧薬のジルチアゼム塩酸塩も血管で同じ働きをしますが，こちらは心臓での働きに注目されることが多いですね．心筋の刺激伝導系で生まれる電気（心筋収縮命令）の発生・伝達に対する効果です．こちらでもカルシウムイオンの流れ込みが邪魔されて，心筋（刺激伝導系）で電気ができにくくなります．これによって心筋の収縮命令が弱まりますから，心臓から押し出される血液の圧力が下がる（イコール血圧が下がる：降圧）ことになります．

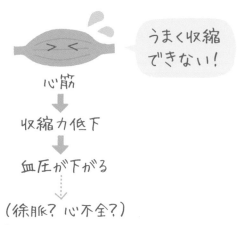

心筋

↓

収縮力低下

↓

血圧が下がる

↓

（徐脈？ 心不全？）

うまく収縮
できない！

だから効きすぎ危険！
バイタルチェックが大事だ！

……もし，ジルチアゼム塩酸塩の働きが必要以上に強く出てしまったら．必要以上に心筋収縮命令が弱まるということですから，徐脈（脈がとてもゆっくりになること）や，心不全（心臓が十分に働いていない状態）が起こる可能性があります．これでは，全身に十分な血液（酸素と栄養物）を運べませんね．生命の危機につながります．薬の量に注意することはもちろんですが，飲んでいる人のバイタルサインはいつも以上にしっかり確認してくださいね．

‖酵素を邪魔する薬‖

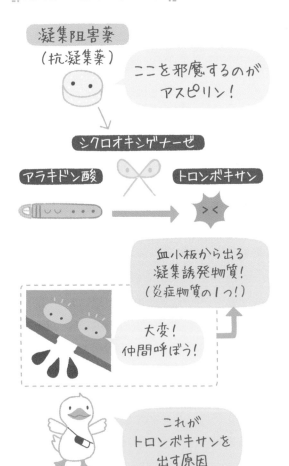

凝集阻害薬
（抗凝集薬）

ここを邪魔するのが
アスピリン！

シクロオキシゲナーゼ

アラキドン酸　　　トロンボキサン

血小板から出る
凝集誘発物質！
（炎症物質の1つ！）

大変！
仲間呼ぼう！

これが
トロンボキサンを
出す原因

血液中にある酵素を邪魔する薬として，アスピリンを紹介しますね．アスピリンは消炎鎮痛薬であり，血栓を防ぐ薬でもあります．止血のしくみ，思い出してみましょう．

血小板だけでは，血は止まりません．血を止めるためには，血小板をフィブリンでからめとることが必要です．フィブリンはたくさんある血液凝固因子が正しい順番に組みあがってできた完成品．その途中にはカルシウム（イオン）が必要で，血液凝固因子の表面加工にはビタミンKが必要になってきます．

血液では，部品（血液凝固因子）が完成品（フィブリン）になる「きっかけ」は何か．それは血管内皮の傷を見つけた血小板が，仲間を呼び集めるために出す「凝集誘発物質」です．凝集誘発物質の1つは，トロンボキサンという炎症物質．このトロンボキサンができないようにするのが，アスピリンの働きです．

トロンボキサンの名前は，生化学のアラキドン酸カスケードのところで出てきました．アラキドン酸からできる炎症物質と，そこに働く酵素のおはなしでしたね．

アラキドン酸からトロンボキサンを作るシクロオキシゲナーゼという酵素を邪魔すれば，トロンボキサンはできません．トロンボキサンができなければ，炎症反応は促進されません．血液凝固因子が完成品になるためのきっかけもありませんから，血栓（のもとになるかさぶた）もできないわけです．

血栓を防ぐ薬

血栓を防ぐ薬を「血液凝固のどこに働くか」に注目して確認してみましょう．本来は各論の循環器系で出てくるおはなしですが，今まで出てきた薬だけは簡単にみておきますよ．

ついさっき確認したアスピリンは，炎症物質かつ血小板集合・血液凝固因子組み立て号令となるトロンボキサンを作る酵素（シクロオキシゲナーゼ）を邪魔．「血小板凝集阻害」や「抗凝集薬」と呼ばれることもありますね．

ワルファリンカリウムは，血液凝固因子の表面加工をするビタミンKと似た形で，加工担当の酵素を邪魔．だから，完成済みの血液凝固因子には効きません．普段から飲んで，長期的に血液凝固因子がフィブリンを作りにくくする薬です．

ヘパリンナトリウムは，完成品一歩手前（フィブリノーゲン）から完成品（フィブリン）を作るトロンビンという酵素を邪魔する薬．

かさぶたができた後に線溶（フィブリンを切る）のきっかけとなるプラスミノーゲンアクチベータを体に入れることは，「血栓を防ぐ」ではなく「血栓を治療する」薬ですね．ウロキナーゼはここに入ります．

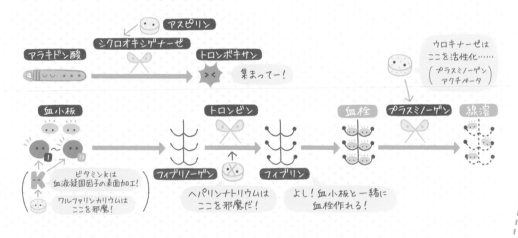

\ まとめ /

次項は受動輸送と細胞内の薬の働きをつなぐ「催奇形性」についておはなしします．「催奇形性」は発生と薬理学，そして生化学が重なるところです．
セントラルドグマを簡単に復習してから，どの薬に注意が必要かおおまかにまとめましょう．
薬の代謝と排泄のおはなしにも入っていきますよ．

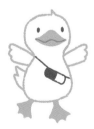

4. 催奇形性，薬の代謝と排泄

本項のポイント

- 催奇形性
- 薬の代謝と排泄

「奇形を催す作用」が催奇形性．胎児が生命を存続できないレベルから，一見わからないレベルまで含まれます．せっかくの生命がおびやかされることのないよう，ちゃんと理解して防ぐ必要がありますね．

薬の代謝と排泄のおはなしは，肝臓と腎臓の働きそのものです．肝臓と腎臓の調子が悪いと，薬の効果にも変化が出てくることを意識してみていきましょう．

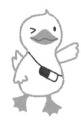

催奇形性

胎児への薬の影響

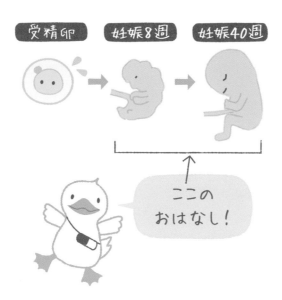

受精卵　妊娠8週　妊娠40週

ここの
おはなし！

　受動輸送と細胞内の薬の働きをつなぐ「催奇形性」についておはなしします．催奇形性が問題になるのは，「お腹の中にいるとき（胎児期）」です．受精卵からヒトとして生きていける体を作るため，細胞分裂をたくさんしている時期ですね．胎児期（発生）のおはなしは，解剖生理学の生殖器系のところでしてあります．

　「ヒト」としての形を作っている最中に不具合が起こってしまうと，「ヒト」として生きていけません．原因になりうる染色体振り分けミス，TORCHなどによる先天異常についてもおはなししてあります．

　本項でするおはなしは，そこ（8週くらいまでの異常）よりも後に起こった不具合．ヒトとして生きていけるけど，何か変なところができてしまった「奇形」です．

胎盤

薬が奇形を引き起こす原因になっているとき，その薬には「催奇形性がある」と言います．12週までに働いた薬による奇形は外から見てわかるものが多く，それ以降（〜16週）に働いた薬による奇形は外からは見えないけど……というものが多くなります．では，なぜ胎児に薬の影響が及ぶのか．胎盤を，簡単に復習しましょう．

胎盤は胎児にとって肺であり腎臓でもあります．母体血から酸素と栄養分を受け取り，二酸化炭素と不要物を母体血に渡すところですからね．この「（母体血から）受け取る」ときに，薬も受動輸送で胎児側に入り込んでしまうことがあります．受動輸送には2通りのパターンがありました．「脂溶性は細胞膜の脂に溶ける」と「水溶性は水に溶けて水と一緒に……」でしたね．だから（催奇形性を示す）妊娠可能性・妊娠中は飲んではいけない薬は「脂溶性の薬」と「水と一緒に細胞膜を抜けていく薬」です．「水と一緒に細胞膜を抜けていく」には，それなりの小ささが必要．イオン化するもの（「〜イオン」になるもの）は，小ささ合格．それ以外でも分子量（その薬の成分になっている分子の大きさ）1000以下が細胞膜を通り抜ける目安です．これ以上大きいなら，胎児血には流れていきません．分子量のおはな

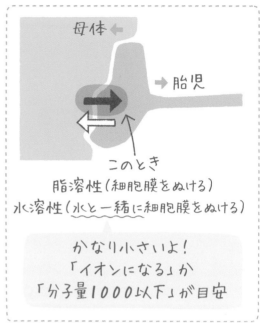

このとき
脂溶性（細胞膜をぬける）
水溶性（水と一緒に細胞膜をぬける）

かなり小さいよ！
「イオンになる」か
「分子量1000以下」が目安

添付文書に書いてある！
覚える必要なし！

しについては（深入りする必要はありませんけど）生化学や基礎化学を見直してくださいね．

禁忌

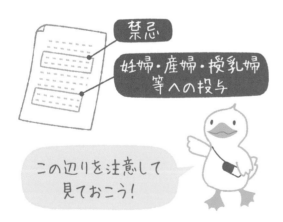

禁忌

妊婦・産婦・授乳婦等への投与

この辺りを注意して見ておこう！

一度奇形が起こってしまうと大変ですから，ちゃんと添付文書に書いてありますよ．「禁忌（絶対にダメ！）」として，添付文書の商品名のすぐ下．あとは相互作用の次のブロックあたりに「妊婦・産婦・授乳婦等への投与」という段落があります．そこにも「（その人たちには）投与してはいけませんよ」とあります．じゃあ，胎児に薬が届いてしまうと，それらの薬はなぜ奇形を起こしてしまうのか．それは細胞の正常な増殖を「変！」にしてしまうから．このおはなしには，細胞内での薬の働きについて理解が必要ですね．

‖セントラルドグマ‖

　細胞の中に入った薬の働きを理解するためには，生化学のセントラルドグマを思い出すのが一番です．復習しつつ，薬の作用を理解しましょう．セントラルドグマというのは，DNAに記録されている情報をもとにmRNAを作り，mRNAの情報をもとにタンパク質（の1次構造）を作ること．キーワードは（複製・）転写・翻訳ですね．DNAから(m)RNAを作ることが転写，mRNAからタンパク質を作ることが翻訳でした．複製はDNAからDNAを作ることですから，細胞分裂のときに必要ですね．ここは，看護師国家試験でよく聞かれるところですよ．DNAとRNAの違いなどについても，見直しておいてくださいね．

　セントラルドグマは単なる「暗記対象」ではありません．生物（細胞）が生きていくために必要なことを，最小限度までまとめた姿です．たとえ単細胞生物でも，細胞分裂ができないと自分を増やせません．そして細胞膜を作れないと，自分とそれ以外を区別できず，生きていけません．細胞膜の成分は（複合）脂質とタンパク質．複合脂質を作るためには，脂質にそれ以外のもの（糖やリン酸）をくっつける酵素が必要です．酵素の主成分はタンパク質．だからDNAに記録されている情報からタンパク質を作ることが大事なのです．

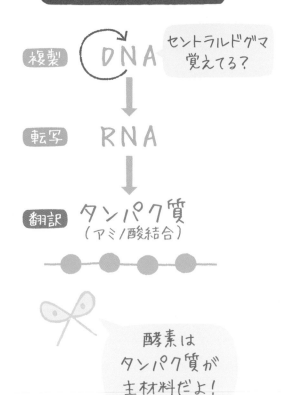

セントラルドグマ

複製 DNA

セントラルドグマ
覚えてる？

転写 RNA

翻訳 タンパク質
（アミノ酸結合）

酵素は
タンパク質が
主材料だよ！

細胞内での薬の働き

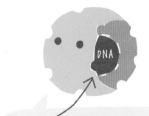

核の中にいる（脂溶性）受容体は
DNAにくっついて
転写情報コントロール！

例
Aという範囲を、10回くり返して転写！
➡ A'という酵素が10個できたぞ！

ここまで復習できれば，薬のおはなしに入っても大丈夫そうですね．薬は，その目的に合わせていろいろな形をしています．受容体に対して作用薬（アゴニスト）と拮抗薬（アンタゴニスト）のところでおはなししましたね．そのときは細胞膜にいる受容体のおはなしでした．同時に核の中で待っている脂溶性ホルモンの受容体の存在も，一言だけ紹介してあります．核の中で待つ受容体は，転写のときにDNAにくっついて「どこからどこまで（範囲）」，「どのくらい（回数）」などの情報が届くのを待っています．ここにホルモンがはまって範囲・回数などの情報を受け取って転写が始まります．転写されて，翻訳されて，できたタンパク質を組み立てると……酵素（の基本部分）ができあがり，酵素が働いた結果が，「ホルモンの効果」です．

ビタミンAの過剰症

同じ脂溶性でもビタミンのおはなしになってしまいますが……ビタミンAの過剰症に催奇形性があります．ビタミンA本来の働きは，「上皮細胞保護と視覚（とくに明暗担当）」でしたね．この「上皮保護」というのは，上皮組織に属する細胞の，細胞分裂を正常にコントロールするという意味．ここを正常にコントロールできないとどうなるか．不足すると（視覚に出る悪影響の夜盲症が代表ですが），皮膚や粘膜の傷の治りが遅くなります．多すぎたとき，成人では頭痛・めまいや皮膚炎，脱毛や筋肉痛などが出ます．胎児期だとどうなるか．胎児期はヒトの体を作るために本来細胞分裂が盛んな時期．そこに異常なほど「ここの細胞を増やせ！」と情報が来たら，特定部位の細胞だけが増えすぎて，正常なヒトの形から外れてしまいます．これが催奇形性の基本です．

ビタミンAの過剰症の例で催奇形性の基本をおはなししました．薬の催奇形性も，同じことですよ．胎盤を抜ける薬は「脂溶性」または「水に溶けてイオン化

するか，分子量1000以下」でしたね．脂溶性の薬ということで，脂溶性ホルモンに関係する薬は用心しておいたほうがよさそうです．

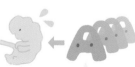

ビタミンAの働きは
「上皮細胞の保護」と「視覚（明暗）」

これ「上皮細胞の細胞分裂を
コントロールしている」ってことだよ

だから欠乏症が夜盲症と
上皮治癒遅延で，過剰症が
「催奇形性」になるのか……

えっ！
えっ！？

増やせ！
もっと増やせ！

脂溶性ホルモン

　脂溶性ホルモンは，ヨウ素（ヨード）を使う甲状腺ホルモンとステロイドホルモン．甲状腺ホルモンのうちT$_3$（トリヨードサイロニン），T$_4$（サイロキシン）．副腎皮質ホルモンと（胎盤以外から出る）性ホルモンです．これらのホルモンの働きを思い出すと，代謝異常に関係する薬，高血圧や抗炎症薬の中には催奇形性を示すものがあってもおかしくありません．

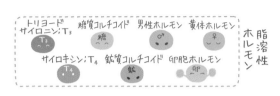

プロスタグランジン

　抗炎症薬には，ステロイドに関係しないNSAIDs（非ステロイド系消炎鎮痛薬）もあります．じゃあ，こちらなら妊娠中も使えるか……というと，残念ながらこちらもダメです．理由は，プロスタグランジンにあります．プロスタグランジンも，アラキドン酸カスケードでできる炎症物質．プロスタグランジンを作る酵素を邪魔すると，炎症物質ができませんので炎症が治まります．でもプロスタグランジンが働かないと，傷があるところに血小板が集まってきません．出血すると，なかなか止まらなくなってしまいます．さらにプロスタグランジンに血圧を下げる働きがあります．胎児血に一定割合は入る前提のプロスタグランジンが足りないと，胎児の体液が必要以上に多くなり，胎児心臓の仕事量が増えてしまいます．このせいで胎児に致死性心不全や心障害が起こる危険があるのです．とどめにプロスタグランジンには子宮収縮作用もあります．ここを邪魔されてしまうと，出産時にうまく子宮が縮んでくれずに，母子ともに危険な分娩遅延のおそれがあります！

　だから，妊娠中の痛み止めには十分に注意しなくちゃダメ！　普段使っているロキソプロフェンナトリウム水和物やジクロフェナクナトリウム（市販薬だと「イブ」，「ナロン」，「バファリン」などの名前がついています）は使えない，と思ってください．妊娠中に痛み止めが必要なら（必要になりそうなら），妊娠中であることを知っている医師に処方してもらってくださいね．

非ステロイド系消炎鎮痛薬
NSAIDs

こっちなら催奇形性ない？

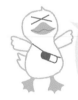

それも
プロスタグランジン不足に
なるからダメなんだ！

プロスタグランジン

止血と血圧低下
子宮収縮に必要なのー

妊娠中の痛み止めは
お医者さん処方の方が
よさそうだね……

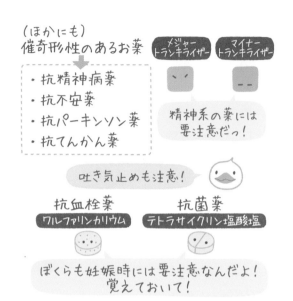

（ほかにも）
催奇形性のあるお薬
・抗精神病薬
・抗不安薬
・抗パーキンソン薬
・抗てんかん薬

メジャートランキライザー　マイナートランキライザー

精神系の薬には要注意だっ！

吐き気止めも注意！

抗血栓薬　　　　　抗菌薬
ワルファリンカリウム　テトラサイクリン塩酸塩

ぼくらも妊娠時には要注意なんだよ！
覚えておいて！

　あと，気をつけておきたいのは中枢に働く薬．精神関係の薬（抗精神病薬，抗不安薬など）には，広く催奇形性が認められています．また抗パーキンソン薬や抗てんかん薬，吐気止めの薬なども催奇形性のあるものがあります．これらの薬を飲んでいても，妊娠・出産自体は可能です．でも，安全に妊娠・出産をしたいならば，薬の変更や飲む量の変化など細やかな対策が必要．少なくとも「できちゃったから産む」なんて考え方はやめておきましょう．

　盲点になりがちなのが，抗血栓薬のワルファリンカリウムと抗菌薬のテトラサイクリン塩酸塩．血栓を作りにくいということは，かさぶたができにくいということ．かさぶたができないということは，出血してしまうと止まりにくいということです．先ほどNSAIDsでプロスタグランジンができないように邪魔したときと同様に，出血傾向が怖いですね．胎児に神経系の異常や軟骨形成不全が出ることもありますよ．

　抗菌薬のおはなしは，各論の感染症のおはなしとも関係していきます．

‖テトラサイクリン塩酸塩‖

　催奇形性の盲点になりがちな，抗菌薬のテトラサイクリン塩酸塩のおはなしです．どこを邪魔するのかというと，翻訳のときにアミノ酸がつながるところです．翻訳はmRNAの情報を（アミノ酸を並べて）タンパク質の1次構造にするところ．リボソームの中で，tRNAが運んできたアミノ酸を，mRNAの情報（暗号：コドン）通りにつなげていきます．テトラサイクリン塩酸塩は，アミノ酸を運んできたtRNAがmRNAと確認作業をするところ（mRNAのコドンとtRNAのアンチコドンを向かい合わせるところ）を邪魔します．確認作業ができないと，そのtRNAが運んできたアミノ酸は使えません．そしてすぐ隣に次のアミノ酸が来ないと，「タンパク質の合成ができない」もしくは「正しいタンパク質の1次構造ができない」ことになります．タンパク質の1次構造変化は立体構造変化につながり，タンパク質の機能変化につながっていきます．生化学で勉強した「変性」や「失活」，単一遺伝子疾患の鎌状赤血球（貧血）症を思い出してくださいね．

　テトラサイクリン塩酸塩はこのようにして細菌がタンパク質を作るところを邪魔して，細菌が増えないようにしています．……でも，ヒトの細胞でも「翻訳」はされています．しかも胎児期なんてまさに転写や翻訳のピークです．翻訳を邪魔された結果，できるはずのタンパク質ができない……その結果が奇形です．

　増殖そのものよりも「働き（機能）」に問題が出やすいので，妊娠中期以降が要注意になっています．

DNA
↓
RNA

mRNAの塩基3つ：コドン
　　　　　　　↑相補的
　　　　　　　↓（AならU，GならC）
tRNAの塩基3つ：アンチコドン

アミノ酸を持ってきたよ！
合ってるか確認して！　←

テトラサイクリン塩酸塩は
ここを邪魔するんだ！
（つまり，「タンパク質を作れない」
というということだね！）

細菌だけじゃなくて，
ヒトのタンパク質合成も
邪魔される……
これが催奇形性！

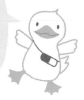

なんとかして
細菌だけに効く
薬はできないかな……？

ここで微生物学だね！
各論のところでみていこう！

細菌に効くのはいいけど，ヒトにも危険なんて嫌だなぁ……ごもっともです．だから同じ細菌に効く薬でも，もっと安全なものが作れないかと研究・改良が進みました．「細菌にあってヒト（細胞）にないもの」や「細菌とヒト（細胞）で使うけど，ちょっと違いのあるもの」に働く薬なら，ヒトへの影響を小さくできそうです．これが薬剤が対象を絞って効果を及ぼす「選択毒性」というおはなしです．この考え方は，ほかの病原微生物（ウイルスや真菌など）にも使えます．「ここの理解のために微生物学があったんだ！」きっとそう気づけるはずです．……でも，これ以上深入りすると総論ではなくなってしまいます．残りは，各論でおはなししますね．ADMEの残りに戻りましょう．代謝（M）と排泄（E）のおはなしです．

薬の代謝と排泄

初回通過効果の
おはなしは，「吸収」でも
やったよね！

代謝（分解）といえば
肝臓でしょ！

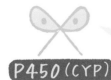

初回だけでなく，
肝臓を通るたびに
分解していくよ！

しばらく細胞内のおはなしが続きましたね．残るは代謝（M）と排泄（E）のおはなしです．薬の代謝をする場所は肝臓．人体最大の分解工場ですね．薬の「代謝」では分解の意味が強くなることはおはなしずみ．多くの薬は，肝臓で捨てやすい無害な形へと分解されます．吸収されていきなり分解されたせいで，薬の効きが悪くなる（目的となる細胞まで届く薬の量が減る）ことが，初回通過効果．「吸収」のところで，初回通過効果を受けない吸収方法を確認しましたよ．初めて薬が肝臓に届いたときだけでなく，肝臓を通るたびに薬はどんどん分解されていきます．

薬を分解する酵素はチトクロームP450．これは1つの酵素を指す言葉ではなく，たくさんの酵素をまとめて呼ぶ総称だということは，「分布」の相互作用のところでおはなししましたよ．個別の酵素について注目したいときに毎回「チトクロームP450」と書くのは大変なので「CYP」と略されていることがあります．「CYP」で「チトクロームP450」と読んでくださいね．

代謝（分解）と排泄（尿・便）

代謝

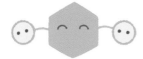

グルクロン酸

水になじませて
早く捨てようねー！

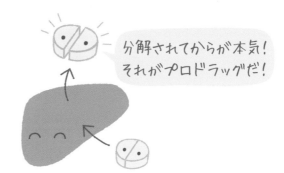

分解されてからが本気！
それがプロドラッグだ！

　肝臓が薬を分解するのは，早く腎臓から体の外に捨てる（排泄）ため．たとえヒト個体レベルでみればよい効果をもたらすものであっても，見慣れぬものが入ってきた以上，はやく体の外に出すためです．だから分解された薬（だったもの）は，水に溶けやすい形に変わります．さらに水によくなじむように，糖が形を変えてできたもの（グルクロン酸など）にくっつけることもありますよ．

　このように薬は分解されたら排泄へと一直線ですが．なかには，分解されてから働く薬もあります．そ

れが「プロドラッグ」です．プロドラッグというのは，吸収しやすい形や悪さをしにくい形に加工した薬．体の中に入って（吸収されて），肝臓で分解（代謝）されてから薬として本来の効果を発揮します．たとえばNSAIDsに含まれる消炎鎮痛薬の一部が胃に優しい（胃に悪さをしにくい）のは，プロドラッグの形をしているから．また，抗菌薬の一部はそのままでは吸収されにくいので，飲み薬として使いたいならば，吸収されやすいプロドラッグにしたほうがいいですね．

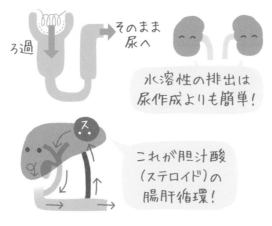

ろ過　そのまま尿へ

水溶性の排出は
尿作成よりも簡単！

ス

これが胆汁酸
（ステロイド）の
腸肝循環！

「もう捨てる！」ときには色素が変化するね！

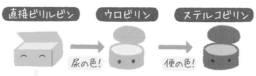

直接ビリルビン　ウロビリン　ステルコビリン

尿の色！　便の色！

脂溶性の薬の排泄は，
「（油をミセル化する）胆汁酸と一緒！」だね！

　排泄（E）のおはなしは，血液から尿を作るおはなしそのものです．むしろ再吸収や分泌がない分，普通の尿作成よりもシンプルですね．血液中を流れる分解された後の薬は，ろ過されて原尿へ．そのまま大部分は尿になって出ていきます．ただし，肝臓で分解されにくい薬の中に脂溶性のものがあったら，尿の形ではうまく捨てることができません．

　そんなときには，便で捨てましょう．ここで役立つのが胆汁酸のおはなしで出てくる「胆道系」「腸肝循環（から外れて捨てるとき）」です．肝臓で水溶性に分解できなかった薬は，胆汁酸と一緒に小腸へと捨ててしまいます．このとき通るのが胆道系ですね．胆汁酸を再利用するときには，門脈から再吸収して肝臓へ．これは腸肝循環ですね．胆汁酸が余った，古くなったなどで捨てるときには，もう門脈には入りません．そのまま腸管内にいて，食べ物の残りかすと一緒に便として捨てればオーケー．胆汁酸内の色素は，最後にステルコビリン（便の色）になることを思い出してくださいね．これで，脂溶性の薬も体から排泄できます．

‖代謝と排泄の不具合による影響‖

では，代謝と排泄に不具合があるとどうなるか．本来分解されて，体外に捨てられるはずの薬が体の中（血液中）に残ることになりますね．薬の働きが，本来よりも強く，長く出ることになります．「ラッキー！少しの量で効いた！」……というおはなしにならないことは，副作用や中毒・安全域のおはなしを思い出せばわかるはず．とくに，まだ肝臓の働きが本気モードになっていない新生児では，生命の危険があります．代謝と排泄に関係する肝臓・腎臓（そして胆道系・腸肝循環）がおかしいときには，薬が必要以上に効きすぎることに注意ですよ．

腎臓がおかしいと，尿に「変！」が出てきます．ほかにもpHや血圧，赤血球（貧血）にも影響が出てきますね．もちろんタンパク尿が出ていたら，血中アルブミン不足の可能性が高くなりますから，薬の「分布」も変になっていますね．

肝臓や胆道系（と腸肝循環）がおかしいと，黄疸が出てきます．黄疸の原因は，赤血球色素ヘモグロビンが分解されて出てきたビリルビン．どこが変になるとどんな黄疸が出るか，今のうちに復習しておくといいですよ．

先ほどの注意と同じことを逆の方向から見てみると，「尿，pH，血圧，赤血球に異常がある人，黄疸が出ている人は，薬の効果が強く出るかもしれないから，注意！」になりますね．

＊

以上，薬のADMEについてのおはなしでした．こ

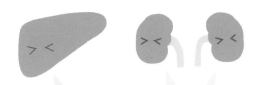

肝臓や腎臓に異常があると薬をうまく排泄できない！

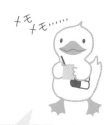

メモメモ……

尿に異常のある人や黄疸の出ている人（＝肝臓や腎臓が悪い人）は，薬の効果が出すぎる可能性があるんだ！

れで，薬の基本的な動きについて理解できたはずです．各論では，よく使われる薬や注意しておいたほうがいい薬を紹介していきます．どこに不具合（「変！」）があって，なぜその薬が必要になるのかという病態学のおはなしもできるだけ簡単にしていきますね．大まかに，バイタルサインに対応させたブロックごとにおはなしをすすめていきます．「脈・血圧ブロック」，「体温ブロック」，そして「呼吸ブロック」ですね．

＼ まとめ ／

1.〜4.までの4項目が，総論としての薬のおはなしです．
次項からは各論に入ります．
まずは，脈拍と血圧に関係する循環器系の薬．
心臓に効く薬からスタートしますからね．

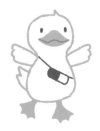

5. 狭心症・心筋梗塞の薬

本項のポイント
- 狭心症・心筋梗塞に効く薬

　薬の各論は，バイタルサインの脈拍と血圧に関係する循環器系の薬から．

　今回は狭心症と心筋梗塞の薬についてみていきましょう．

　心臓の筋肉に血液が届かないと，「全身に血液を巡らせる」心臓のポンプとしての働きを果たせなくなってしまいます．それは困るので，薬の出番ですね．

　血管がつまる原因の1つ『血栓』に使う薬から一緒にみていきましょう．

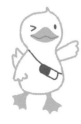

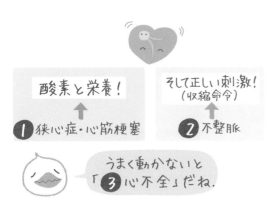

脈・血圧ブロックのスタートは，心臓に働く薬から始めましょう．心臓が動くためには，心筋に酸素と栄養が届くことが必要．そして心筋の一部である刺激伝導系から，正しく電気刺激（収縮命令）が届くことが必要ですね．だから大前提になる血液が届かなくなりそう（狭心症），または届かなくなった（心筋梗塞）ときのお薬からスタート．そのあとで，電気刺激が変になっている（不整脈）のお薬と，心臓がうまく働けていない（心不全）のときのお薬のおはなしです．

狭心症・心筋梗塞

抗血栓薬

狭心症・心筋梗塞とは

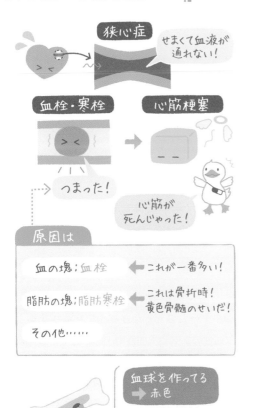

　狭心症というのは，心筋に血液を届ける血管が何らかの原因で狭くなってしまい，その先の心筋が血液不足（酸素・栄養不足）に陥っているもの．血管が「つまった！」になってしまうと，血液（酸素も栄養分も）が届かずに，心筋が死んでしまいます．これが心筋梗塞ですね．心筋梗塞を起こして収縮できる心筋が減ってしまうと，心臓の働きを十分に果たせない（心不全）可能性があります．「つまった！」場所によっては，いきなり生命の危険に陥ることもありますよ！

　「つまった！」の原因にはいろいろなものがあります．かさぶた（血の塊）がつまれば血栓．脂肪の塊がつまれば脂肪塞栓ですね．空気や細菌の塊なども塞栓の原因になりますが，一番多いのは「血栓」です．だから血栓の予防薬・溶解薬が心筋梗塞の薬になるのです．

　血栓予防薬・血栓溶解薬の名前は総論でも出てきましたね．かさぶた（血栓）自体を作らせないために，血小板凝集担当のトロンボキサンを作らせないアスピリン．血液凝固因子がフィブリンになることを邪魔するために，表面処理に関係するビタミンKと似た形を

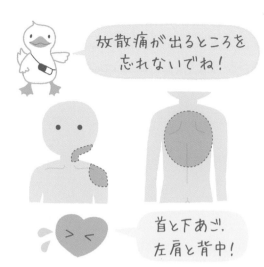

放散痛が出るところを忘れないでね！

首と下あご，左肩と背中！

したワルファリンカリウム．血液凝固因子完成品一歩手前のフィブリノーゲンを完成品フィブリンにする酵素トロンビンを邪魔するヘパリンナトリウム．できたかさぶた（血栓）を溶かす（線溶）きっかけになる，プラスミノーゲンアクチベータ製剤のウロキナーゼがありました．この4種類の薬は，どこに働いているのかをイメージできるようにしておいてくださいね．

　心筋梗塞は，胸腹部の痛みで気づくことが多いです．心臓の血液不足で，胸部（と季肋部）が痛くなることは，位置関係を思い出せば納得できるはず．でもそれ以外のところ（左肩や背中・首や下顎）に痛みが出ることがあります．不具合があるところ以外に出る痛みを，「放散痛」といいましたよ．

‖ ウロキナーゼ ‖

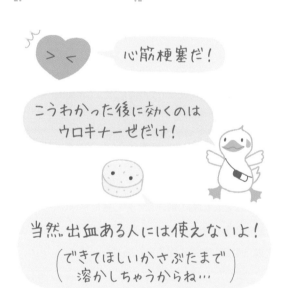

心筋梗塞だ！

こうわかった後に効くのはウロキナーゼだけ！

当然，出血ある人には使えないよ！
（できてほしいかさぶたまで溶かしちゃうからね…）

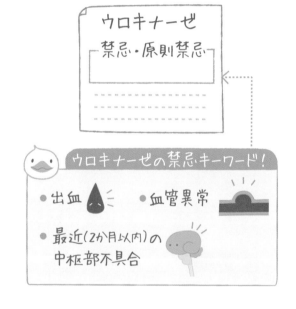

ウロキナーゼ
禁忌・原則禁忌

ウロキナーゼの禁忌キーワード！
・出血　　　・血管異常
・最近（2か月以内）の中枢部不具合

　血栓に対する4つの薬が，どこに働いているかイメージできましたね．では，これらの薬の注意点を確認していきましょう．心筋梗塞のときに痛みが出るところは，確認済み．そこに痛みが出て「心筋梗塞だ！」とわかったあとに効く薬は，4つの中ではウロキナーゼだけです．しかもつまってから6時間以内につまった現場（心臓の血管）に薬を届けないと細胞が死んでし

まいます．とてもシビアな時間との闘いになりますね．

　ウロキナーゼはできたかさぶたを溶かす薬ですから，出血性の病気や出血性素因のある人には「禁忌（絶対にダメ！）」です．頭蓋内（頭の中）に出血のある人も，当然禁忌．さらに2か月以内に頭蓋部や脊髄周辺の手術を受けた人（や，そこに不具合が見つかった人）にも禁忌です．血管壁に傷がついた部分をかさぶたがせっ

かくふさいだのに，ウロキナーゼが効いてしまったら，傷口が開いて血が血管外に出ていってしまいます．

　それから，動静脈奇形や動脈瘤，とても重い高血圧にも禁忌ですよ．出血と関係ないように思えますが……血管の「つまった！」が溶けた直後がとても危険なのです．「つまった！」が溶けると，間にあった心筋は一斉に収縮を開始します．あまりに広範囲の収縮が一気に再開すると，心臓が破裂してしまう危険性があるのです．それを持ちこたえることができても，正常な収縮命令とは異なる不整脈が出る可能性は十分にあります．不整脈によって急な拍出量変更があると，奇形部や瘤，普段からぱんぱんに張りつめた血管が耐えきれず，大出血を起こしてしまうかもしれませんよ．

　血栓溶解薬ウロキナーゼの禁忌キーワードは，「出血」「最近の中枢部不具合」「血管異常」ですね．

‖アスピリン‖

　残り3つの薬は，基本的に痛くならないように（「つまった！」にならないように）使う薬ですね．アスピリンはトロンボキサンを作らせないように邪魔をします．

　……実は，トロンボキサンを作る酵素はプロスタグランジンを作る酵素と同じシクロオキシゲナーゼ．プロスタグランジンができないように邪魔をするおはなしは，NSAIDs（消炎鎮痛薬）の「妊娠中に使えない！」でしましたね．同じ酵素を邪魔するのですから，アスピリンも妊娠中期以降妊婦（出産予定12週以内）には禁忌です．もちろん，出血中や出血傾向があったら必要なときに血が止まらなくなってしまうので禁忌．胃・十二指腸潰瘍等の消化性潰瘍も，大出血につながる危険があるので禁忌です．

　さらにアスピリンには過敏症とアスピリンジレンマ問題もあります．過敏症（薬アレルギー）がけっこう起こりやすく，I型もIV型も起こる可能性があります．アスピリンジレンマというのは，体内濃度によってアスピリンが逆に血小板凝集を促進してしまうこと．普通はそんなことが起こらないように，ちゃんと薬の濃度（体に入れる量）は計算されているはずですが……代謝や排泄に問題があると，十分に起こりうるおはなしです．だから肝臓が本気モードになっていない，新生児や乳児にも禁忌ですからね！

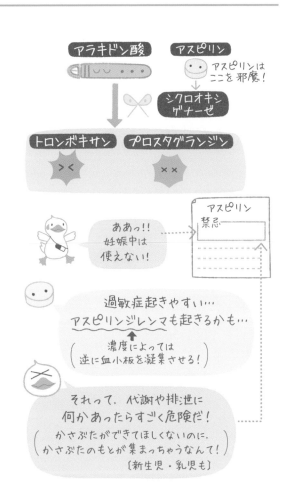

‖ヘパリンナトリウム‖

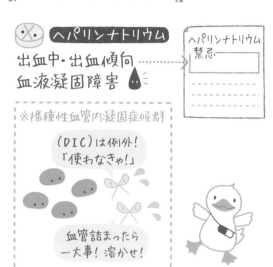

へパリンナトリウム
出血中・出血傾向
血液凝固障害

へパリンナトリウム
禁忌

※播種性血管内凝固症候群
(DIC)は例外！
「使わなきゃ！」

血管詰まったら
一大事！溶かせ！

理由，わかる？
スタートが「つまったらやばい！」
だからだよ

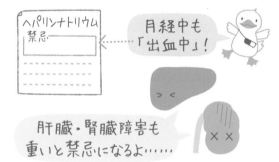

へパリンナトリウム
禁忌

月経中も
「出血中」！

肝臓・腎臓障害も
重いと禁忌になるよ……

ワルファリンカリウムとへパリンナトリウムは，どちらも「抗凝固薬」とまとめられることがあります．でも，実際に働いているところは違いましたよ．思い出せない人は，ちゃんと確認しておきましょう．

へパリンナトリウムは各種血栓・塞栓の予防・治療だけではなく播種性血管内凝固症候群(disseminated intravascular coagulation：DIC)の治療にも使います．ほかにも各種検査や体外循環装置を使うとき(人工透析や人工心肺など)にも出てくる便利屋さん．便利なのですが……けっこう禁忌は多いですよ．

出血中や出血傾向のある人にとって禁忌になることはいいですね．「血管に傷がついて出血した！　へパリンナトリウムのせいでフィブリンが作れない！血が止まらない！」では血液がその役目を果たせません．その先の細胞が酸素・栄養分不足になってしまいます．

血液凝固障害も原則は禁忌ですが，DICは別．DICの「血栓だらけなのに血が止まらない！」理由は，ちゃんと理解できていますか？　まだの人は，生化学の血小板のところを復習ですよ！　あとは，頭部や脊髄周囲の外傷や手術の後が禁忌なことも，もうイメージできますよね．忘れてはいけないのが，月経期間中．たらたらと月経様の出血が続くと，貧血のおそれがあります．

薬過敏症(薬アレルギー)の主にⅠ型が出る可能性があるので，重い肝臓・腎臓障害のある人も禁忌ですね．

∥ ワルファリンカリウム ∥

　ワルファリンカリウムも各種血栓症・塞栓症の予防や治療に使われ，禁忌もほぼ重なります．

　でも，ワルファリンカリウムには相互作用を起こすものがたくさんありましたね．吸収では高コレステロール血症の薬コレスチラミンで，ワルファリンカリウムの吸収が低下しました．分布では痛風治療薬スルフィンピラゾン（現在は販売されていません）にアルブミンから追い出され，ワルファリンカリウムの血中濃度は高くなりがち．いざ働くときにはビタミンKと酵素の奪い合い（拮抗阻害）になっていました．ここでビタミンK（を多く含む食品）をたくさんとっては，薬の効果が弱まってしまいます．心筋梗塞になって，食事に気を遣うこと自体はいいことですが，残念ながら食事のバランスを良くする納豆や緑黄色野菜にはビタミンKがたくさん含まれています．「納豆と青汁，クロレラはワルファリンカリウム中の禁忌」になる理由です．

　さらに代謝では抗結核薬のリファンピシンや催眠鎮静薬のフェノバルビタールが酵素を増やすせいで，ワルファリンカリウムの分解が早まって血中濃度が低くなりがち．さらに胎盤通過で催奇形性まである困りものです．……ワルファリンカリウムで，総論のかなりの部分を復習できましたね．だから，看護師国家試験にワルファリンカリウムはよく出てきます．絶対に外してはいけないのはビタミンKとの関係（食事禁忌を含む）．そして血液凝固のどこに効くから治療に役立つのかも，説明できるようにしておきましょう．

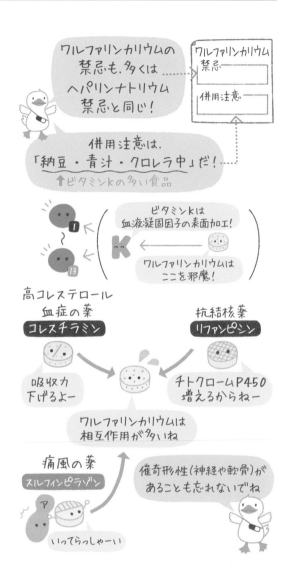

血管拡張薬

心筋梗塞・狭心症の基本理解と細胞膜電位変化

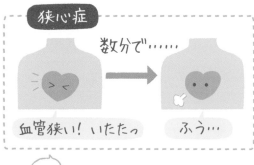

狭心症

数分で……

血管狭い！ いたたっ　　ふう……

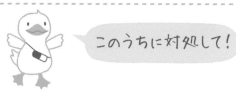

このうちに対処して！

心筋梗塞は生命の大ピンチですから，そんなことになる前に防ぎたいものです．事故などでいきなりつまるもの（塞栓子）が飛んでくるならまだしも，サインがあるならそこで対応したいですね．サインの1つになるのが，狭心症です．狭心症の痛みが出る場所は，心筋梗塞と同じ胸部や心窩部．押される，締め付けられるような痛みが数分続き……治ります．治ってしまうので「……ま，いっか」と放置されがち．この痛みは動脈が一時的に狭くなったせいで「血液足りなーい！苦しいー！」と心筋があげている悲鳴．血管自体が狭さにけいれんを起こすこと（攣縮）も痛みの一因です．「一時的な狭まり」で済んでいるうちに対応しないと，心筋梗塞になってしまうかもしれませんね．

心筋に血液を届ける冠状動脈が一時的に狭くなってしまう原因は，1つではありません．血管の太さを調節する平滑筋のせいかもしれません．血管の内側（内腔の直径：内径）が狭くなっているせいかもしれません．先天的な狭さ（狭窄）ではなく，後から狭くなった原因には脂質などによる粥状硬化が代表的ですが……それについてはもう少し後で．ここでは，血管の平滑筋に効く薬を説明しますね．

血管の平滑筋を収縮させないためにはどうしたらいいか．筋肉への収縮命令をブロックするか，筋収縮に必要なイオンの流れ込みを邪魔すればいいのです．これが「β遮断薬」や「カルシウム拮抗薬（カルシウム遮断薬とも呼ばれる）」です．

筋肉の収縮の簡単な復習を兼ねて，カルシウム拮抗薬のおはなしからスタート．細胞の通常（ノーマル）

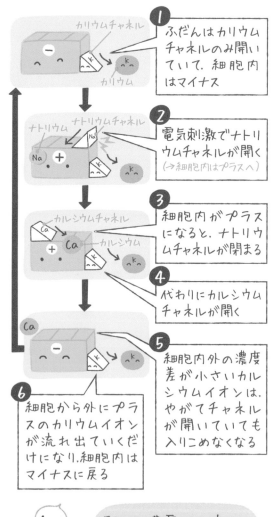

1 ふだんはカリウムチャネルのみ開いていて，細胞内はマイナス

2 電気刺激でナトリウムチャネルが開く（→細胞内はプラスへ）

3 細胞内がプラスになると，ナトリウムチャネルが閉まる

4 代わりにカルシウムチャネルが開く

5 細胞内外の濃度差が小さいカルシウムイオンは，やがてチャネルが開いていても入りこめなくなる

6 細胞から外にプラスのカリウムイオンが流れ出ていくだけになり，細胞内はマイナスに戻る

「細胞膜電位の変化」だったね！

状態は，細胞内（の電位）がマイナスになっていましたね．ここに電気刺激（収縮命令）が来ると，ナトリウムチャネルが開き，ナトリウムイオンがプラスの（電気を帯びている）せいで細胞内（電位）はプラスになります．プラスになるとナトリウムチャネルは閉まり，代わりにカルシウムチャネルが開きます．やがて細胞内外のカルシウム濃度が同じになって，チャネルは開いていてもカルシウムイオンが流れ込まなくなります．

そうすると開きっぱなしのカリウムチャネルのせいで，細胞内（電位）はマイナスに戻ります．

この「マイナス→プラス→マイナス」の変化によって，周囲の細胞に電気刺激（収縮命令）が伝わっていくのです．収縮命令を受けた細胞は自分が収縮しつつ，周囲にもその命令を伝えていく……ここまでいいですね？　理解できていない人は，ちゃんと解剖生理学で復習ですよ．

ジルチアゼム塩酸塩（カルシウム拮抗薬）

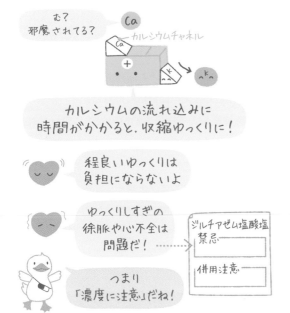

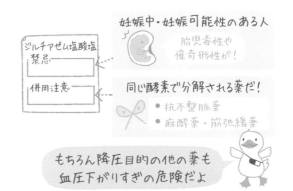

細胞膜電位変化を復習できましたね．では，そこでカルシウムイオンの流れ込みを邪魔したら？　カルシウムチャネルが開いてから「細胞内外のカルシウム濃度が同じ」になるところまでに，時間がかかるようになりますね．再度マイナスに戻るまでの時間が伸びていますから，周囲の細胞への収縮命令伝達も遅くなりますね．

これによって血管平滑筋収縮が起こりにくくなり，心筋の収縮もゆっくりになるのです．「……心収縮ゆっくりって……それ，大丈夫なの？」ほどよいゆっくりならば，心筋に負担がかからなくてもいいのかもしれま

せんが．徐脈（心拍数が少なすぎて，細胞が酸素・栄養分不足疑い）や心不全（十分な血液を送り出せていない！）では大変なことになります．だから，血管の平滑筋と心筋の両方に効く薬には注意が必要ですね．

血管平滑筋にも心筋にも効く薬はジルチアゼム塩酸塩．

ジルチアゼム塩酸塩の禁忌は，「特定の不整脈のある人・重度の低血圧やうっ血性心不全の人」．これ以上心臓の働きが穏やかになると，生命危険！　な人ですね．催奇形性や胎児毒性（動物実験では胎児死亡）もありますから，妊娠中や妊娠可能性のある人も禁忌ですね．薬に過敏症（アレルギー）が出ると，重い皮膚症状につながる可能性があるので皮膚状態には要注意．あとは，同じ酵素で分解される薬との相互作用もあります．降圧目的のほかの薬や抗不整脈薬，麻酔薬や筋弛緩薬と一緒のときにはとくに注意が必要です．

降圧したいなら
「血管に効いても心臓に効かない」
薬のほうがいいよねー

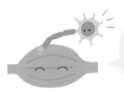

血管の
収縮・弛緩命令は
自律神経が出すよ。

交感神経系 ←収縮して！
副交感神経系 ←弛緩して！

…神経伝達物質のことを考えると
「ノルアドレナリン」に
注目したほうがよさそう……

「血管を広げて，心臓の負担を減らしてくれるのはいいけど……ちょっとジルチアゼム塩酸塩って怖い？」だから「単に血圧を下げる（降圧）」目的では使いません．あくまで「心臓の血管が狭まって大変！（狭心症）」なときに使う薬です．

純粋に血圧を下げることに注目したときには，末梢血管の平滑筋には効くけど心筋には効かないニフェジピンなどが使われます．チャネルにくっつく位置（邪魔の仕方）によって同じカルシウムイオンに対する薬でも働きが変わってきますよ．

血管の収縮・弛緩を命令するのは自律神経です．自律神経には，交感神経系と副交感神経系があります．交感神経系は原則として末梢血管収縮担当，副交感神経系は原則として末梢血管拡張担当です．

副交感神経系の神経伝達物質アセチルコリンは交感神経系でも使われますから……．ここを邪魔する薬はよほどうまく薬の形をコントロールしないと意外なところに影響が出てしまいます．だから，ここでは交感神経系だけで使う神経伝達物質「ノルアドレナリン」に注目した薬が主役になりますよ．

║プラゾシン塩酸塩（α₁遮断薬）║

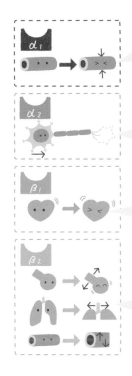

α₁にはまると
血管収縮！

α₂にはまると
ノルアドレナリン
分泌ストップ！

β₁にはまると
収縮性↑！
（つまり，心拍数も
血圧も上がる！）

β₂にはまると
気管支も
血管も拡張…

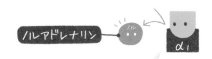

α₁受容体にノルアドレナリンが
はまらないと収縮命令は出ない！
血圧は上がらない（＝下がる）よ！

姿勢を変えても
血圧変化しないから
起立性低血圧やめまいが…

早く横になって！
脱力や発汗・動悸も
出ちゃうかも！
（自動車運転も避けないとねー）

ノルアドレナリンの受容体（受け止めるところ）は，1つではありません．そのせいで，薬が少々複雑になりがちです．簡単に紹介しますね．

α₁受容体は血管にあって，ノルアドレナリンがはまると血管を収縮させます．α₂受容体は神経にあって，ノルアドレナリンがはまるとノルアドレナリンの分泌をストップ．生化学のホルモンで勉強した，負のフィードバックに関係する受容体です．β₁受容体は心臓にあって，ノルアドレナリンがはまると心臓の収縮性が向上して，血圧と心拍数を増加させます．β₂受容体は気管支と末梢血管にあって，ノルアドレナリンがはまるとどちらも拡張します．

「……4つも?! しかも血管にα₁とβ₂があって逆の働き？ めんどくさい！」まったくもってそのとおり．めんどくさいのですが……交感神経系が担当している興奮モード（闘争か逃走か）を考えるとどうしても必要な働きなのです．

心臓に関係するのはβ₁受容体で，血管に関係するのはα₁とβ₂受容体ですね．まずは血管平滑筋を収縮させるα₁受容体を邪魔しましょう．α₁受容体を邪魔する薬には，α₁選択薬のプラゾシン塩酸塩があります．

プラゾシン塩酸塩がα₁受容体にはまるとノルアドレナリンが受容体にはまることができません．収縮命令が届かない結果，末梢血管は拡張します．当然ですが，薬が効き出すと血圧が下がります．姿勢を変えた瞬間に，起立性低血圧のめまいや失神……が起こるかもしれません．脱力や，「血圧が下がりすぎてヤバい！」と感じた交感神経によって動悸・発汗が出てきたら……意識喪失を起こす前に横になってもらってください．使用直後や薬の量を増やしたときにはしばらく自動車運転などを避ける必要があります．

アセブトロール塩酸塩，メトプロロール酒石酸塩（選択的β遮断薬）

 アセブトロール塩酸塩

 メトプロロール酒石酸塩

β_1受容体を邪魔する
β_1選択的遮断薬だ！

どちらも禁忌は
α_1遮断薬と共通が
多いけど…

アセブトロール塩酸塩
禁忌

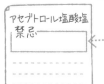

妊婦や妊娠可能性のある人
授乳中もダメだよ……

副腎髄質

ノルアドレナリン作るよ！
（腫瘍だと，
作られすぎるかも……）

ノルアドレナリン受容体は4つあって，
そのうちβ_1をふさいでも
α_1をブロックしておかないと
血圧急上昇の危険が！

だから未治療（α_1受容体を
ブロックしていない）の褐色細胞腫に
β_1遮断薬を使っちゃダメなんだ！

血管を広げるβ_2受容体だけを刺激・促進するのは難しいらしく，狭心症の薬としては，β_1受容体を邪魔（β遮断薬）して心臓の収縮を適度に抑えてもらおうという薬が多いですね．アセブトロール塩酸塩とメトプロロール酒石酸塩は，β_1選択的遮断薬です．

心臓の収縮性が上がりすぎないようにすることで，（血圧を下げて，かつ）血液不足の心筋が頑張らなくてもいいようにするのですね．

血圧が下がったことによる注意点は，α_1遮断薬と同じ．あと，心臓の収縮に直接影響しますから，高度徐脈，特定の不整脈，心不全の人には禁忌．未治療の褐色細胞腫，代謝性アシドーシス，妊婦や妊娠可能性のある人や授乳中も禁忌になります．

褐色細胞腫は副腎髄質の腫瘍で，ノルアドレナリンが増えすぎてしまいます．そのせいで血圧が上がるのですが……受容体は4種類ありましたね．β_1をふさいで一瞬心臓の負担をやわらげても，α_1が動いていますから血圧急上昇の危険があります．だからα_1受容体をふさぐことから始めなくちゃいけませんね．だから「未治療（α_1受容体をふさいでいない）」のときにはβ_1選択的遮断薬は使われませんよ．代謝性アシドーシスのときには，pHが傾いたせいで心臓の筋肉がうまく働けない状態です．そこで心臓の筋肉の働きをもっと穏やかにしてしまったら……心臓，止まっちゃうかもしれませんね．

妊婦（と妊娠可能性のある人）と新生児はじめ小児に対しては安全性が確立されていません．しかも乳汁移行が動物実験で確認されていますよ．

‖プロプラノロール塩酸塩（β遮断薬）‖

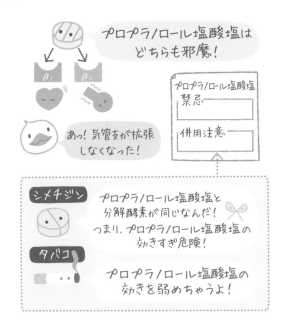

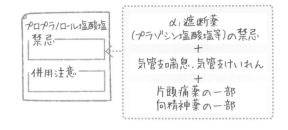

β_1選択性はなく，β受容体ならばどちらでも遮断する薬がプロプラノロール塩酸塩です．

心筋の収縮を穏やかにします（β_1受容体遮断）ので，血圧は下がりますが……．β_2も見境なく遮断（ブロック）してしまいます．だからα_1選択遮断薬の禁忌に加えて，気管支喘息・気管支けいれんのおそれがある人にも禁忌です．β_2ブロックのせいで，気管支が狭まるせいですね．副作用として呼吸困難や喘鳴が出ることもありますよ．喘鳴というとイメージしにくいかもしれませんが，息苦しいときの「ヒューヒュー」「ゼーゼー」だと言い換えればどんな状況かわかりますよね．

それから，相互作用が出るとわかっている薬と一緒のときには注意が必要です．分解酵素が同じシメチジンと一緒に飲むと，プロプラノロール塩酸塩が強く効きすぎる可能性があります．薬ではありませんが，タバコはプロプラノロール塩酸塩の効きを弱めてしまいますよ．禁忌になる薬は，片頭痛薬の一部と向精神薬（精神活動に何らかの薬の影響を与える薬の総称）の一部です．

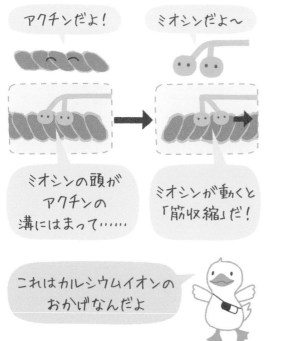

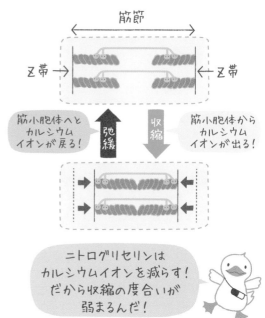

狭心症の薬として忘れてはいけないのがニトログリセリンに代表される硝酸薬です．ニトログリセリンは，初回通過効果を避けたいので舌下錠で吸収するおはなしをしました．硝酸薬は末梢血管を広げます．その働きは，もう少し先でおはなしする強心薬とも関係が深いですよ．

先ほどカルシウム拮抗薬のところで細胞膜電位について復習できましたね．ここでは，筋収縮とアクチン・ミオシンについて復習しましょう．筋肉が動く（筋収縮できる）のは，アクチンタンパクとミオシンタンパクがあるから．アクチンタンパクのしめ縄状の溝に，ミオシンタンパクの2つある頭部がはまりこんで，ねじり込むように動きます．この「ねじり込む」動きがアクチンの上を滑走している……ということで「滑走説（滑り込み説）」と呼ばれますね．

じゃあ，この「動き」は何によるものかというと……筋肉細胞の中にある小胞体（筋小胞体）の中につまっているカルシウムイオンです．電気刺激（収縮命令）が来ると，筋小胞体からカルシウムイオンが放出されます．カルシウムイオンを受け取ったミオシンの頭が動いて，筋節（向かい合った1列のアクチンの端から端：Z膜間ともいう）距離が縮まります．これが筋収縮．電気刺激（収縮命令）が来なくなると，カルシウムイオンは能動輸送で筋小胞体へと回収されて，アクチンとミオシンはもとの位置に戻ります．これが筋弛緩ですね．

だから同じ電気刺激が来たとき，細胞（の筋小胞体）の中にカルシウムイオンが増えれば，しっかりと収縮できることになります．硝酸薬は，細胞内のカルシウムイオンを減らすので，収縮の度合いが弱まる（筋収縮が弱くなる）ことで，血管拡張＋心筋収縮緩和の結果……血圧が下がるのです．

‖硝酸薬の禁忌‖

　ニトログリセリンや硝酸イソソルビドといった硝酸薬が，血管を広げることはわかりましたね．

　注射剤だけではなく，急な事態の舌下錠や，普段から予防の貼り薬（経皮吸収型テープ剤），徐放錠もあります．使い方に自由があって便利なお薬ですが，禁忌もちゃんと確認しておきましょう．

　勃起改善薬（シルデナフィルクエン酸塩やバルデナフィル塩酸塩水和物など）を使っている人には，硝酸薬は禁忌．降圧作用が強く出すぎてしまいますからね．ひどい（高度の）貧血の人も，降圧したせいでめまい・立ちくらみといった貧血症状が悪化する可能性がありますので，禁忌です．

　あと，注意しておかなくちゃいけないのが緑内障です．理由は「緑内障を悪化させる眼圧上昇のおそれがある」からですが……ちょっとイメージしにくいかもしれません．目の病気ですが，せっかくなのでここで簡単に説明しますよ．

　緑内障は，房水という水分で保たれる目の圧力（眼圧）が高くなりすぎたもの．その結果，視神経圧迫と血流障害が起こり，視力低下や見える範囲（視野）が狭くなります．房水というのは，目の前のほう（角膜の内側から虹彩周りと水晶体の前のほう）にとっての血液代わり．血液からできる，透明かつ酸素と栄養分を含んだ液体が房水です．

　ところがこの房水の流れるルートがどこかで詰まると，房水がたまりすぎてしまいます．出口を求めて房水の圧力が上がると，緑内障になるのです．房水は血液からできます．末梢血管が拡張して，房水を作っているところを血液が通りやすくなると眼圧上昇の可能性がある……だから，硝酸薬が緑内障禁忌になるのです．

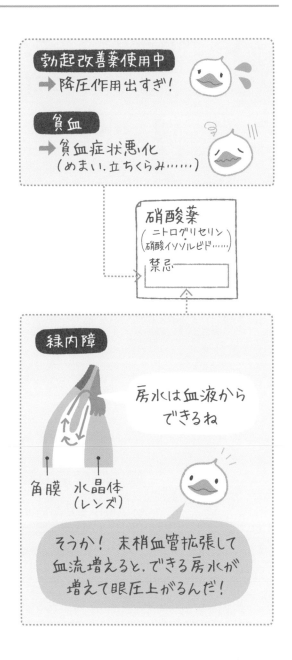

〔 一緒に理解しておこう！　緑内障が禁忌になる薬 〕

緑内障禁忌の薬「交感神経系刺激作用薬」

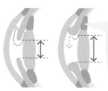

虹彩をまとめる
（散瞳；瞳孔広がる）と
房水が吸収地点に
届かない！

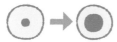

交感神経優位（興奮モード）は
散瞳！
（だから交感神経を邪魔する
β遮断薬は緑内障の薬になるんだね！）

硝酸薬と同様に緑内障禁忌になる薬は，交感神経系刺激作用薬，副腎皮質ステロイド，抗コリン作用のある薬です．これらが禁忌になる理由は，「散瞳（暗いところで瞳孔が開いている状態）」を引き起こすから．瞳孔の大きさを決める虹彩がぎゅっと幅を縮めた状態が，散瞳．暗幕用のカーテンを開けて，カーテンは隅でまとめている状態はイメージできますね．まとめたカーテンは，もこもこと分厚くなっています．散瞳して分厚くなった虹彩は房水の通過を妨げてしまい，眼圧上昇につながるのです．

ここまでわかれば，虹彩と薬の対応も整理できるはず．ドキドキしている（興奮状態）のときには，散瞳します．だから交感神経系優位状態にする薬は，緑内障悪化の可能性があって禁忌．逆に交感神経系の働きを邪魔するβ遮断薬は，緑内障の薬として使われますよ．

緑内障禁忌の薬「副腎皮質ステロイド」

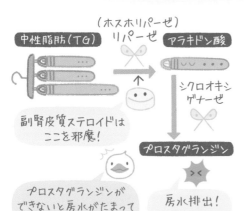

副腎皮質ステロイドは
ここを邪魔！

プロスタグランジンが
できないと房水がたまって
緑内障悪化だ！

房水排出！
眼圧下げるよ！

緑内障禁忌の薬で，残っているのは副腎皮質ステロイドと抗コリン作用．プロスタグランジンは炎症物質．そんなプロスタグランジンですが，房水の排出を促す役割があります．その結果眼圧が下がるので，プロスタグランジンは緑内障の薬です．

と，いうことは．プロスタグランジンを作らせない抗炎症作用の副腎皮質ステロイドは緑内障を悪化させる可能性がある，禁忌ですね．

緑内障禁忌の薬「抗コリン薬」

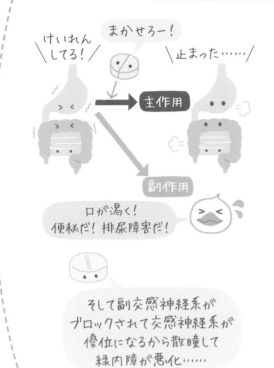

けいれんしてる！

まかせろー！

止まった……

主作用

副作用

口が渇く！便秘だ！排尿障害だ！

そして副交感神経系がブロックされて交感神経系が優位になるから散瞳して緑内障が悪化……

残った「抗コリン作用」．これは「アセチルコリンの働きに抗う」作用です．副作用のおはなしのところでも出てきましたね．アセチルコリンは交感神経系でも副交感神経系でも使われる神経伝達物質です．とくに副交感神経系では最初から最後まで使われるので，副交感神経系が主に担当しているところで不具合があったときには抗コリン作用のある薬を使います．

たとえば，消化管のけいれん（過度の活動）．消化管は副交感神経系が主に担当していますから，抗コリン薬を体に入れるとけいれん（と痛みや下痢）が止まります．これは主作用ですね．でも，いいことばかりではありません．消化管の働きストップですから，唾液も止まって不快な口渇（口の渇き）が出てきます．膀胱や括約筋にも働きますから，排尿障害（や便秘）が起こりますね．副交感神経系がブロックされて交感神経系優位になりますから，心臓の動きは速くなり（頻脈），目は瞳孔が散大して……緑内障の悪化につながりますね．だから抗コリン作用のある薬は緑内障禁忌になるのです．

＊

かなり緑内障のおはなしが長くなってしまいました．でも「心臓の薬，意外なところにも禁忌がある！」ことはわかってもらえたはずです．だから，ちゃんと薬の添付文書を読むようにしてくださいね．

先ほどおはなしした「抗コリン作用」は，これからどんどん出てきます．とくに精神関係の薬（向精神薬）では必出の問題で，看護にとっては避けて通れないおはなしです．早いうちに理解して，体の中で起こっていることをイメージできるようにしてくださいね．

次項からは，心臓のおはなしの2ブロック目．不整脈と心不全の薬に入りましょう．

抗コリン作用はどんどん出てくるよ！（特に精神分野は必出！）

＼ まとめ ／

血栓に使う薬は「どう違うのか（どこに効くのか）」を整理してまとめておきましょう．看護師国家試験に出やすいところですからね．添付文書の読み方も，少しずつ慣れていってください（添付文書はWebで検索・閲覧できます）．

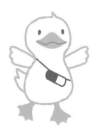

6. 不整脈・心不全に効く薬

本項のポイント
- 不整脈・心不全に効く薬

　心臓が正しいリズムで収縮できるのは，刺激伝導系の電気刺激があるから．収縮リズムが乱れてしまう不整脈の一部は，薬を使うことで，もとどおりにできます．

　心臓がポンプとしての役目を十分に果たせない「心不全」では，心筋収縮力を上げるために薬を使います．だけど心不全の原因は心臓だけとは限りません．ほかの部分に原因があるときには，ほかの薬と一緒に使うことを意識して読んでくださいね．

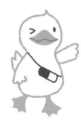

不整脈・心不全

抗不整脈薬

頻脈は命令過多！
（自律神経（交感神経系）のせいか
電気刺激（刺激電動系）のせいか……）

徐脈は
足りない収縮命令を
補う必要があるね

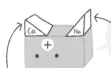

ナトリウムチャネルを
邪魔する薬もあるよ

カルシウムチャネルの邪魔が
「カルシウム拮抗薬」

 リドカイン　 ジソピラミド

ぼくらのことだね！

不整脈にはたくさんの種類があります．薬で治療する対象になるのは頻脈性の不整脈．頻脈の原因は自律神経（交感神経系）の命令過多か，必要以上の電気刺激（収縮命令）が出ているせい．どちらも適度に薬でブロックしてあげれば，正しく整った脈にできます．

徐脈性の不整脈については，ペースメーカーなどを用いて足りない収縮命令を補うことになります．

頻脈性の不整脈は，まず，自律神経の興奮過多について．交感神経系が興奮モード担当でした．交感神経系の神経伝達物質はノルアドレナリンで，受容体が4種類あり，β_1が心臓収縮に関係が深い受容体でしたね．β（β_1）遮断薬のおはなしは，狭心症のところでおはなししたとおり．β_2もブロックしてしまうと，心臓以外の副作用（気管支収縮で喘息）が出ることもお忘れなく！

次に電気刺激のコントロール．こちらも細胞膜電位のおはなしですね．カルシウム・ナトリウム・カリウムのチャネルがありました．カルシウムチャネルを邪魔するカルシウム拮抗薬についても，狭心症のところでおはなししましたよ．心筋の収縮をゆっくりにするジルチアゼム塩酸塩の出番ですね．ナトリウムチャネルを邪魔する薬もありますよ．それがナトリウム拮抗薬．リドカイン，ジソピラミドなどですね．

‖リドカイン‖

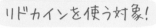
リドカインを使う対象！

期外収縮

頻拍

急性心筋梗塞による
心室性不整脈

リドカインは不整脈のうち期外収縮や頻拍，急性心筋梗塞による心室性不整脈に使われますね．期外収縮は，心臓がしゃっくりを起こしたように急にぴくっ！　と収縮するもの．心臓の4つの部屋のうち，下の2つが心室です．「心臓から血液を送り出すところ（心室）で，急に血液が来なくなって動かなくなった（心筋が死んでしまった：心筋梗塞）ときに出る不整脈」が「急性心筋梗塞による心室性不整脈」です．急に変な収縮命令（電気刺激）が出てしまっているから，ナトリウムチャネルをブロックしてあげるのです．

‖リドカインの禁忌・併用注意‖

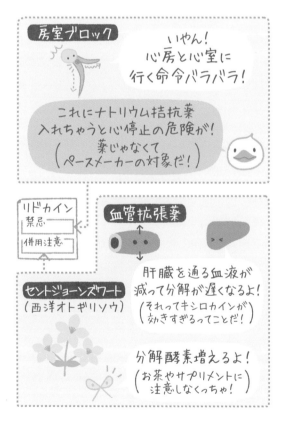

房室ブロック

いやん！
心房と心室に
行く命令バラバラ！

これにナトリウム拮抗薬
入れちゃうと心停止の危険が！
（薬じゃなくて
ペースメーカーの対象だ！）

リドカイン
禁忌
併用注意

血管拡張薬

肝臓を通る血液が
減って分解が遅くなるよ！
（それってキシロカインが
効きすぎるってことだ！）

セントジョーンズワート
（西洋オトギリソウ）

分解酵素増えるよ！
（お茶やサプリメントに
注意しなくっちゃ！）

リドカインの禁忌は完全房室ブロックのような重い刺激伝導障害．房室ブロックというのは，刺激伝導系の一部（房室結節）の働きが悪くなったせいで，上半分（心房）と下半分（心室）の収縮がバラバラになってしまった状態．もう薬でどうこうするレベルではなく，ペースメーカーを埋め込む必要があります．ここにナトリウム拮抗薬を入れると，心臓が止まってしまう危険性がありますよ！

また，禁忌ではないけれど，併用注意のものがあります．まず，血管拡張薬．狭心症のところでおはなしした薬と一緒に使うと，リドカインが効きすぎる（分解遅延）可能性があります．肝臓の血流量が低下するからですね．そしてセントジョーンズワート（西洋オトギリソウ）．こちらは分解酵素を増やしてしまうので，リドカインの効きが悪くなります．セントジョーンズワートは「リラックスできるお茶・サプリメント」として簡単に手に入ります．意外なところで薬の効きがいまいち……になってしまいますので，これまた添付文書を読んでくださいね．リドカインは局所麻酔薬としても使います．でも「抗不整脈用」と「局所麻酔用」はアンプルなどに含まれる成分が違いますので，間違えないでくださいね．

‖ジソピラミド‖

　もう1つのナトリウム拮抗薬，ジソピラミドも確認しましょう．

　ジソピラミドは不整脈のうち期外収縮，頻拍，心房細動などに使う薬．心房細動というのは，心電図のP波が出ないため，心房がうまく収縮できずプルプル震えている状態です．1つの薬だけで対応するのは難しいので，以前おはなしした抗血栓薬や，あとで出てくる強心薬も使いつつ，必要に応じて外科的対応がとられるはずです．

　「どうして抗血栓薬？」と思うかもしれません．心房が十分に収縮できないと，血液の流れが滞ります．血液が動かずに停止すると，止血（血栓）モードがスイッチオン！　「血栓ができてつまってしまうと大変！」なことは，心筋梗塞のところでおはなししたとおりです．だから「心房細動のときには，血栓対策！」ですからね．なお，心室がプルプルする心室細動はAEDの対象．心室がちゃんと血液を送り出せないと，即，生命の危険ですからね！

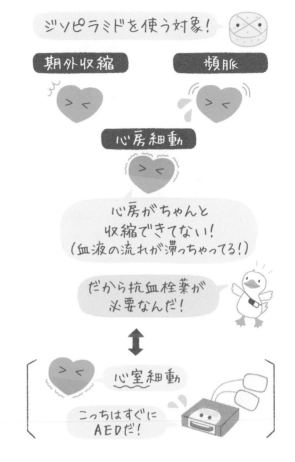

ジソピラミドを使う対象！

期外収縮　　　頻脈

心房細動

心房がちゃんと
収縮できてない！
（血液の流れが滞っちゃってる！）

だから抗血栓薬が
必要なんだ！

心室細動

こっちはすぐに
AEDだ！

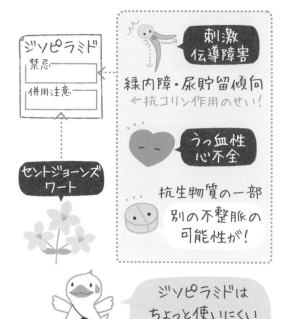

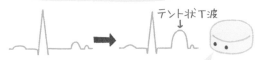

ジソピラミドの禁忌対象に「高度のブロック（刺激伝導障害）」が含まれることと，併用注意にセントジョーンズワートが含まれることはリドカインと同じです．でも，禁忌対象がけっこう多いのがジソピラミドの悲しいところ．抗コリン作用があるので，緑内障や尿貯留傾向にある人には禁忌．緑内障と抗コリン作用については，前回おはなししたばかりですね．また，心不全悪化のおそれがあるので，うっ血性心不全の人も禁忌．さらに抗菌薬の一部を使っている人にも禁忌です．これは併用によって「不整脈を整える」はずが，別の不整脈を引き起こす可能性があるからです．ほかにも併用注意の薬などがありますから……「使いにくい！」薬ですね．だから添付文書にも（ジソピラミドの適応は）「ほかの抗不整脈薬が使用できないか，無効の場合」と書いてあるのです．

ジソピラミドは致死的不整脈の対応経験豊富な医師にしか扱えない薬です．禁忌も多く，「そんな薬も，一応ある」ということを頭の片隅に置いておきましょう．

そしてカルシウム，ナトリウムとくれば，細胞電位に関係するもう1つのミネラル，カリウム．カリウムチャネルを邪魔する薬（再分極遅延薬）もありますが……．カリウムは，心停止の危険があるミネラルでしたね．高カリウム血症のテント状T波は，覚えなくてはいけない心電図です．ちょっとでも薬の効果が変に出ると，死の危険直面です．常に心臓の働きをチェックしましょう．

80

強心薬

心不全のおはなしに入りますよ．心不全は心筋の収縮力が下がって，体の細胞に必要な血液が送り出せていない状態です．だから心筋の収縮力（命令が来たときに，ちゃんと縮める）を回復・復活・増強させる薬が，心不全の薬（強心薬）です．

最初に注意しておかなくてはいけないこと．心筋の収縮力が低下した原因を解消せずに収縮力だけを増やすと，心筋が疲れ果ててしまい，もっと心臓が働けなくなる可能性があります（重度の心不全）．だからこれらの薬は単品ではなく，ほかの薬と一緒に使うことが多くなります．ほかの薬と一緒ということは……相互作用に要注意ですからね．

十分な量を送り出せない……（収縮力を回復・復活，増強が必要だ！）

注意！
単に収縮力だけを増やすともっと重い心不全になるかも！

それってほかの薬と一緒になることが多いから……相互作用に要注意だ！

ジギタリス製剤やカテコラミン製剤

心筋収縮力を増強させる薬には，ジギタリス製剤やカテコラミン製剤があります．ジギタリス製剤は細胞膜にある2つのポンプの働きをコントロールして細胞内のカルシウムイオンを増やす薬．カテコラミン製剤は同じく細胞膜にあるノルアドレナリン受容体にはまり，あたかもノルアドレナリンがβ_1受容体にはまったような働きをする薬です．

少し補足していきますね．ポンプというのは，ATPを利用してイオンを交換するところ．ジギタリス製剤が邪魔するのは，ナトリウム-カリウムポンプ（Na-Kポンプ）です．ナトリウム-カリウムポンプは，細胞内のナトリウムイオンをかき出して，細胞外からカリウムイオンを取り入れるポンプです．ここが邪魔されると，細胞の中にナトリウムイオンがたまっていきます．そうすると，もう1つのナトリウム-カルシウムポンプ（Na-Caポンプ）は「あまり働いちゃいけないな」と判断します．普段は細胞内のカルシウムイオンをかき出して，細胞の外からナトリウムイオンを取り入れるのですが，細胞の中にナトリウムイオンが増えてきたせいですね．その結果，細胞内にカルシウムイ

β_1受容体に働くのがカテコラミン製剤だ！

ポンプに働くのがジギタリス製剤！

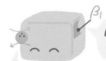

ジギタリス製剤はここを邪魔！

K^+
Na^+

うわっ！邪魔された！

Na^+
Ca^{2+}

あれ？ミネラルバランスのためには働きすぎちゃダメかも！

その結果が「細胞内にカルシウムイオンが増える」（＝心筋がしっかり収縮）だよ

オンが増えます．カルシウムイオンが多いとしっかり
筋肉が収縮できるおはなしは，狭心症の硝酸薬のとこ
ろでしましたよ．

║ジゴキシンの禁忌・併用注意║

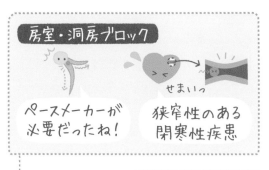

房室・洞房ブロック

ペースメーカーが
必要だったね！

狭窄性のある
閉塞性疾患

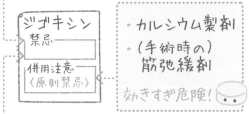

ジゴキシン
禁忌

・カルシウム製剤
・（手術時の）
　筋弛緩剤

併用注意
〈原則禁忌〉

効きすぎ危険！

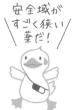

ジギタリス中毒を
起こしたことのある人

（嘔吐・食欲不振・混乱
視界のぼやけ，知覚色変化）

安全域が
すごく狭い
薬だ！

　ジギタリス製剤の一例として，ジゴキシンの禁忌
を確認しましょう．房室・洞房ブロックのある人には
禁忌．これはペースメーカーなどの担当です．心筋疾
患のうち，狭窄などのある閉塞性疾患も禁忌．狭くなっ
ているところがあるのに，心筋収縮力だけ高めても血
液の通りはよくなりませんよ．

　ジギタリス中毒を起こしたら，もちろん禁忌．悪心・
嘔吐，食欲不振，視界のぼやけ・知覚色変化，混乱な
どがジギタリス中毒の症状です．

　ジギタリス製剤は薬としての量と毒としての量が
ごく近い薬です．何かあったら，すぐに中毒症状が出
てきます．代謝（M）や排泄（E）のことを思い出すと，
小児や腎臓障害のある人ではとくに注意が必要です．
そして併用注意（「原則禁忌」）には，カルシウム製剤（注
射剤）や手術時の筋弛緩薬があります．

‖ カテコラミン製剤 ‖

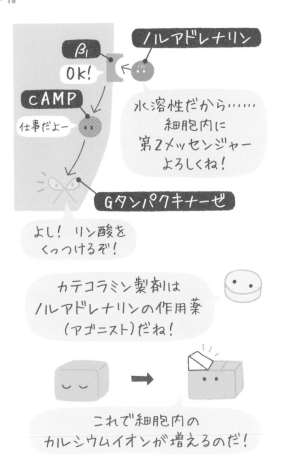

カテコラミン製剤の働きについて補足. まず, 交感神経系の神経伝達物質ノルアドレナリンが心臓にある β_1 受容体にはまると, 心筋は強く収縮します. 交感神経系優位時の興奮モード(闘争か逃走か)のときに, 全身にしっかり血液を届ける必要があるからですね. ノルアドレナリンが β_1 受容体にはまると, 第2メッセンジャーのcAMPが増えます. ノルアドレナリン(副腎髄質ホルモン)が水溶性だから, 細胞内に情報を伝えるために必要なものでしたね. cAMPは細胞内の特定の酵素(Gタンパクキナーゼ)を活性化します. Gタンパクキナーゼは, エネルギーのもとであるリン酸をつけ外しするのがお仕事. リン酸のくっついた細胞膜のカルシウムチャネルが開き, 細胞外からわずかに濃いカルシウムイオンが流れ込んできます. これで, 細胞内のカルシウムイオンが増えましたね. 心筋がしっかり収縮できるようになったのです. カテコラミン製剤の具体例, ドパミン塩酸塩やドブタミン塩酸塩の禁忌を確認しましょう.

‖ ドパミン塩酸塩・ドブタミン塩酸塩の禁忌 ‖

 ドパミン塩酸塩

禁忌は褐色細胞腫！
（さすがにノルアドレナリン作用が
多すぎになっちゃうもんね！）

 ドブタミン塩酸塩

禁忌は閉塞性心筋症！
（検査（負荷心エコー）でも使うけど、
禁忌が増えるから、ちゃんと
添付文書を読んでね！）

ノルアドレナリン！

アミノ酸の　　　　L-ドーパ　　ドーパミン　　　　アドレナリン
チロシン
チロ → レ → ドパ → ノル → アド

ここが「カテコールアミン」だね！
精神のところでまた出るよ！

ドパミン塩酸塩の禁忌は褐色細胞腫．交感神経系の神経伝達物質ノルアドレナリンが出すぎているところに，同じような働きの薬を入れてしまってはいけませんね．ドブタミン塩酸塩では閉塞性の心筋症が禁忌．これについてはジギタリス製剤のおはなしと同じです．ドブタミン塩酸塩は負荷心臓超音波検査時にも使われますが，そのときには禁忌が増えますよ．ちゃんと添付文書を確認です．

カテコラミン製剤の「カテコラミン」とは，カテコールアミンのこと．「カテコール」と「アミン」の部分があるのですね．具体的にはアミノ酸のチロシンからできた「アミン」で，ドーパミン，ノルアドレナリン，アドレナリンを指す言葉です．順番としてはチロシンからL-ドーパができて，そこからドーパミンができます．ドーパミンからノルアドレナリンができて，そこからアドレナリンの完成です．この流れは，中枢と精神のところでもまた出てきますからね！

‖ ホスホジエステラーゼ阻害薬 ‖

これを使い捨てじゃなくするのが
PDE阻害薬だよ！

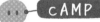 cAMP

Gタンパクキナーゼ

つまりたくさんカルシウムチャネルが
開くようになるってことだ！

また，ホスホジエステラーゼ（PDE）阻害薬も心筋収縮力を増やせます．どこを邪魔しているのかというと，カテコラミン製剤のところで出てきたcAMPが，1回使われたあとに分解する酵素を邪魔しています．cAMPが使い捨てじゃなくなりますから……1回ノルアドレナリンが受容体にはまれば，「何回もβ_1受容体にノルアドレナリンがはまった」ことと同じような働きになりそうですね．ここから先は，カテコラミン製剤と同じおはなしです．だから禁忌もカテコラミン製剤のドブタミン塩酸塩と同じ閉塞性の心筋症ですよ．

降圧薬

||ACE阻害薬||

　心不全の原因(心筋収縮力低下の原因)にはいろいろありますが……そのうちの1つが高血圧です.体内の血液量が多い(または血管が狭くなってしまった)ため,全身に血液を送る心臓が必要以上に頑張らなくちゃいけない状態で…….結果,心臓がばててしまいます(心不全).血管を広げる薬については,狭心症のところでおはなししてありますね.ここでは次の「血管」のおはなしにもつながる「利尿による降圧薬」の一部をおはなしします.

　利尿薬にもいろいろあるのですが,ここではレニン・アンジオテンシン・アルドステロン系を邪魔するACE阻害薬のご紹介です.レニン・アンジオテンシン・アルドステロン系は生化学の腎臓のところでおはなししましたね.「血圧を上げるメカニズム」でした.だから,ここを邪魔すると血圧を下げることができます.「尿量が増えると,体内水分量が減り,体内循環量も減って血圧が下がる」これ,早めに慣れてしまってくださいね.

　具体的に邪魔するところは,アンジオテンシン1をアンジオテンシン2に変える酵素(アンジオテンシン変換酵素:ACE)です.アンジオテンシン2は,アルドステロンに命令して「ナトリウムイオンと水を再吸収して,カリウムイオンを分泌」させていましたね.水分が尿細管内(体の外)から毛細血管内(体の中)へと移動しますから,体内循環量が増えて血圧が上がります.さらにアンジオテンシン2は自分だけでも血管を収縮させる働きがあります.そんなアンジオテンシン2ができるところを邪魔しますから,血管内径の意味でも循環量の意味でも血圧が下がるのです.

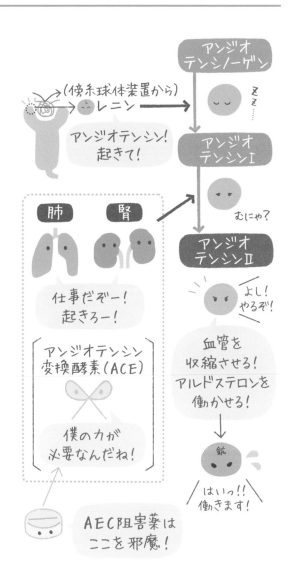

‖ACE阻害薬の禁忌 ‖

ACE阻害薬は効きが強くて便利に思えますが，残念ながら禁忌が多め．たとえばカプトプリル．

人工透析をしている人では，人工透析用の膜やフィルターとの関係で，血管拡張作用が強く出すぎる危険があるので禁忌．妊娠中，妊娠可能性のある人，授乳中の人も禁忌．胎児毒性・催奇形性，母乳中移行が報告されています．また，ほかに特定の降圧薬（アリスキレンフマル酸塩）を使っている人も，腎障害や低血圧リスクが高いので禁忌です．さらに，血管浮腫になった人も禁忌．血管浮腫は皮膚や気道，消化管などにできる突発性の浮腫．唇だけにできると「たらこ唇」状になります．基本的に数日で消えるため，軽度なら病院にもかからずに放置されることも多いのですが……．気道にできると，空気が通れずに呼吸困難に陥ってしまいます．だから血管浮腫の誘因になりうるACE阻害薬の禁忌になるのです．

*

降圧のおはなしは，まだ続きますよ．次項から血管に注目しますが，血圧に関する薬のおはなしは続いていきますからね．

妊娠中，妊娠可能性のある人，授乳中

胎児毒性・催奇形性，
乳汁移行が！

人工透析中

（膜・フィルター等との関係で）
血管が広がりすぎ
危険が！

特定の降圧薬

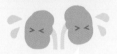

腎障害や
低血圧リスク

血管浮腫

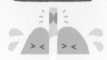

むくみが
気道にできると
呼吸困難に！

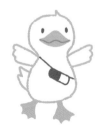

\ まとめ /

「禁忌や併用注意は看護師国家試験にいつ出てもおかしくない！」という心づもりでまとめておきましょう．これは心臓の薬に限ったことではありませんよ．
次項は血管に使う薬．本項の心不全ともつながりがあるところですよ．

memo

7. 降圧薬

　血圧は，血液が内側から血管を押す力（圧力）．血圧に問題があるときは，血液と血管の両側面から考えてみてくださいね．

　ところで「どうして高血圧が問題になるのか（どうして薬を飲む必要があるのか）」友達に説明できますか？　そこがわかると，薬が効くところがはっきりと見えてくるはずですよ．

　今まで勉強した薬の，一部復習でもありますね．

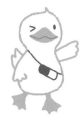

高血圧の原因と薬の働き

前項までのおはなしからわかるように，血圧は心臓と血液の両側面から見ることができます．その2つをつなぐのが，血管ですね．血管は単なる「管（くだ）」ではなく，平滑筋によって内側の直径を変えることができ，外膜と内膜（1番内側は内皮細胞）があることは勉強してきたとおり．そして「血圧の薬」と言ったとき，圧倒的に多いのは降圧薬（高い血圧を下げる薬）です．……低血圧は，軽視していい状態なんかじゃありませんよ．それでも降圧薬が多いということは，「高血圧になる状態がとても多い現状」がそこにあります．薬のおはなしに入る前に，なぜ高血圧状態を解消する必要があるのかの確認です．

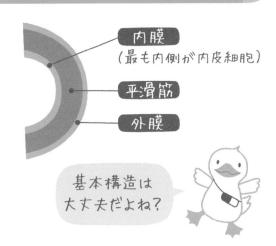

内膜
（最も内側が内皮細胞）

平滑筋

外膜

基本構造は
大丈夫だよね？

高血圧の問題点

高血圧の問題点は，「単に血圧が高い」ことではありません．問題なのは，「血管にかかる力が強い状態が続いている」ことです．血管はゴムホースのようなもの．古くなってくると，硬くなり，裂けてしまうおそれがあります．庭や花壇，洗車用のホースなら，交換すれば済むおはなしです．でも，体の中にある血管ではそうはいきません．動脈瘤（瘤：こぶ）が破裂すると，生命の危機です．圧力がかかりすぎて硬くなってしまっては，急な水圧上昇があったときにいつ裂けるかわかりません．心筋梗塞の血栓溶解薬禁忌に動脈瘤などの血管奇形があったことを思い出してくださいね．だから，血管に強い力をかけ続けてはいけません．

今のおはなしは「血管」があるところならどこでも当てはまります．消化管出血を起こした結果，酸素が全身細胞まで届かない貧血やショックを起こすかもしれません．腎臓では糸球体の「ざるの目」にあたる部分が壊れて，捨ててはいけない成分までも尿になって体の外に出ていってしまうかもしれません．……だから，高血圧を解消する必要があるのです．

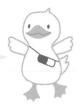

「血管に強い力が
かかり続ける」ことが
問題なんだよ！

弾力ある
ゴムホースが……

ふくれる！
裂ける！ 硬くなる！

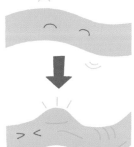

体の中だと
「古いから……」って
交換できない！

降圧薬

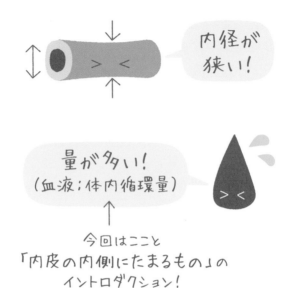

高血圧になる原因は……

内径が
狭い!

量が多い!
（血液；体内循環量）

今回はここと
「内皮の内側にたまるもの」の
イントロダクション!

　解消する必要性がわかったところで，高血圧の薬のおはなしスタート．高血圧の原因にはいろいろなものがあります．血管の内側の直径が狭かったら，圧力が上がってしまいます．めぐる血液の量（体内循環量）が多くても，圧力は上がってしまいますね．血管の内径を決める交感神経系の働きやホルモン分泌異常は，もちろん高血圧につながります．でも自律神経系やホルモンのおはなしは後回しにしましょう．そして血管平滑筋に効く薬については，狭心症のところでおはなししてありますね．だからここでは「体内水分量」と「血管内径の内側にたまるもののイントロダクション」のおはなしです．

　「……？　導入だけじゃなくて，最後までやっちゃっていいんじゃないの？」こう思った人はいると思います．「血管の中にたまるもの」とは脂質のこと．本論に入るためには，代謝のおはなしをする必要があります．でも「代謝」は本来「体温」と関係の深いおはなし．一緒に消化器系やホルモンのおはなしをするほうが，理解が進んで効果的です．だから，血管が主役の「脈・血圧」パートではあくまでイントロダクションにとどめますよ．

‖血管内径を狭くするもの：脂質 ‖

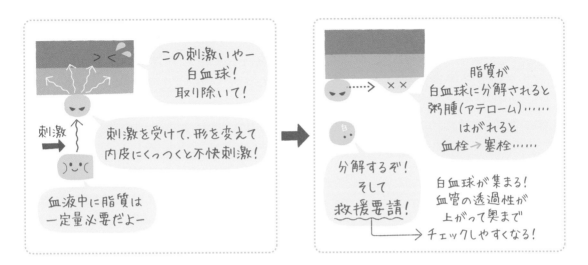

　脂質は，生体にとって必要な細胞膜の原料．ホルモンの材料でもありますから，決して「敵！」でも「いらないもの！」でもありません．だけどいらぬ刺激を受けて形を変えてしまった脂質は困りもの．血管内皮にくっついて，不快な刺激を出し続けます．そこで白血球は見つけ次第困りものを分解していきますが，「もっと仲間が必要だ！」ということになると，炎症物質やサイトカインなどを出して救援要請します．集まってきた白血球は血管のさらに奥（内皮細胞から内膜）へと入り込み，脂質を見つけ次第どんどん分解していきます．こうして，脂質を白血球が分解してできたものが粥腫（アテローム）です．血管内径を狭くしてしまう原因ですね．粥腫の一部がはがれて出血すると，血栓から塞栓へとつながります．

　ひととおり粥腫ができるまでを説明しましたが……．粥腫を作らないためには，「脂質を余らせないこと」と「（脂質が）いらぬ刺激を受けないこと」．いらぬ刺激を受けないためには，適度な運動が一番です．適度な運動をすることで「いらぬ刺激」自体が生まれにくく，「いらぬ刺激」が生まれても「それを受け止めるもの」が増えて，脂質が困ったものになることを防いでくれます．看護のはなしのあちこちで「適度な運動習慣」が出てくる理由の1つです．薬がその力を発揮するのは「脂質を余らせない」ところ．そこについては，体温のところでおはなししますからね．

＊

　薬がその力を発揮できるところのもう1つ．体内水分量のおはなしに入りましょう．……でも，実はレニン・アンジオテンシン・アルドステロン系を邪魔する薬のおはなしは終わっていますね．前項の最後の部分がアンジオテンシン2を作らせないACE阻害剤のおはなしでした．

アルドステロン，バソプレシンを邪魔する薬

原尿からナトリウムイオンと水を血液へ吸収！〔再吸収〕
血液から原尿へとカリウムイオンを排出だ！〔分泌〕

あっ！受容体をブロックされるとカリウムイオンが血液中にたまる！

↓

高カリウム血症　テント状T波だ！
・無尿性の急性腎不全
・アジソン病
・抗リウマチ薬の一部を使用中……

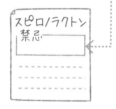

スピロノラクトン
禁忌

使うのは……
「抗利尿ホルモン（バソプレシン）の異所性産生腫瘍による
（本来以外のところで作られすぎ！のせいで）
抗利尿ホルモン不適合分泌症候群」だけ！

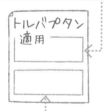

トルバプタン
適用

これは一般的な「降圧薬」じゃないね……

禁忌や使用警告がたくさん！
生殖細胞に染色体異常が出る可能性も！

ACE阻害剤で「……もっと直接尿に関係するホルモンが働くところを邪魔しちゃえばいいんじゃないの？」そう思った人，いますよね．確かに，アルドステロンやバソプレシンがくっつくところ（受容体）を邪魔する薬はあります．今から簡単におはなししますが……結論だけ先に言うと，「残念ながらいろいろと使いにくい薬」です．アルドステロンと拮抗（似た形で受容体を奪い合う）関係の薬の一例として，スピロノラクトンがあります．

確かにアルドステロンの働きが弱まれば，ナトリウム（と水）の再吸収はされにくくなりますから，血圧は下がりますね．でも，この薬には難点があります．性ホルモン受容体にも拮抗関係になってしまうのです．アルドステロン（副腎皮質の鉱質コルチコイド）も，性ホルモンもステロイドホルモン．どちらの受容体にも邪魔し合う関係になると，男性で女性化乳房がみられる可能性があります．

禁忌対象は高カリウム血症，無尿性の急性腎不全，アジソン病の人，抗リウマチ薬の一部を使っている人など．まず「カリウム血症はテント状T波を引き起こして，心停止から死の危険がある」ことはいいですね．アルドステロンは原尿中のナトリウムイオンと血液中のカリウムイオンを交換（ナトリウムイオン再吸収とカリウムイオン分泌）します．つまり，体内にカリウムイオンがたまりやすくなりますね．禁忌対象の人がさらにカリウムイオンを体の外に出しにくくなると……高カリウム血症の危険です．アジソン病が副腎皮質ホルモン欠乏症であること，思い出せましたか？

じゃあ，もっと尿量に直接影響するバソプレシンの薬はどうか．抗利尿ホルモン（バソプレシン）の受容体を邪魔する薬にはトルバプタンやモザバプタンなどがありますが．「ほかの療法で効果が不十分なときに限る」との注意書きがあります．そして使ってよいとき（適応）も，「抗利尿ホルモンの異所性産生腫瘍による抗利尿ホルモン不適合分泌症候群のみ」です．つま

り……「本来バソプレシンを作るところ以外で，コントロールできない状態（腫瘍）でバソプレシンが作られてる！　仕方ないから受容体レベルでブロックするからね！」こんなとき以外には使われない薬です．禁忌や使用警告が多く，生殖細胞に染色体異常を引き起こす可能性もあります．「いろいろと使いにくい薬」ですから，一般的な高血圧の降圧で出てくることはありません．

心房性ナトリウム利尿ペプチドに似せた薬

　尿に関係するホルモン，あともう1つありましたね．名前が働きそのままの「心房性ナトリウム利尿ペプチド」です．このホルモンの働きは，腎臓に入る血液量を増やしてろ過量を増やし，ナトリウムイオンの再吸収を抑えて尿を出させること．末梢血管の拡張とナトリウム性利尿の両方をコントロールです．心房性ナトリウム利尿ペプチドに似せて作った薬にカルペリチドがあります．

　遺伝子組み換えを利用して作られた薬なので，添付文書にちゃんと「遺伝子組み換え」と書いてありますよ．急性心不全と慢性心不全の急性増悪のときに血圧を下げて心臓の負担を和らげる薬です．禁忌は脱水症状，重い低血圧，心原性ショックの人と右室梗塞のある人．利尿される（尿として水を体の外に出す）働きがある以上，脱水が悪化してしまうことはわかりますね．そして血圧不足などで全身細胞が酸素不足におちいるショック状態でも，めぐるもの（体内循環量）が減りますから，これまた悪化してしまいます．右室梗塞については「一般的に静脈還流が減少し，低拍出状態を増悪させるといわれている」と添付文書に書いてあります．

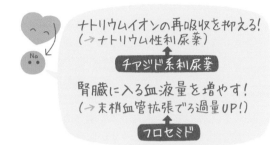

ナトリウムイオンの再吸収を抑える！
（→ナトリウム性利尿薬）
チアジド系利尿薬

腎臓に入る血液量を増やす！
（→末梢血管拡張でろ過量UP！）
フロセミド

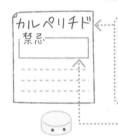

カルペリチド
禁忌

「遺伝子組み換え」して
心房性ナトリウム
利尿ペプチドに
似たものを作ったんだよ！

急性心不全と
慢性心不全の
急性増悪のときに
心臓の負担を
軽くする薬だよ！

・脱水
・重い低血圧
・心原性ショック
・右心梗塞

血液が全身細胞に
届かなくなっちゃうー！

心不全

「右室」と出てきたので，ちょっとだけ補足．血管系と心臓の働きを理解しているかの確認に便利なので，「右心不全」「左心不全」という言葉はそれなりに出てきます．体循環に血液を送り出す左心系(左心房・左心室)が十分に働けない(心不全)と，肺循環で血液が順番待ちをすることになります．その結果が肺うっ血，咳嗽，ピンク色泡沫状喀痰．順番待ちの血液がたまっているせいで，水分(一部血液)が気管支のほうへしみ出てしまったからです．肺周りに血がたまる(うっ血)せいで肺はうまく膨らめず，上体を起こしたほうが呼吸しやすい起坐呼吸になります．

肺循環に血液を送り出す右心系(右心房・右心室)が十分に働けないと，心臓に血液(静脈血)が戻れずに順番待ち．下肢静脈瘤や腹水，頚静脈の怒張などが出てきます．そしてどちらも酸素の多い血液が全身に向かうことができませんから，全身の細胞が酸素不足になってしまい「呼吸困難」が出てくることになります．

どこで血液が順番待ちをしているかがわかれば，不具合が出てくる場所もイメージできるはず．むやみに怖がる必要はありませんからね．

左心不全は……
全身に血液が届かない
(肺循環で血液が順番待ち)

血液に押されて苦しいよー
だから少しでも楽にするために
起坐呼吸だね……

右心不全は……
全身からの血液が順番待ち!

下肢静脈瘤や
頚静脈怒張，腹水……

memo

‖チアジド系利尿薬‖

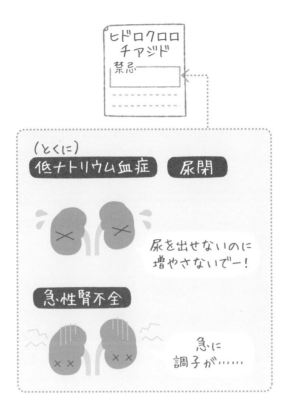

ヒドロクロロ
チアジド
禁忌

（とくに）
低ナトリウム血症　尿閉

尿を出せないのに
増やさないでー！

急性腎不全

急に
調子が……

　心房性ナトリウム利尿ペプチドの働きに似せて作ったお薬が，よく使われる降圧薬（利尿薬）です．主にナトリウム再吸収を邪魔するチアジド系利尿薬と，主に腎臓の血流量を増やすフロセミドです．チアジド系利尿薬の例としては，ヒドロクロロチアジドやトリクロロメチアジドなどがあります．

　これらは働きも禁忌もほぼ同じです．遠位尿細管にあるナトリウムイオンと塩化物イオンを同時に再吸収するところ（Na$^+$-Cl$^-$共輸送体）を邪魔します．ナトリウムイオンが再吸収されないと，ナトリウムイオン

と仲のよい水も再吸収されないので，尿として出る量が増える（利尿）……というわけですね．

　血液中ミネラル（とくにナトリウムイオン）が少ないときにはさらに低ナトリウム血症が悪化するので禁忌．あと，何らかの理由（途中で塊が詰まった！：尿路結石など）で尿を出せない尿閉では禁忌．体の外に尿を出せないのにどんどん尿を作らせては，尿路のどこかで破裂してしまうかもしれません．あと，急に腎臓の働きが悪くなった（急性腎不全）ときも，さらに悪化させる危険性がありますので禁忌ですよ．

‖ フロセミド ‖

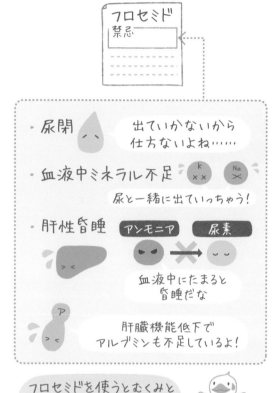

フロセミド
禁忌

- 尿閉　出ていかないから仕方ないよね……
- 血液中ミネラル不足　尿と一緒に出ていっちゃう！
- 肝性昏睡　アンモニア　尿素　血液中にたまると昏睡だな　肝臓機能低下でアルブミンも不足しているよ！

フロセミドを使うとむくみと体内循環量低下のダブルパンチ?!

フロセミドは腎臓の血流量を増やすことで, 糸球体でろ過される量(原尿量)を増やします. ナトリウムの再吸収の邪魔もしますよ. こちらはナトリウムイオンとカリウムイオンと塩化物イオン2個との共輸送(Na^+-K^+-$2Cl^-$)の邪魔です.

　腎臓の働きが多少弱っていても利尿効果は出ますので, 乏尿(1日尿量400mL以下)や無尿(1日尿量100mL以下)でも使えます. さすがに尿閉では効果が出ないことに加えて, 破裂危険がありますから禁忌ですよ. 血液中ミネラル不足(ナトリウムやカリウム)も禁忌. これまたどんどん尿に出ていってしまうからです. あともう1つ, 肝性昏睡時も禁忌です. 肝性昏

睡というのは, 肝臓が十分に働けないせいでアンモニアを尿素にできず, 血液中にたまったアンモニアなどが悪さをして昏睡状態におちいっていること. 肝臓の働きが悪いので, 血中タンパク質のアルブミンをうまく作れません. アルブミン不足は, むくみ(浮腫)の原因. 血液中から組織(血管外)へ水がしみ出していくせいで, むくみと体内循環量低下が同時に起こります. 「体内循環量は増やしたいのに, どんどん原尿に…….再吸収しようにも邪魔されちゃってる……」これでは悪化一直線です. だから肝性昏睡時はラシックスが禁忌なのですね.

＊

　以上, 各種利尿による降圧薬のおはなしでした. 尿に関するホルモンの働きも復習できましたね. 狭心症のところの「血管を広げる薬」のところもみておくことを忘れずに！　次項から, 低血圧と昇圧薬のおはなしに入ります.

＼ まとめと予告 ／

高血圧の問題点と薬の必要性, もうわかりましたね.
代謝のところ(メタボリックシンドローム)とも関係があることをお忘れなく！
次項は血圧が低いときに使う「昇圧薬」をみていきましょう.

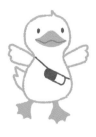

memo

8. 昇圧薬

　なぜ低血圧が問題なのかは，すぐにイメージできる
はず．原因の1つ「心臓の力不足（心不全）」に使う薬
のおはなしは終わっています．だからもう1つの原因
「（血圧に関係する）ホルモン・自律神経系異常」に使
う薬についてみていきましょう．
　血液（めぐるもの）が足りなくても血圧は下がりま
す．そんなときには輸液の出番！　ごく簡単に輸液の
種類も整理しておきましょう．細胞との関係（浸透圧）
と，含まれるイオンに注目ですよ！

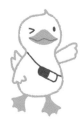

低血圧の原因と薬の働き

‖低血圧の問題点‖

　低血圧のおはなしに入りますが……. まず, 低血圧の何がいけないのか確認しましょう. 低血圧では, 全身のすみずみまで血液がめぐらない可能性があります. とくに臥位(寝た姿勢)以外で, 体の上にある頭(脳)に血液が届かないと, 大変です. 正常ならば, ホルモンや自律神経系がコントロールしてくれるのですが……. ホルモンや自律神経系が正常に働けないと, 脳が血液不足になってしまいます. それは困るので, 薬でフォローしてあげるのです.

　低血圧の原因は, 心臓の力不足(心不全)とホルモン・自律神経系異常に大別できます. 心不全については,「心臓」のところでおはなししたとおり. ここでは, ホルモン・自律神経系異常に注目ですね.

　下垂体前葉機能低下, 甲状腺ホルモン不足, 副腎皮質ホルモン欠乏(アジソン病), 交感神経系がうまく働かない状態……だと血圧が上がりません. ホルモンについては,「体温」のところの「内分泌」まであとまわし. 今のところは「甲状腺ホルモンと副腎皮質ホルモンは主に代謝の関係で血圧を上げることと関係しているぞ！」と,「下垂体前葉の働きが不調だと, 甲状腺ホルモンも副腎皮質ホルモンも出なくなるぞ！」ということを確認しておきましょう. 生化学や解剖生理学で,「下垂体はホルモンのコントロールセンター」と勉強したところです.

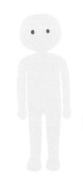

低血圧だと体の上のほうに血液が届かなくなっちゃう！

原因
・心臓の力不足(←心不全)
・ホルモン　・自律神経系の異常
　　　　　　　↑今回はここだ！

下垂体前葉
→ 甲状腺ホルモン
→ 副腎皮質ホルモン

これは内分泌系でやるからね！

昇圧薬

交感神経系の働きを助けてあげることが，ここでするおはなしです．交感神経系の「神経伝達物質を増やす」または「神経伝達物質がはまるところを刺激する」薬のおはなしです．

交感神経系の神経伝達物質はノルアドレナリンとアドレナリン．ドパミンも関係していますね．これ自体を増やす（補充）ことで，血圧が上がりそうです．代謝されてからノルアドレナリン（の前段階のドパミンになる）に代わるドロキシドパもここに入ります．

また「間接的に増やす」薬もありますよ．本来なら，受容体に一度はまった（取り込まれた）神経伝達物質は，分解（不活性化）されます．その「不活性化」を邪魔することで，「増えた」ような働きをさせるのがアメジニウムメチル硫酸塩です．受容体を刺激する薬もありますよ．それが交感神経系受容体を刺激するエチレフ

交感神経の働きを助けるには……

➡️「神経伝達物質を増やす」

ドーパミン → ドパ66 ノルアドレナリン → ノル アドレナリン → アド

前段階になるものも含まれるよ

➡️「受容体を刺激する」

神経伝達物質の分解を邪魔することも含まれるね

リン塩酸塩．交感神経系のα受容体だけを刺激するミドドリン塩酸塩などです．

ミドドリン塩酸塩，エチレフリン塩酸塩

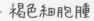

ミドドリン塩酸塩

α₁受容体を刺激するよ α1

ミドドリン塩酸塩 禁忌

- 甲状腺機能亢進症
- 褐色細胞腫

エチレフリン塩酸塩

受容体刺激だ！

エチレフリン塩酸塩 禁忌

- 心室性頻拍

これ以上早くしないでー

薬の禁忌などを，簡単なところから紹介していきましょう．シンプルなのはα受容体刺激薬のミドドリン塩酸塩．甲状腺機能亢進症と褐色細胞腫が禁忌です．

「甲状腺機能亢進中では，交感神経系刺激で過度な反応を示すことがある」と添付文書に書いてあります．でも甲状腺機能が亢進していたら，原則として高血圧に傾くはずです．また，褐色細胞腫は副腎髄質ホルモン産生過剰．これまたノルアドレナリン過剰なら，高血圧に傾くはずですね．だから，これら禁忌のときに病気そのもので昇圧を必要とするとは考えにくいですね．これらの病気で昇圧必要性があるのなら，そのために使っている薬の副作用などを考えたほうがよさそうです．また，受容体刺激のエチレフリン塩酸塩もシンプル．心室性頻拍のある人は禁忌です．

交感神経系が刺激されたら，興奮モードになりますから心収縮は速く強くなります．もともと頻拍の人に交感神経系受容体を刺激したら，頻拍がひどくなっ

てしまいますね. イメージは難しくないと思います. 神経伝達物質そのものに関係する薬は, 禁忌が増えてきますよ.

‖アメジニウムメチル硫酸塩‖

　アメジニウムメチル硫酸塩は, 不活性化を邪魔することでノルアドレナリンが「増えたように」する薬.

　褐色細胞腫と甲状腺機能亢進症が禁忌なことは, いいですよね. 追加して高血圧症, 緑内障, 残尿のある前立腺肥大症の人も禁忌です.

　交感神経系優位モードは, 心拍出力が向上して血圧が上がるので, 高血圧は悪化. 瞳孔が開くので, 寄せたカーテン(虹彩)のせいで房水の行き場がなくなり, 眼圧が上昇して緑内障が悪化……までは今まで勉強してきた通り.

　前立腺肥大は, そもそも尿閉の一原因. 男性の膀胱出口付近(尿道とのつなぎ目)は, 前立腺が取り巻いています. 性交時に前立腺液を分泌する, 生殖器系の一部ですね. 前立腺内の平滑筋(膀胱の出口付近も)には, α1受容体がたくさんあります. そこに交感神経系神経伝達物質が増えたように働き続けたら, 尿道がどんどん狭くなり……尿を出せません(尿閉). 尿は体の外に捨てるためのもの. 捨てなくちゃいけないものを捨てられない尿閉は危険な状態です. 前立腺が肥大しているだけでも十分リスクなのに, さらに尿閉の可能性を高めてしまうのですから, 禁忌になるのです.

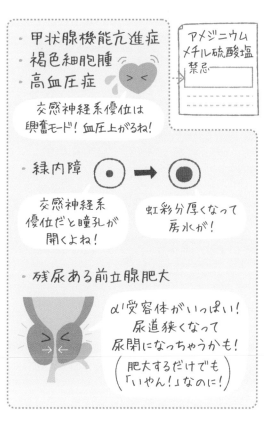

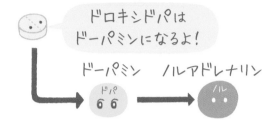

ドロキシドパは
ドーパミンになるよ！

ドーパミン　　ノルアドレナリン

- 妊娠中，妊娠可能性のある人，授乳中
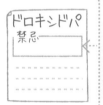→子宮血管収縮で胎児仮死
　　乳汁移行・児発育不全
- 緑内障
- カテコールアミン製剤

刺激多すぎ！
（止まる危険も！）

ドロキシドパ
禁忌

だから原則禁忌に
心室性頻拍が！

- ハロゲンを含む吸入麻酔

心筋の感受性上げちゃうの！
頻脈や心室細動が
起こりやすくなっちゃうよ！

- 重い末梢血管病変ある人工透析中の人

末梢循環障害が
悪化しちゃうかも……

禁忌のおはなしの続き．続いて伝達物質そのものが増えるおはなしです．ドーパミンを経由してノルアドレナリンになるのがドロキシドパ．

緑内障に禁忌なことは，もういいですね．同じ働きをするカテコールアミン製剤を使っている人も，心臓に対する刺激が強く出すぎて（不整脈），場合によっては心停止の危険がありますので禁忌です．禁忌ではないものの「原則禁止（とくに必要があるときのみ！使うなら慎重に！）」に心室性頻拍が入っているのも同じ理由ですよ．

ハロゲンを含む吸入麻酔薬は，心筋のノルアドレナリンに対する感受性を高めて，頻脈や心室細動危険性を上げてしまうので禁忌．重篤な末梢血管病変（糖尿病による壊死など）がある人工透析をしている人にも禁忌．末梢循環障害を悪化させてしまうおそれがあるからですね．ここはノルアドレナリンの作用が，受容体の種類（4つ）で変わることを思い出してください．また，妊婦・妊娠可能性のある人，授乳中の人にも禁忌．動物実験ではありますが子宮血管収縮による胎児仮死状態の報告や，乳汁移行や児の発育抑制が報告されています．

そして，添付文書をみればわかりますが，この薬は単なる低血圧の治療だけに使う薬ではありません．パーキンソン病が一定程度以上に進んだときに使う薬でもあります．パーキンソン病は，中枢・精神領域にまたがる病気．神経伝達物質は，そこに深くかかわっているのです．だから神経伝達物質の量を左右する薬は，意外なところに禁忌や副作用が出てきます．交感神経系の働きを助けるときに，交感神経系の神経伝達物質を直接いじるのではなく，受容体レベルでコントロールしたほうが「狙ったところだけに効く」薬が作りやすいのですね．それでも，やっぱり特定の場合は交感神経系神経伝達物質を直接使うこともあります．

ボスミン

- 「緊急蘇生時を除く」
カテコールアミン製剤やアドレナリン
作動薬使用中
（多すぎになっちゃうもんね……）

- 「アナフィラキシーショックの
救急治療時を除く」
α遮断薬や抗精神病薬使用中

- 眼圧上昇素因のある人

ボスミン
禁忌
併用禁止
原則禁忌

緑内障になるかも
しれないからだね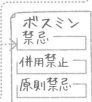

（ボスミンの）原則禁忌

- 甲状腺機能亢進症
- 重症不整脈
- 交感神経系作動薬に過敏反応
- コカイン中毒の人

 交感神経系の末端で
「不活性化を邪魔」するんだ！

- 動脈硬化症
- 糖尿病

収縮したら
つまるかも……

グリコーゲン
分解促進？

インスリン分泌抑制？

それって高血糖になるってことだよね
（ここは大事だから交感神経系の
働き（興奮モード）と関連させて
復習しておいてね！）

- 気分変調性障害の人

やっぱり精神の働きは
神経伝達物質に関係するんだ……

ボスミンは緊急蘇生時にも使われる昇圧薬です．末梢血管を収縮させるので，手術時の局所止血（予防にも治療にも），局所麻酔の効いている時間を長引かせるときにも使われます．

便利なボスミンの正体はアドレナリンそのもの．禁忌と原則禁忌はどうしても多くなりますよ．禁忌は，緊急蘇生時を除くカテコールアミン製剤・アドレナリン作動薬の使用中．眼圧上昇の素因のある人や，アナフィラキシーショックの救急治療時を除くα遮断薬や抗精神病薬使用中の人も禁忌です．最近（2019年3月），アナフィラキシーショック治療時の上記対象者へのボスミン使用が「禁忌」から「併用禁止」に変わりました．

確かに，過度の昇圧反応から不整脈を起こして，死の危険があることに変わりはありません．でも，そこで使用をためらっていてはアナフィラキシーショックの気道閉塞で窒息してしまいます．だから救命をためらわせないために，禁忌の区分から外したのでしょう．

「とくに必要とするときには使っていいけど，慎重に！」という原則禁忌も確認です．甲状腺機能亢進症，心室頻拍などの重症不整脈，交感神経系作動薬に過敏

な反応を示す人が含まれることは，今までのおはなしからわかるはず．コカイン中毒の人も，薬の働きが強く出るおそれがあるので原則禁忌です．コカインは交感神経系末端でのカテコールアミンの再取り込みを阻害するので，「不活性化邪魔」と似たような働きが出てしまうのですね．あと，動脈硬化症の人は，血管収縮作用で閉塞を起こしてしまうおそれがあるので原則禁止．糖尿病の人も，肝臓のグリコーゲン分解促進やインスリン分泌抑制から高血糖になるおそれがあるので

原則禁忌です．これは交感神経系優位の興奮モード（闘争か逃走）では，ATPをたくさん作る必要があることを思い出せれば，理由がわかりますね．大事なところなので，ちゃんと復習しておきましょう．不安障害などの気分変調性障害（精神神経症）の人は，飲んでいる薬との関係で不眠・易刺激性・情緒不安定・錯乱などが悪化するおそれがあります．「精神の働きにも交感神経系の神経伝達物質が関係しているんだな……」とわかれば，とりあえずOKです．

以上，たくさんの禁忌と原則禁忌でした．「いろいろなところに悪影響が出てくる危険があるんだなぁ……それでも蘇生は最優先！」とわかってくれましたね．

‖ エピペン ‖

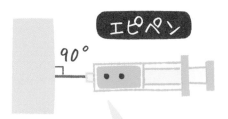

アナフィラキシーショックのときには，すぐに筋肉注射！

その正体もアドレナリンだね

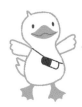

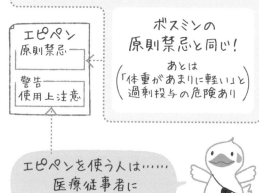

・甲状腺機能亢進症
・心室性頻拍
・交感神経系作動薬に過剰反応
・動脈硬化症
・コカイン中毒の人
・不安気分障害の人

ボスミンの原則禁忌と同じ！
あとは「体重があまりに軽い」と過剰投与の危険あり

エピペン原則禁忌
警告使用上注意

エピペンを使う人は……医療従事者に限られないね……

エピペンのおはなしは，本来なら「体温」の感染・免疫のところでしたほうがいいのかもしれませんが……．その正体はアドレナリンで，「悪影響の危険はあるけど蘇生優先！」のおはなしの直後です．せっかくですので，ここで紹介してしまいますよ．

エピペンの名前は，筋肉注射のところでも出てきましたね．「静脈注射の時間がないけど，早く対処が必要！ 次に早く効く筋肉注射！」でした．禁忌はありません．原則禁忌のところには，今まで勉強したものが並んでいますね．これはボスミンの「蘇生第一！」と同じです．エピペンを使うときは，アナフィラキシーショックで血圧低下と気道閉塞が起こっている死につながる危険状態です．アドレナリン過剰による多少の不具合よりも，「まずはエピペンを注射！」にするため

です．とはいえ「重大な事故のおそれがありますから，練習は欠かさずに！ 使い終わったら病院へ！」と警告・使用上の注意に書いてありますよ．

一応，原則禁忌の確認．甲状腺機能亢進症，心室性頻拍，交感神経系作動薬に過剰な反応患者．動脈硬化症と糖尿病．コカイン中毒と不安気分障害．これらの人は原則禁忌です．ボスミンと，同じですね．あと，体重があまりに軽いと，決められた専用の注射器では多すぎ（過剰投与）になってしまいます．使用後，すぐに病院に行って，過剰反応に対応する必要があります

からね．警告や使用上の注意のところには，ほかの薬にはなかった注意点がたくさん書いてあります．

エピペンを使う人の多くは，医師や看護師のような医療従事者ではありません．学校の先生や保育士，場合によっては家族やアレルギーのある本人です．あらかじめ注射をするために最低限必要な知識と技術を伝えて，練習をする必要があるのはそのためです．「自分一人でも安全に筋肉注射を打てる場所」の説明はできますか？　ドキッとした人は，この機会に「なぜそこなら安全なのか」を確認ですよ．筋肉注射にする理由も，アドレナリンが気道閉塞に効く理由も復習しておくといいですね．

輸液

水・電解質補給の輸液

低血圧のときだけではありませんが……．補液（点滴）は間接的昇圧の意味があります．もちろん，直接的に輸血をするときもありますよ．とにかく急ぐ手術中の輸血（全血製剤）が代表．ほかにも血液の特定の部分だけを入れる成分製剤．例としては赤血球濃厚液，濃厚血小板液，液状血漿がありますね．もっと特定部分だけを集めて入れる血漿分画製剤もありますよ．ヒト免疫グロブリン製材，血液凝固因子製剤，アンチトロンビン製剤（抗トロンビン薬），血清アルブミンなどがありますね．生化学の勉強をしていれば，何を補充しているかはわかるはず．全血製剤以外は，血液の特定の働きが足りないときに追加的に補充してあげるためのものです．

一般的な輸液（点滴）の目的は水分と電解質（ミネラル）の補給．一緒に栄養分（主に糖質）を補給できることもありますが，それはおまけ．本格的に栄養補給が必要なら，消化管に入れる経管栄養か，血管でも太い血管（鎖骨下静脈）に入れる中心静脈栄養（IVHまたはTPN）になるはずです．ここについては，「体温」の消化管系でおはなししますからね．

▌等張液▐

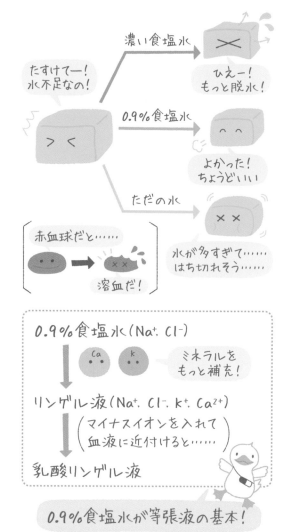

0.9%食塩水 (Na⁺, Cl⁻) → (Na^+, Cl^-)
ミネラルを
もっと補充！

リンゲル液 (Na⁺, Cl⁻, K⁺, Ca²⁺)
マイナスイオンを入れて
血液に近付けると……

乳酸リンゲル液

0.9%食塩水が等張液の基本！

はなしを水・電解質補給の輸液(点滴)に戻します．「とにかく体の水分が足りない！」というときには，生理食塩水です．化学や生物の授業で「0.9％の食塩水はヒトの等張液」と勉強しましたよね．まさにそれが生理食塩水です．

ちょっとだけ復習．人体が水不足で困っているときに，海水のような濃い食塩水を補給したら，細胞が脱水されてしなびてしまいます．これは浸透圧のせいで，細胞内水分がもっと濃いところ(ここでは血管内)を薄めにいってしまったから．じゃあ，ただの水を補給すればいいかというと，今度は細胞が水ではちきれてしまいます．赤血球が形を保てずに破裂する(溶血)原因の1つです．ただの水が入ってくると細胞内が「もっと濃い」場所になってしまい，薄めるための水が入り込みすぎた結果ですね．

0.9％食塩水なら，ヒト細胞に水が入り込みすぎることはありません．水不足の人体を，ちょうどよくうるおすことができます．これが「等張液(等しい張力の液体)」で，ヒト細胞の「生理食塩水」です．

だけど，これだけでは水とナトリウムイオンと塩化物イオンしか補給できません．だからここにカリウムイオンとカルシウムイオンを加えたものが「リンゲル液」です．乳酸リンゲル液というのは，塩化物イオン(Cl^-)や重炭酸イオン(HCO_3^-)といったマイナスイオンを血漿に近づけるためにリンゲル液をもとに乳酸ナトリウムを加えたもの．ほかにも酢酸ナトリウムや炭酸水素ナトリウム(重炭酸ナトリウム)を加えたものもありますよ．

以上が，等張液の輸液(点滴)です．

低張液

等張液輸液は，細胞の中に無理やり入り込むものでも細胞の水を奪うものでもありません．とても便利ですが……エネルギーのもと（糖質）も欲しいですね．そこで生まれたのが低張（電解質）輸液．ブドウ糖（グルコース）が入った輸液で，最初は輸液全体がヒト細胞と等張液になるように作ってあります．

グルコースは代謝されると，水と二酸化炭素とATPになりますね．最終的はグルコースの粒が減って水が増えますから，低張（浸透圧が低くなる：薄くなる）液になります．個別の目的に合わせて作られた1号液から4号液が使われます．

グルコースも……欲しくない？

グルコースを入れると最終的に水が増える（代謝水）ので，低張液になるんだよ！

1号液

「まず水の補給！　どこが悪いかはその後で！」こんなときに使うのが1号液．ナトリウムイオン（Na^+）と塩化物イオン（Cl^-）の濃さは薄めで，カリウムイオン（K^+）を含みません．電解質（イオン）はいじらずに，水分補給で落ち着いてくれればオーケー．もしだめなら，ちゃんと原因を探してから次の輸液に移ります．

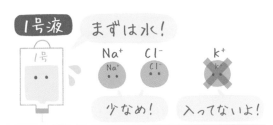

1号液　まずは水！

Na^+　Cl^-　K^+

少なめ！　入ってないよ！

2号液

「脱水だ！」とわかったときに使うのが2号液（「脱水補給液」）．ナトリウムイオンと塩化物イオン，カリウムイオンに加えてマグネシウムイオンや乳酸イオンなども含みます．細胞内液補給に重点を置いた輸液ですね．「脱水」と簡単に言いましたが，脱水にも種類があります．炎天下や食事をとれない体調不良のように，じわじわと水分がなくなった脱水は細胞外（血液・組織液）だけでなく細胞内水分も足りません．そんなときに細胞内に水分を届けるときに使うのが，2号液になります．

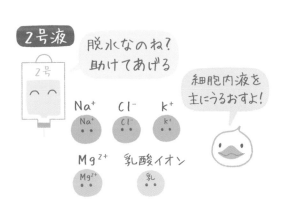

2号液　脱水なのね？助けてあげる

細胞内液を主にうるおすよ！

Na^+　Cl^-　K^+

Mg^{2+}　乳酸イオン

‖ 3号液 ‖

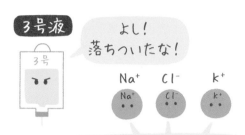

3号液

よし！
落ちついたな！

Na⁺ Cl⁻ k⁺

2リットルに1日分が入ってる！

2号液で水・電解質不足が落ち着いたあとに使うのが3号液（「維持液」）．こちらは2Lあたりに1日必要量相当のナトリウムイオンと塩化物イオン，カリウムイオンを含んだもの．お目にかかる機会が一番多い輸液です．水分の体へのイン・アウトのおはなしは，生化学でミネラルの前提として勉強するはず．「飲料水と食物中の水」の部分がこの3号液2Lに置き換わったと思ってくださいね．

‖ 4号液 ‖

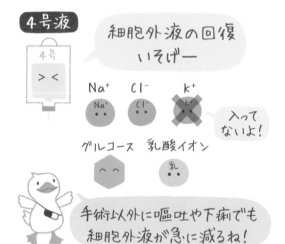

4号液

細胞外液の回復
いそげー

Na⁺ Cl⁻ ~~k⁺~~

入って
ないよ！

グルコース 乳酸イオン

手術以外に嘔吐や下痢でも
細胞外液が急に減るね！

手術をすると，たいてい水分が足りなくなります．普段水分や熱が逃げないように覆ってくれる皮膚を切って，出血のある手術をする以上，どんなに注意しても仕方のないことです．だから，手術後の水分回復に使うのが4号液（「術後回復液」）です．

こちらは細胞外液が足りなくなる急な脱水です．似た状況には嘔吐や下痢も当てはまりますね．成分はナトリウムイオンと塩化物イオン，ブドウ糖（グルコース）と乳酸イオンで，カリウムイオンは入っていませんよ．このように分かれてはいますが……主に使われるのは1号液と3号液です．目的とする状況の違いはわかってもらえたと思いますが，「1号液にはカリウムイオンが入っていない」ことはポイントですからね．

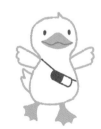

＼ まとめ ／

ここまでが脈拍・血圧に関係の深い循環器系に効く薬のおはなしになります．
次項からは体温と関係の深い薬のおはなし．
消化器系の胃・膵臓・胆嚢に効く薬からスタートです．

memo

9. 胃・膵臓・胆嚢に効く薬

本項のポイント

- 口から十二指腸に効く薬
- 膵臓・胆嚢に効く薬

　体温と関係の深い薬のおはなしは消化器系からはじめましょう.

　基本的に上から下へと進みます. 口, 食道, 胃, 十二指腸まで行ったら, すぐ近くにある肝臓・胆嚢・膵臓に効く薬もみてしまいますよ.

　生理学や解剖学はもちろんですが, ここでも生化学のおはなしが出てきます. 消化酵素やビタミン欠乏症についても, 整理しながら勉強していきましょうね.

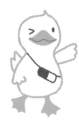

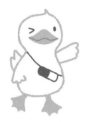

2つ目の大きなブロック「体温」に関係する薬をみていきましょう。消化器系，ホルモン（内分泌），感染や免疫に関係するおはなしです。糖尿病に代表される各種代謝異常は，消化器系とホルモンの両方に関係してきますね。それでは，消化器系を上からみていきますよ。

口から十二指腸に効く薬

口の薬

ビタミンB製剤

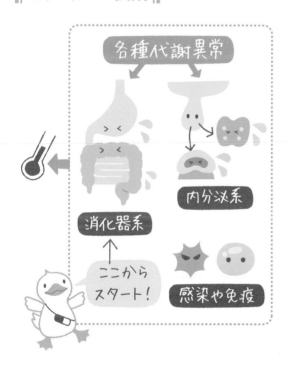

各種代謝異常

内分泌系

消化器系

ここから
スタート！

感染や免疫

口内炎・口角炎は
ビタミンB₂欠え！
（サプリメントに安易に
頼っちゃダメだよ）

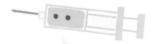

口から摂れないときには注射！
（尿の色が変わるからね）

　口で問題になるのは，口内炎・口角炎と歯の不具合ですね。口内炎・口角炎はビタミンB系（とくにビタミンB₂）欠乏。ビタミンの欠乏症で覚えなくてはいけないものの1つです。本当はビタミンは食事から摂ってほしいのですが……絶飲食のときなど，そうも言っていられない場合には，ビタミンB製剤の出番です。

　いきなりですが，ここで注意。ビタミンなどを薬（サプリメントも）の形で体の中に入れると，予期せぬ過剰症・副作用が出るおそれがあります。「医師の診察のもとで処方されたものだけ」でも，相互作用や代謝・排泄状況いかんによっては副作用が出ることもあります。もしそこで「急いで治したいから」などと体によさそうなサプリメントを自分勝手に追加したら……大変なことが起こるかもしれません。一応，ビタミンB群は水溶性なので，多すぎたときには尿中に排泄しやすいほうです。でも，排泄が追いつかないことは十分考

えられます.「安易にサプリメントに頼ってはダメ！」ということを, ちゃんと理解しておいてください. ビタミンB製剤は注射薬として使われるので, 注射薬のところ(p.20『2. 注射をはじめとする薬の吸収, 薬の濃度(薬の分布)』)も読み直しておきましょうね. 神経を刺激してしまわないよう, 注意ですよ. あとは, 尿の色が濃くなることもお忘れなく. 栄養ドリンクを飲んだ後の色が, ビタミンB₂による尿色変化です.

歯については, 薬ができることはほとんどありま

せん. 一度できてしまった虫歯(齲歯：うし)や歯槽膿漏は, 放置してよくなることはありません.「歯が痛い！」ときにはすぐに歯科へ. 痛み止め(消炎鎮痛薬)でごまかしていては, 歯の神経までダメになってしまいます. 痛み止め一般のおはなしは, もう少し先でしますからね.

口と食道をつなぐ「のど(咽頭・喉頭)」については,「呼吸」のところでおはなししましょう.

食道・胃・十二指腸の薬

胃酸

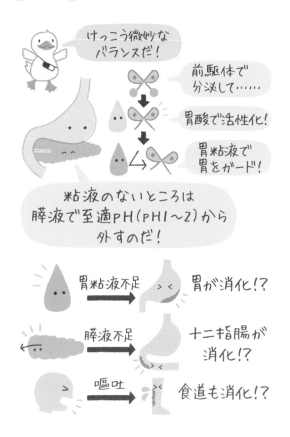

胃・十二指腸に効く薬のおはなし. ここは「胃酸」がキーワードです. ちょっと胃の働きを復習しておきましょう. 胃はタンパク質消化酵素のペプシンが出るところ. そのままの形で分泌していては, 胃自身が消化されてしまいます. だから酵素は前駆体の形で分泌. 胃酸で活性化されるようにしました. そして胃粘膜が胃粘液を出して, 胃酸とペプシンから胃を守っています. 粘液のないところではアルカリ性の膵液で中和して, ペプシンが元気なpH1〜2から外れるようにする……これが生体のとった対策です.

でもこの対策はけっこう微妙なバランスで成り立っています. 粘液がうまく出ないと, 胃が消化されてしまいます. 胃酸が出すぎると, 膵液の中和が不十分になってペプシンが十二指腸でも働いて(十二指腸が)消化されてしまいます. 嘔吐などで胃酸とペプシンが食道に入ると, 食道まで消化されてしまいます. その結果が「痛い！(消化管の潰瘍)」です. 胃の「痛い！」には胃活動の過活動(けいれんなど)や細菌・寄生虫などによるもの(アニサキス, ピロリ菌など)もあります. だけど, まずは胃酸とペプシンによる潰瘍を理解していきましょう.

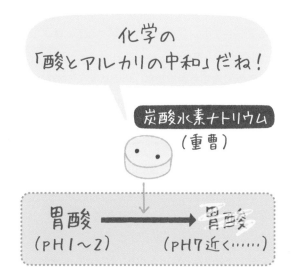

化学の
「酸とアルカリの中和」だね!

炭酸水素ナトリウム
(重曹)

胃酸 ⟶ 胃酸
(pH1〜2) (pH7近く……)

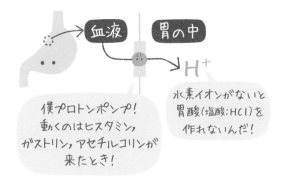

血液　胃の中

H⁺

僕プロトンポンプ!
動くのはヒスタミン,
ガストリン,アセチルコリンが
来たとき!

水素イオンがないと
胃酸(塩酸:HCl)を
作れないんだ!

すごくシンプルな薬として,胃酸の「酸」を中和させる薬(制酸薬)があります.たとえば,おかし作りで使う炭酸水素ナトリウム(重曹).これは水に溶けるとアルカリ性を示します.酸と少しのアルカリを混ぜると,酸が弱まりますね(pH7の中性に近くなる).酸が弱まれば,ペプシンの働く最適環境(pH1〜2)から外れて消化管が消化されにくくなります.酸自体による消化管への刺激も弱くなりそうです.

でも,いくら「酸を弱める」といっても,どんどん胃酸が出てきたのではたまりません.胃酸そのものの分泌を減らす薬も必要です.それがH_2受容体阻害薬(H_2ブロッカー)と,プロトンポンプ阻害薬です.どちらの薬にも共通する「胃酸の作り方」を簡単に説明しますね.

胃酸は,理科や化学実験でおなじみの塩酸(HCl).材料の1つの塩化物イオン(Cl^-)は,体液(たとえば血液)中にいっぱいありますね.材料のもう1つ,水素イオン(H^+)は,必要に応じてプロトンポンプから胃の中に放り込まれます.「ポンプ」ですから,細胞膜にあるATPで動くタンパク質.「プロトン」は水素イオンのことです.ここを直接邪魔するのがプロトンポンプ阻害薬.水素イオンが来ないと,胃酸はできませんからね.「ヒスタミン」「ガストリン」「アセチルコリン」で伝わる命令が来たときに,このポンプが動き出します.これらの命令を受け取るところ(受容体)が,H_2受容体,ガストリン受容体,M_1受容体です.

‖ オメプラゾール・プログルミド ‖

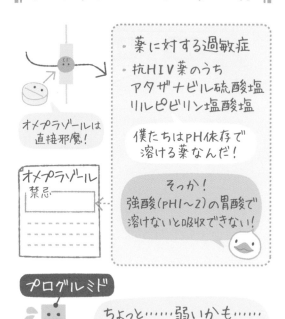

オメプラゾールは
直接邪魔！

オメプラゾール
禁忌

・薬に対する過敏症
・抗HIV薬のうち
　アタザナビル硫酸塩
　リルピビリン塩酸塩

僕たちはpH依存で
溶ける薬なんだ！

そっか！
強酸(pH1〜2)の胃酸で
溶けないと吸収できない！

プログルミド

ガストリン
受容体

ちょっと……弱いかも……
副作用の便秘・口渇
(抗コリン作用)も
気になるよね

胃酸(塩酸：HCl)に必要な水素イオン(H^+)を提供するプロトンポンプを邪魔する薬として，オメプラゾールをみてみましょう．

薬自身に対する過敏症は，ほかの薬でもおなじみの禁忌ですが，抗HIV薬のアタザナビル硫酸塩とリルピビリン塩酸塩が禁忌になっていますね．抗HIV(ヒト免疫不全ウイルス)薬すべてではなく，アタザナビル硫酸塩とリルピビリン塩酸塩だけが禁忌になる理由は，この2つの薬がpH依存で溶ける薬だからです．胃酸がちゃんと出ている(強酸性)環境で溶けないと，小腸でちゃんと吸収してもらえません．だから胃酸を作るところを直接邪魔するオメプラゾールを飲んでいたら，吸収不十分を起こして困ってしまいますよ．

では「プロトンポンプを動かす命令」を受け止めるところに働く薬はどうか．ガストリンは，胃酸を出させるホルモンでしたね．ガストリン受容体をブロックするプログルミドという薬はありますが，少々働きが弱め．副作用に便秘・口渇といった消化器系症状があります．「抗コリン作用」が気になるところです．

‖ ピレンゼピン塩酸塩水和物 ‖

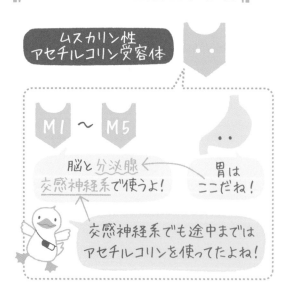

ムスカリン性
アセチルコリン受容体

M1 〜 M5

脳と分泌腺
交感神経系で使うよ！

胃は
ここだね！

交感神経系でも途中までは
アセチルコリンを使ってたよね！

抗コリン作用がストレートに出るものがM1ブロッカーのピレンゼピン塩酸塩水和物です．「M1受容体」ときいても，いまいちピンときませんね．副交感神経系の受容体について簡単に紹介しておきましょう．

交感神経系の受容体にはα_1，α_2，β_1，β_2があって，いる場所も働きも違いましたよね．同じように，副交感神経系の受容体にも種類があります．まず，ニコチン性アセチルコリン受容体とムスカリン性アセチルコリン受容体に大きく分けられ，さらに中が細かく分けられます．今確認しているムスカリン性アセチルコリン受容体には，M1からM5まであります．M1受容体は，脳と分泌腺，交感神経系で働く受容体．だから，M1受容体をブロック(邪魔)すると，分泌腺から胃酸が出ることが止まる(もしくは減る)のです．

M₁ブロッカーの意味がわかったところで，ピレンゼピン塩酸塩水和物のおはなし．「禁忌」ではありませんが，慎重投与のところに緑内障と前立腺肥大症の文字が見えますね．副交感神経系の受容体の1つをブロックしたので，交感神経系優位になります．交感神経系優位のとき，これらは悪化しやすい病気でしたね．「どうしてそうなるのか」については，低血圧（昇圧薬）のところでおはなししましたよ．当然のことですが，副作用は抗コリン作用ドンピシャです．副交感神経系の神経伝達物質アセチルコリンがはまるところを邪魔しているから……ですね．

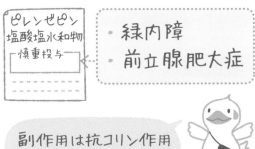

・緑内障
・前立腺肥大症

副作用は抗コリン作用ドンピシャだ！

‖ファモチジン‖

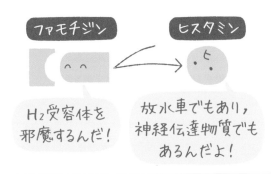

ファモチジン

ヒスタミン

H₂受容体を邪魔するんだ！

放水車でもあり，神経伝達物質でもあるんだよ！

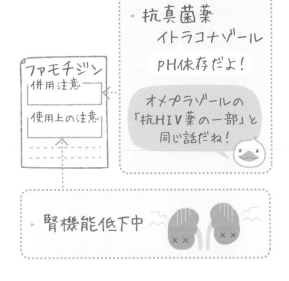

・抗真菌薬　イトラコナゾール　PH依存だよ！

オメプラゾールの「抗HIV薬の一部」と同じ話だね！

ファモチジン　併用注意

使用上の注意

・腎機能低下中

もう1つの受容体阻害薬が，H₂受容体阻害剤．これは「ヒスタミンがはまるところ」を邪魔する薬で，ファモチジンが有名ですね．ヒスタミンの働く場所は，けっこうたくさんありますよ．Ⅰ型アレルギーの放水車（鼻水や涙を出させる）はもちろん，脳幹部（中脳・橋・延髄）では神経伝達物質としても働いています．脳幹部が各種反射中枢ということは，解剖生理学でおはなししましたね．反射中枢の1つの命令（情報）「食べ物が入ってきたから，胃酸を出させる」を伝えるのが，ヒスタミンです．ヒスタミン受容体も4種類あります．炎症やアレルギー反応・中枢で働くのはH₁型．胃酸分泌に関係（分泌腺）するのがH₂型です．だからH₂受容体をブロックするファモチジンは，胃酸をおさえる薬なのですね．

禁忌ではありませんが，併用注意のところに抗真菌薬イトラコナゾールの名前があります．真菌に効くということは，「水虫」などの薬ですね．理由はイトラコナゾールのpH依存溶解性．先ほど出てきた「プロトンポンプ阻害薬のオメプラゾールと，抗HIV薬の一部（アタザナビル硫酸塩）」と同じ関係性です．あとは，使用上注意は腎機能低下中の人．「排泄（E）がうまくいかないとき」のおはなしそのものです．

以上が，胃酸分泌を抑制する薬のおはなし．もし潰瘍を起こして困っているのが胃だけなら，胃粘膜を補強してあげるのも解決策の1つです．

胃粘膜保護薬

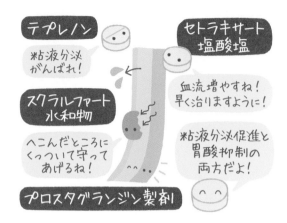

テプレノン

粘液分泌
がんばれ!

セトラキサート
塩酸塩

血流増やすね!
早く治りますように!

スクラルファート
水和物

へこんだところに
くっついて守って
あげるね!

粘液分泌促進と
胃酸抑制の
両方だよ!

プロスタグランジン製剤

「プロスタグランジン製剤」は
妊娠中や妊娠可能性の
ある人には禁忌だよ!
(子宮収縮しちゃうもんね!)

あとはスクラルファート水和物が
(人工透析の膜に悪さをするから)
人工透析中は禁忌になるよ!

胃粘膜に働く薬は粘液分泌促進に働くテプレノン. 粘液分泌と胃酸抑制の両方をしてくれるのがミソプロストールなどのプロスタグランジン製剤. 潰瘍になってしまったところにくっついて傷を酸の刺激から守るスクラルファート水和物. 潰瘍部の細胞を修復するために粘膜血流を増やすセトラキサート塩酸塩もここに含まれますね.

注意点を補足しますよ. ミソプロストールに代表されるプロスタグランジン製剤は, 妊娠中や妊娠可能性のある人は禁忌です. プロスタグランジンの子宮収縮作用のせいで, 流産や子宮出血があったと報告されています. また, スクラルファート水和物は人工透析中には禁忌です. これは薬のアルミニウムイオンが透析膜に悪さをしてしまうから. 併用注意の薬もそれなりにありますので, ちゃんと添付文書を読んでくださいね.

*

キーワード「胃酸」に関係する薬を確認してきました. 途中でアセチルコリンの名前が出てきたことからもわかるように, 自律神経系の影響が大きいところです. 精神領域の薬を飲んでいると, アセチルコリンの働きを促進(もしくは抑制)させるものがけっこう多くあります. そんなときには, ちゃんと消化器系の影響も心配してくださいね.

また, ストレスによって自律神経系の働きが悪くなっても, 胃酸まわりは影響を受けてしまいます. 副交感神経系優位がどんなモードか, 副交感神経系が消化器系のどんな働きを担当しているか, ここで復習しておくといいですね. 副交感神経系の有名どころ, 迷走神経の支配領域もみておくと理解がより深まりますよ!

┃シアノコバラミン┃

ビタミンB12吸収には
内因子が不可欠だよ！

ビタミンB12は
細胞分裂に必要だから……

| 味蕾 | 小腸上皮細胞 | 赤血球 |

僕たちは大ダメージだ！

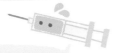

早くビタミンB12を注射だね！
（経口では効果出にくいこと
わかるよね？）

胃のおはなしで忘れてはいけないのが，ビタミンB12の内因子です．ビタミンB12は，細胞分裂で欠かせないビタミン．正確にいうなら，細胞分裂をするための前提になる，DNAの複製に必要なビタミンですね．

ビタミンB12の吸収には，胃から出る内因子が必要です．胃がんなどで胃の一部摘出（や全部摘出）をしてしまうと，内因子の出るところもなくなってしまいます．そのまま放置すると，細胞分裂の盛んなところから悪影響が出てきます．舌の味蕾，小腸上皮細胞，赤血球ですね．そんなことになったら大変なので，ビタミンB12を補給する必要があります．原則としては，注射（筋肉・静脈）でビタミンB12そのもの（シアノコバラミン）を体の中に入れてあげます．

錠剤やカプセルのものもありますが，「胃切除後貧血に対しては吸収が悪いよ」と添付書面の下のほう（効果効能）に書いてあります．……吸収に必要な内因子がないせいで吸収不足（欠乏状態）なのですから，当然の結果ですね．

*

胃のおはなし，一段落．ピロリ菌やアニサキスについては，感染症のところでおはなしすることにしましょうね．

膵臓・胆嚢に効く薬

膵炎・胆石

‖膵炎‖

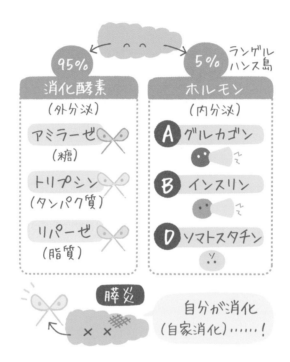

続いて，肝臓・胆嚢・膵臓に効く薬のおはなし．消化酵素の宝庫，膵臓に効く薬からスタートです．膵臓は糖の消化酵素アミラーゼ，タンパク質の消化酵素トリプシン，脂質の消化酵素リパーゼの故郷．膵臓の約95％が消化酵素を作るところです．残りは，ホルモンを作るところ．ランゲルハンス島でグルカゴン，インスリン，ソマトスタチンを産生していますね．

そんな膵臓で炎症が起こると大変です．これら消化酵素がコントロールなくあふれ出る可能性がありま

す．とくにこわいのがタンパク質消化酵素のトリプシン．胃でも，ペプシンから身を守るためにいろいろと工夫がされていましたね．膵臓も前駆体分泌によって自分が消化されることを防いでいます．でも，炎症を起こしてしまったときには前駆体が活性化されてしまい，「タンパク質消化モード，スイッチ，オン！」になってしまいます．まさに「自分が消化されている（自家消化）」痛みが，膵炎の痛みです．

‖ナファモスタットメシル酸塩‖

　膵炎の痛みを止めるのには，抗酵素薬が使われます．たとえば，ナファモスタットメシル酸塩は，急性膵炎だけでなく播種性血管内凝固症候群（DIC）や透析時にも使われる薬です．トリプシンのようなタンパク質分解酵素は，血液の凝固系（止血：かさぶた作り）でも働くからですね．

　薬そのものに対する過敏症のほかに，禁忌指定はありません．出血増悪のおそれがあることは，重要な基本的注意の欄を確認するまでもなくイメージできますよね．

　注意しておくことは，「腎臓でナトリウム排泄促進とカリウム排泄抑制」というアルドステロンを抑制されたような働きが出る可能性があること．血中ミネラルに置き換えれば，「高カリウム血症と低ナトリウム血症のおそれ」ですね．高カリウム血症といえば……テント状T波と心停止の危険ですよ．加えて，アナフィラキシーショック（またはそれに似た症状）が出ることもあります．そんなときにはすぐに薬を中止して，強心・昇圧のアドレナリンの出番です．

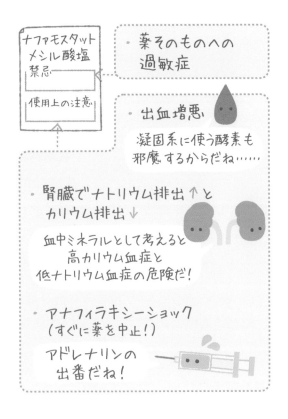

‖カモスタットメシル酸塩‖

　慢性化してしまった膵炎に使われるのが，カモスタットメシル酸塩．こちらもタンパク質分解酵素を広く邪魔します．禁忌ではないものの，重大な副作用の可能性に高カリウム血症やアナフィラキシーショックが入ってくるのはナファモスタットメシル酸塩と同じですね．この薬は慢性膵炎のほかに，胃の手術後に起こる逆流性食道炎にも使われます．

　でも「（普通の）逆流性食道炎」には効きませんよ．普通の逆流性食道炎の原因はペプシン．膵炎で問題になるトリプシンとは違いますからね．消化酵素は食べ物が入ってくると分泌されますから，（とくに急性）膵炎では絶飲食になります．あとは輸液で水分と電解質（必要に応じて糖質なども）のフォローですね．

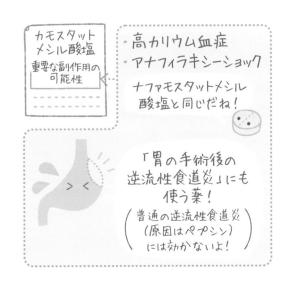

‖胆石‖

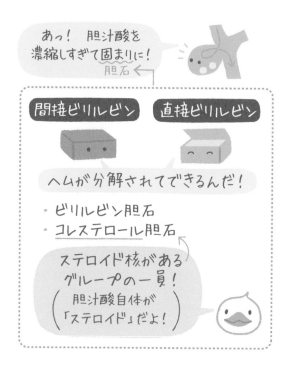

あっ！　胆汁酸を
濃縮しすぎて固まりに！
胆石 ←

間接ビリルビン　　直接ビリルビン

ヘムが分解されてできるんだ！

・ビリルビン胆石
・コレステロール胆石

ステロイド核がある
グループの一員！
（胆汁酸自体が
「ステロイド」だよ！）

膵炎の原因の1つは，胆石です．胆石というのは，胆汁が過度に濃縮された結果，石のような固まりになってしまったもの．これが胆道につまると，炎症の原因になります．胆汁は肝臓で作られる胆汁酸を含む液体．胆汁酸は消化酵素ではないものの，脂質の吸収に欠かせない「ミセル」を作るために必要なもの．ミセルを作れないと脂質を適当な大きさ（小ささ）に保てない……というおはなしでした．胆汁酸自体が，コレステロールと同じグループ（「ステロイド」）に属しています．大事な誘導脂質の一員ですよ．

胆石にもいくつかの種類があります．以前はビリルビンが主成分のビリルビン胆石が多かったのですが，食生活の変化を受けてかなり減少しました．現在一番多いのはコレステロール胆石．これらが混ざったものや，表面に硬い殻（石灰化）のできたものもありますね．胆石が大きくなってしまうと，外科的処置（手術で取り出す，超音波で砕くなど）が必要です．「石」になる前の粒や泥のような状態なら，薬で対処できることがありますよ．

‖ トレピブトン，ケノデオキシコール酸 ‖

　胆嚢で胆汁が濃縮されてしまわぬように，胆嚢収縮に関係する薬の一例がトレピブトン．胆汁・膵液の分泌は促進させますが，胆嚢と胆管の内圧を下げて，十二指腸への出口オッディ括約筋を緩めます．「たくさん作るけど，どんどん外に出しちゃうよ！」これがトレピブトンの働きですね．石ができちゃった後の排出にも役立ちます．胆石はじめ胆嚢と胆管の異常，慢性膵炎の痛みにも効く薬です．

　できてしまった胆石を溶かす薬もありますよ．ケノデオキシコール酸は，コレステロール胆石を溶かします．ただし効果があるのは「表面が石灰化していないコレステロール胆石」だけですよ．固まりが液体化して流れていくことになるので，肝臓や胆嚢の一部でつまりがあったら大変なことになります．だから，肝臓・胆嚢の閉塞性障害は禁忌．閉塞していなくとも疾患悪化の可能性があるので，重篤な肝胆膵障害も禁忌になります．さらに，妊婦・妊娠可能性のある人も禁忌．動物実験報告ではありますが，胎児の肝臓に変化があったことがわかっています．

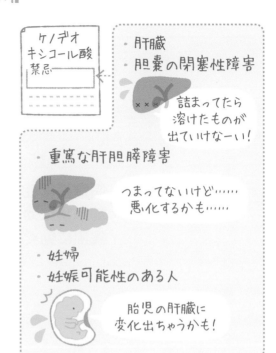

まとめ

膵臓と胆嚢に効く薬が一段落したので，次項は肝臓と代謝異常の薬のおはなしです．
代謝異常にはさまざまなものが含まれますが，糖，脂質，核酸の代謝異常に使われる薬をみていきますよ．

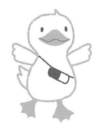

10. 代謝異常に効く薬

本項のポイント

- 脂質異常症に効く薬
- 糖尿病に効く薬
- 痛風に効く薬

肝臓は「薬の代謝」を担当するところ.

肝臓の調子が悪いと薬の働きすべてに関係することは, 総論（p.48『4. 催奇形性, 薬の代謝と排泄』）でおはししてありますよ.

薬以外の代謝異常とも深く関係があるところです.

たくさんある代謝異常のうち, ここでは糖尿病, 脂質異常症, 痛風に使う薬についておはしします.

糖尿病と脂質異常症はメタボリックシンドロームを意識しながら読んでくださいね.

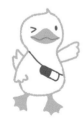

肝臓・代謝異常

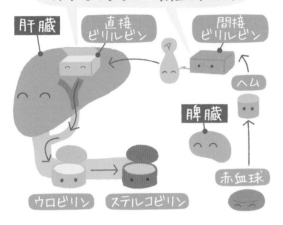

このビリルビン代謝が
おかしくなると「黄疸」だね！

肝臓　直接ビリルビン　間接ビリルビン

ア　ヘム

脾臓

ウロビリン　ステルコビリン　赤血球

① 溶血性黄疸

② 肝細胞性黄疸

タタくは
このせい……

③ 閉塞性黄疸

・暴飲暴食
・薬
・サプリメントタタ用……

いやーん！　負担がタタい！
代謝異常になっちゃうかも！

　ビリルビン胆石のもとになるビリルビン．これは赤血球のヘムが分解されたものでしたね．赤血球は寿命を終えると脾臓で分解されます．ヘモグロビンは鉄（Fe）が抜けてビリルビンになりますよ．できたばかりのビリルビンは水に溶けない「間接ビリルビン」なので，血漿タンパク質のアルブミンにくっついて肝臓へ．肝臓で水に溶ける「直接ビリルビン」になってから，胆道を通って十二指腸へ．あとは尿の色や便の色に変わっていくおはなしを生化学で勉強したはず．そして，このビリルビンは皮膚や粘膜にくっついて黄疸の原因になります．

　黄疸は，今復習したばかりのビリルビン代謝のどこかが変になっている証拠．赤血球の分解亢進が原因のこともあります（溶血性黄疸）が，多くは肝臓のどこかに不具合があります．

　肝臓は沈黙の臓器．多少調子が悪いくらいなら，持ち前の増殖能力（細胞分裂力）でなんとかしてしまいます．だから「肝臓に不具合！」とわかったときには，「かなり状態が悪い！」と思ってください．暴飲暴食・薬やサプリメントの多用も肝臓の負担を増やします．

　生活環境の変化により，近年は代謝異常を起こす人が増えました．代謝異常は肝臓の不具合一歩手前……もしくは「不具合！」につながってくるおはなしです．肝臓の働きを「合成・分解・貯蔵・消費」と説明するのは簡単なのですが．具体的に内容をおはなししようとすると，急に大変なことになります．ここでは，3つの代謝異常から肝臓の働き（の一部）を理解していきましょう．脂質異常症，糖尿病，痛風です．

脂質異常症

脂質代謝異常として高コレステロール血症に使われる薬のおはなしをはじめますが……．血液中の脂質が少なすぎることも，「立派な異常」です．「血中脂質が多すぎる」人の方が多く，CMなどではわかりやすいキャッチコピーとして「にっくき脂肪！」というような言葉を使うため，「脂質なんかいらない！」と誤解してしまう人がいます．でも，脂質には細胞膜の原料はじめ大事な役割があることは，生化学で勉強しましたよね．だから，薬を使ってでも解消しないといけないのは「異常とされるレベルまで多くなりすぎた血液中

キロミクロン

細胞膜の原料やホルモンの材料をちゃんととらなくちゃ！

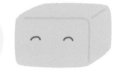

脂質は多すぎも少なすぎも異常だよ

の脂質」です．一定量の脂肪（脂質）がないとヒトの体はうまく働いてくれませんからね！

┃コレスチラミン┃

さて，改めて高コレステロール血症のおはなし．なぜ血中脂質が多いといけないのか．……変な刺激を受けてしまって血管内壁にたまると，動脈硬化から高血圧を引き起こしてしまうからでしたね．高血圧のところでおはなししてあります．本来は「変な刺激」のほうをコントロールしたいので，生活習慣改善が第一です．でも並行して多すぎる脂質を減らすこともできますよね．そこで，高コレステロール血症に働く薬の出番です．

イメージしやすいのが，食べ物の脂質吸収を減らす方法．胆石のおはなしの後なので，胆汁酸の分泌を制限すれば脂質の吸収を減らせそう！　と気づけますね．胆汁酸をくっつけて（吸着させて），脂質の吸収を邪魔するのがコレスチラミン．これは樹脂．薬の吸収のところで，抗血栓薬のワルファリンカリウムと相互作用があるよ……と紹介してあります．ちゃんと添付文書の併用禁止のところにワルファリンカリウムの名前がありますよ．ほかにもコレスチラミンにくっついてしまう薬はたくさんあります．胆石のところで紹介した，ケノデオキシコール酸の名前もありますね．全部は紹介できませんので，ちゃんと併用禁止のところを確認してくださいね．あと，薬だけではなく脂溶性

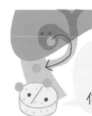

出てきた胆汁酸をくっつけて，脂質吸収に働かないようにするんだ！

コレスチラミン

胆汁酸以外もくっつけるよ！相互作用と併用注意をちゃんと読もう！

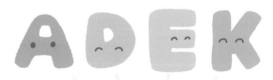

ぼくら脂溶性ビタミンの欠乏症にも注意だね！

ビタミンもくっついて吸収されにくくなりますから，欠乏症に注意ですよ．

‖家族性高コレステロール血症‖

　コレスチラミンは家族性高コレステロール血症とレフルノミドの除去で役に立つ薬です．家族性高コレステロール血症は「細胞膜のコレステロールを受け取るところが変！」の状態で情報が遺伝してしまったものです．LDLが細胞にコレステロールを届けに来たのに，細胞の受容体が変なせいでコレステロールを受け取ってもらえません．ずっとコレステロールを手にしたまま血液中をさまよっている状態です．でも胆汁酸がコレスチラミンに吸着されて不足してくると，肝臓はコレステロールを胆汁酸に作りかえます．LDLはようやくコレステロールを手放すことができて，一安心です．ほかの高コレステロール血症でもコレステロールから胆汁酸への作りかえは行われますが，幾分効果は控えめです．「ちゃんと食事療法をすることが大事ですよ」と添付文書にも書いてあります．

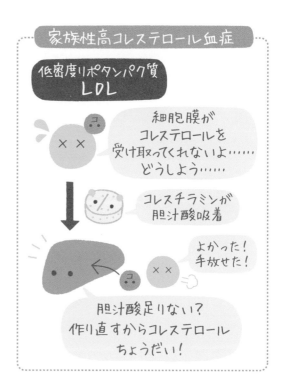

家族性高コレステロール血症
低密度リポタンパク質 LDL
細胞膜が
コレステロールを
受け取ってくれないよ……
どうしよう……
コレスチラミンが
胆汁酸吸着
よかった！
手放せた！
胆汁酸足りない？
作り直すからコレステロール
ちょうだい！

‖レフルノミド‖

　レフルノミドというのは，関節リウマチの薬．関節リウマチは感染・免疫のところで出てくる，自己免疫疾患の1つです．この薬はかなり危険な副作用のオンパレード．

　特定の症状が出たら，急いで血中濃度を下げる必要があります．そんなときにはコレスチラミン．レフルノミドが代謝された（活性化された）ものは，胆汁中に排出されて，そこから腸肝循環で再吸収されます．腸に出たところでコレスチラミンにくっついてしまえば，再吸収されませんね．これなら新しく薬を入れなければ，血中濃度を下げることができますよ．

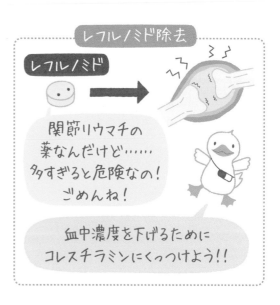

レフルノミド除去
レフルノミド
関節リウマチの
薬なんだけど……
多すぎると危険なの！
ごめんね！
血中濃度を下げるために
コレスチラミンにくっつけよう！！

‖ プラバスタチンナトリウム ‖

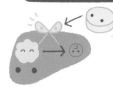

「脂質が一度吸収されたらおしまい……」なんてことはありません．体内の脂質がコレステロールにならないようにする薬がプラバスタチンナトリウム．

脂質をコレステロールに変える（誘導脂質に「へんし〜ん！」）させる酵素を邪魔する薬です．家族性高コレステロール血症にも効きますが，妊婦・妊娠可能性のある人と授乳中の人には禁忌です．これは同じ酵素に効く薬で動物実験の結果，胎児生存率減少・骨格奇形が報告されているため．乳汁移行も報告されていますね．

‖ プロブコール ‖

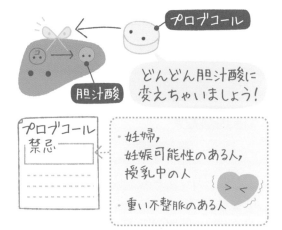

また，コレステロールが作られた後でも胆汁酸の形にしてしまえば血中脂質は増えません．それがプロブコールのお仕事．ただ，こちらも妊婦・妊娠可能性のある人，授乳中の人には禁忌．さらに重篤な不整脈のある人でも禁忌です．

ベザフィブラート

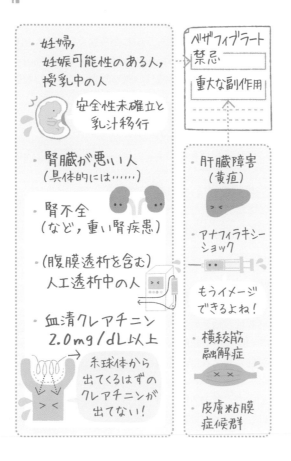

続いては中性脂肪のおはなし．血液中の中性脂肪（TG）の分解を促す薬がベザフィブラート．

脂質の分解酵素リパーゼの一種（リポタンパクキナーゼ）を活性化します．妊婦・妊娠可能性のある人と授乳中の人，腎臓が悪い人には禁忌です．妊婦・妊娠可能性のある人に対しては安全性未確立．少なくとも動物実験では乳汁移行が報告されています．腎臓のせいで禁忌になる例としては，腎不全などの重篤腎疾患，腹膜透析を含む人工透析中，血清クレアチニン値が2.0mg/dL以上ですね．ベザフィブラートは主に腎臓の排泄作用に頼っているため，腎臓の調子が極端に悪いと副作用が出やすくなってしまいます．重大な副作用は横紋筋融解症，アナフィラキシーショック，肝臓障害，皮膚粘膜症候群（スティーブンス・ジョンソン症候群）．アナフィラキシーショックと肝臓障害（黄疸）は，もうイメージできますね．

血中脂質

コレステロールだけに注目してきましたが，血中脂質はほかにもありますよね．たとえば，中性脂肪(TG：トリアシルグリセロール)も立派な血中脂質です．念のため注意．

血液検査をすると脂質の区分には「中性脂肪」と「コレステロール」のほかに「LDL」と「HDL」もありますね．場合によっては，これらを全部まとめて「総脂質」とすることもあります．

LDLとHDLは，脂質を運ぶ(運び屋)リポタンパク球．生化学では，4種類のリポタンパク球の大きさと名前，運ぶものについても勉強したはず．

よく「LDLを減らしましょう」「HDLを増やしましょう」と耳にしますが，運び屋さんの増減は結果でしかありません．細胞からコレステロールを肝臓に持ち帰る必要性が増えれば，肝臓の作るHDLが増えます．肝臓から細胞へとコレステロールを運ぶ必要性が増えれば，肝臓の作るLDLが増えます．

運び屋さんの名前と運ぶもの，運ぶ方向の対応は確かに重要です．だけど運び屋だけに注目してしまうと，体の中で起きていることがよくわからなくなってしまいます．少なくともここを読んでいるみなさんは，血中脂質のデータを見るときに勘違いしないでくださいね．

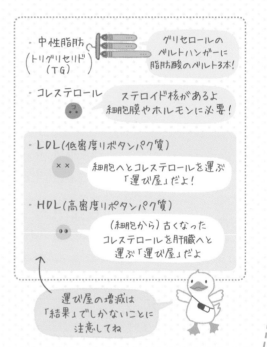

- 中性脂肪 (トリグリセリド)(TG)
  グリセロールのベルトハンガーに脂肪酸のベルト3本！

- コレステロール
  ステロイド核があるよ 細胞膜やホルモンに必要！

- LDL (低密度リポタンパク質)
  細胞へとコレステロールを運ぶ「運び屋」だよ！

- HDL (高密度リポタンパク質)
  (細胞から)古くなったコレステロールを肝臓へと運ぶ「運び屋」だよ

運び屋の増減は「結果」でしかないことに注意してね

横紋筋融解症・皮膚粘膜症候群

ちょっと寄り道になりますが，横紋筋融解症と皮膚粘膜症候群も補足してしまいますよ.

横紋筋融解症は，骨格筋(＝横紋筋)がなんらかの原因で分解されてしまうもの. 筋肉分解により血液中に出てきたミオグロビンが腎臓糸球体に詰まると急性腎不全を引き起こします.

ミオグロビンは筋肉の中にいる，ヘモグロビンのように酸素とくっつく(取っておく)ところ. 筋肉が分解されたせいで体(筋肉)が痛むのはもちろん，尿が赤褐色(ミオグロビン尿)になり，急性腎不全で乏尿，無尿などが起こります.

こうなってしまうと腎臓の悪い人はさらに腎臓の働きが悪くなってしまうため，大ピンチ. だから「禁忌」なのですね.

腎臓の働きが悪くなるとどうなるかは，腎臓の働きを思い出せばイメージできるはず. ベザフィブラート禁忌で出てきた「クレアチニン」というのは，筋肉中のエネルギー保存型クレアチンが変化した，「捨てるための形」です. これが血液(血清)の中にたくさんあるということは……腎臓でうまく「ろ過」ができていない証拠ですよ.

皮膚粘膜症候群は，皮膚と粘膜に症状が出る過敏症の一種. 原因は薬だけではありませんが，薬に対してのアレルギー反応として出ることが多いですね. 目で起こると失明の危険. 重症化してしまうと，表皮が壊死してしまう「中毒性表皮壊死症」になってしまうこともあります. もし出現したら，即時に薬が中止になるはずですよ.

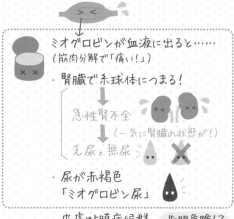

・横紋筋融解症

・ミオグロビンが血液に出ると……
(筋肉分解で「痛い！」)

・腎臓で糸球体につまる！

急性腎不全
(一気に腎臓の状態が！)

乏尿，無尿

・尿が赤褐色
「ミオグロビン尿」

・皮膚粘膜症候群　失明危険！？
(過敏症の一種だね！)　表皮壊死！？

*

以上で脂質代謝異常のおはなしは一段落. 次は糖質代謝異常(糖尿病)のおはなしです.

糖尿病

アカルボース

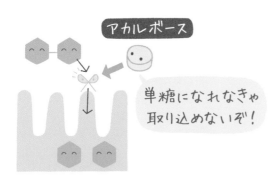

アカルボース

単糖になれなきゃ
取り込めないぞ！

・妊婦，妊娠可能性のある人，授乳中の人

安全性未確立と
乳汁移行だ！

・重い感染症や外傷，
手術前後
・重症ケトーシス

ケトン体が多い状態！

すぐに注射で
血糖値管理
必要！

・糖尿病による昏睡

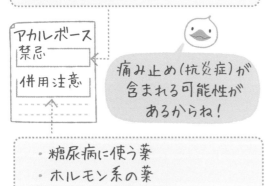

アカルボース
禁忌

併用注意

痛み止め(抗炎症)が
含まれる可能性が
あるからね！

・糖尿病に使う薬
・ホルモン系の薬
(アドレナリン，副腎皮質ホルモン，
甲状腺ホルモン……

糖尿病は空腹時も高血糖で尿に糖が出るもの．どうして高血糖だとダメなのか，どうして尿に糖が出るのかについては生化学で勉強してありますね．そして糖尿病に2つのタイプ（型）があって，約9割はインスリン分泌量は十分な糖尿病であることもおはなししました．忘れていた人は，ちゃんと読み直しておきましょうね．

糖尿病治療の多くは，運動療法と食事療法から始まります．食事療法のお手伝いをする薬が，アカルボース．二糖を単糖に分解する酵素を邪魔する薬です．

単糖まで細かくしないと小腸上皮細胞から吸収できない……これも生化学の糖質代謝で勉強しましたよ．禁忌がけっこう多いので，確認しておきましょう．

妊婦・妊娠可能性のある人，授乳中の人．重度の感染症・重い外傷・手術の前後．重度のケトーシス・糖尿病による昏睡です．妊婦・妊娠可能性のある人については安全性未確立．授乳中の人は，乳汁中に移行するからです．残りは，全部インスリン注射ですぐ血糖値管理をする必要があるから．ゆっくり吸収地点でコントロールする暇などない緊急事態です．

あと，併用注意もけっこう多いですよ．同じように糖尿病に使う薬との併用は，過度の低血糖を起こす（効きすぎる！）可能性があります．

また，ホルモン系の薬（アドレナリン，副腎皮質ホルモン，甲状腺ホルモンなど）も注意が必要になってきます．

‖グリメピリド‖

運動療法と食事療法で十分な効果が出なかったら，飲み薬で膵臓を刺激して，もう少し多めにインスリンを出してもらう……でしたね．それがグリメピリド．膵臓と，肝臓と，全身の細胞に働く薬です．

肝臓に対しては，糖（グルコース）を血液中に放出しないように働きます．貯蔵型グリコーゲンの分解抑制と，糖以外からの糖新生抑制ですね．全身細胞に対しては，輸送体（グルコーストランスポーター：ここではGLUT4）を活性化．結果として細胞に取り込まれる血糖（グルコース）が増え……血糖値が下がりますね．

こちらの薬も禁忌がそれなりに多めです．妊婦・妊娠可能性のある人，授乳中の人．重度感染症，重い外傷，手術前後．重度のケトーシス，糖尿病昏睡，インスリン分泌が不十分な糖尿病．下痢や嘔吐などの胃腸障害と，重度の肝臓・腎臓障害です．先ほどのアカルボースと共通している部分はいいですね．インスリン分泌が不十分な糖尿病は，インスリン注射の対象です．残った胃腸障害と肝・腎障害は低血糖を起こす危険があるからですね．

実は経口薬のグリメピリドはみるのが大変なくらい併用注意の薬があります．肝臓の分解担当酵素が，ほかの多くの薬と共通しているからです．β遮断薬のプロプラノロール塩酸塩や中性脂肪分解薬のベザフィブラートの名前もありますよ．覚える必要なんてありません．だからこそ，しっかり添付文書を読むようにしてくださいね．

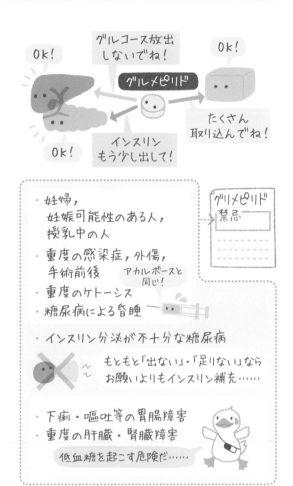

‖インスリン注射‖

一言に「インスリン注射」って言ってもけっこう種類があるんだよ……

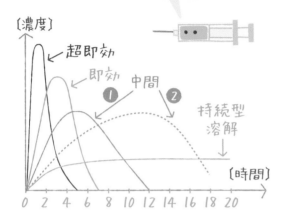

〔濃度〕
←超即効
←即効
中間 ①
② ②
持続型溶解
↓
〔時間〕

0 2 4 6 8 10 12 14 16 18 20

運動療法と食事療法に加えて経口剤（飲み薬）でもうまく血糖コントロールができないなら，そのときはインスリン注射の出番です．約1割のインスリン分泌が不十分な糖尿病や，重篤な状態にある人では最初からインスリン注射ですね．「インスリン注射」といっても，たくさんの種類があります．効き出すまでの時間と持続時間で，大まかに分けられますよ．10〜20分前後で効き出して3〜5時間効く「超即効型」．30分〜1時間で効き出して7時間前後効く「即効型」．1時間前後で効き出してほぼ24時間効く「中間型」．ほかにも1〜2時間で効き出してほぼ24時間効くけど血中濃度にピークがない「持効型溶解インスリン」や，30分ぐらいで効き出して24時間ぐらい効く「混合型」もあります．細かい区分を覚えるのではなくて，「効果が出るまでと持続時間にはいろいろある」ことがわかってくれればオーケーですよ．

memo

....
....
....
....
....
....
....
....
....
....
....
....
....
....
....
....
....

‖インスリン注射の低血糖対策‖

インスリン注射で大事なことは，患者さんが自分で適切に注射できるようになる（薬品管理を含む）「患者教育」と，低血糖対策です．禁忌のところに「低血糖症状」ともあるので，ちゃんと確認していきましょう．

低血糖対策は患者教育の一部でもあります．血糖値が下がるということは，血液中のグルコースが減るということ．最終的には「細胞がグルコースを必要としたときに，グルコースを取り込めない」ということにつながります．全身をコントロールしている脳がグルコース不足になったとき，最初は脱力感，めまい，頭痛，倦怠感が出てきます．放置していると，冷や汗，動悸といった自律神経症状や不安，興奮といった精神症状も出てきます．この先は，けいれん，意識障害や昏睡です．

こんなことになったら大変ですね．だからヒトの体はケトン体を脳の非常食としていますが，薬（とくにインスリン注射）で，急に血糖値が下がったときには間に合いません．そんなときにはグルコース（ブドウ糖）タブレット．常備して，最初の軽度症状のうちに口にして一休み．15分経ってもよくならないなら，もう1つ追加です．市販品は必要量より少なめ（本来必要なのは5〜15g，市販のタブレットは2〜3gが多い）なので，医療用を準備しておくこと．本当に「もしも！」の緊急時にはジュースやキャンディーも使えます．だけど最近では甘味にグルコース以外のものを使ったものが多いので，一度ちゃんと確認しておいてくださいね．

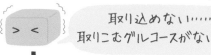

‖インスリン注射の患者教育‖

患者教育としては「どこに注射をするのか」と「自分には何が必要なのか」を理解し実践してもらう必要があります．インスリン注射は皮下注射ですが，自分でも注射しやすい部位のことを考えると，腹部や大腿部を使うことが多いですね．同じ場所に注射を繰り返すと硬くなってきてしまいますので，毎回数cmずつ離して注射していきます．慣れるまでは腹部や大腿部のイラストと注射する場所を，日付つきでメモしていってください．専用の注射器の使い方は，添付文書に書いてありますよ．カートリッジ製剤，キット製剤，バイアル製剤とありますが，手間暇のことを考えると，自己用注射はカートリッジ製剤（ペン型）か，キット製

自己注射だと
バイアルは
使われないかも……

衝撃も，
温度変化も！

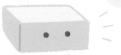

タッパー型保存容器に
乾いたタオルをしいて
入れておくといいかも！

- 注射部位メモ
  （日付・イラスト）
- インスリン注射器
- 備蓄
- 使っている薬名と単位メモ
  かかりつけ病院や医師名
- 血糖値測定キット
- 使用後の針容器
- グルコースタブレット
- 健康保険証のコピー……etc

これ，患者さんが
自分で管理するもの
（これだけやってても
災害時にはすぐなくなるよ）

ストレスを追加されちゃうから，
やらなかったらもっと
ひどいことになるね

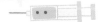

剤（ダイアルが大きい長方形型）になると思います．

　そして災害時などの緊急時に備えて，メモ＋備蓄と携帯セットの準備が必要になります．患者さん自身が，いざというときに自分で提供しないといけない情報は「どのインスリン注射を使っているのか，どこの病院にかかって，ほかにどんな薬を飲んで，インスリン注射では何単位必要なのか」だけではありません．血糖測定キットや消毒綿，使用後の針の処分容器やグルコースタブレット，健康保険証のコピーなども必要ですね．そして外出時に携帯用を持ち歩くだけでなく，学校や職場などロッカーのあるところには使いきり期限をメモしたうえで，ある程度の備蓄も必要です．できるだけ温度変化の少ない，直射日光のあたらないところに保管したいので，タッパー型保存容器などの中に乾いたタオルを敷いて，そこにインスリン注射一式を入れておくと衝撃からも守ることができそうですね．

　「こんなにやるの?!」と思うかもしれませんが，実際何か起きたときにはこれではすぐになくなってしまいます．でも準備をしておかなかったら，インスリン分泌が不十分な糖尿病ではすぐに生命の危険が迫ります．

　インスリン分泌量自体には問題のない糖尿病でもインスリン注射をしている以上，それ以外の薬では血糖コントロールがうまくできていないはず．そこにストレスまで追加されてしまう非常時では，高血糖で体の状態がどこまで悪化してしまうか恐ろしい限りです．

　東日本大震災では広域で長期間医療提供が途絶えたために，たくさんの糖尿病患者の命が奪われ，もっと多くの糖尿病患者の健康状態が悪化しました．この事実を忘れることなく，各種準備の必要性を学んで，実践していってくださいね．

▌エパルレスタット▐

血糖値そのもののコントロール以外にも，薬が役立つところがあります．たとえば，末梢神経障害．糖尿病の合併症の1つで，とくに足の壊死に大きく関係してきます．末梢神経障害の原因は，細胞の中で増えすぎてしまったソルビトール．ソルビトール合成を邪魔するのが，エパルレスタットです．

禁忌に指定されていることはありません．でも乳汁移行が動物実験で報告されています．授乳中は避けておいたほうがよさそうですね．この薬には大事な注意点があります．いくら末梢神経障害が怖いからといって，血糖値をコントロールせずにいきなり使ってはいけません．「食事，運動，経口剤，インスリン注射などの血糖値対策をすべてした後で，それでもHbA1cの改善が見られないときに使うこと」と添付文書の注意書きに書いてあります．HbA1c（ヘモグロビンA1c）は血糖値の長期指標でしたね．

*

以上が糖尿病で使う薬のおはなし．糖尿病は血糖値が常時高いことで，全身細胞に出てくる悪影響が大問題です．先ほどおはなしした末梢神経障害と，腎症，網膜症を加えた三大合併症だけでも大変なことになります．合併症の予防も治療も，基本は「血糖値を（正常域付近まで）下げる」ことですからね．（インスリン分泌量自体には問題のない）糖尿病と脂質異常症は，食生活・運動習慣等で重なり合うところが多くあります．肥満や高血圧（動脈硬化）が出てくると，「メタボリックシンドローム」ですね．

1つずつに注目して治そうとしても，なかなかうまくいく問題ではありません．「全部をまとめて，少しずつ」この方向性でいきましょう．そのためにも「脈・血圧」ブロックの高血圧の部分と，このブロックの脂質異常症，糖尿病のところを「全部まとめて」の視点からもう1度読み直しておいてくださいね．

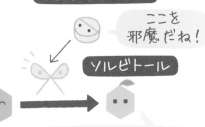

エパルレスタット

ここを
邪魔だね！

ソルビトール

細胞内で増えすぎると
うすめようと水が入り込んで
圧力が上がっちゃう！

それが末梢神経障害の
スタートだ！

（動物実験で）
乳汁移行報告

エパルレスタット

授乳中は避けたほうが
よさそうだね！

注意!! いきなり（何もしないで）
使っちゃダメだよ！
（末梢神経障害は血糖値をコントロール
できれば改善するもんね……）

糖尿病の3大合併症

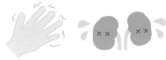

末梢神経障害　　腎症　　網膜症

全部まとめて少しずつ改善！
（「高血圧」「脂質異常症」「糖尿病」）

痛風

尿酸塩

血中尿酸が多すぎると刺さって痛い結晶化!

ヒトは尿素で排出だよね

代謝異常の3つ目，痛風に入りましょう．痛風は血液中尿酸値が高くなりすぎて，体内で結晶化してしまったもの．やたらとがった尿酸塩結晶が原因でした．尿酸は鳥類などのタンパク質排出形態ですが，ヒトでは尿素で排出でしたね．ヒトで尿酸になってしまうのは，核酸（の塩基のうちプリン塩基）を体の外に捨てるときです．そもそも，尿酸が作られなければ痛風にはなりません．

‖ アロプリノール ‖

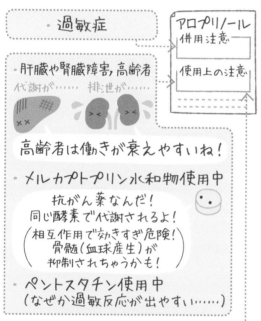

・過敏症

アロプリノール
併用注意
使用上の注意

・肝臓や腎臓障害，高齢者
代謝が……　排泄が……

高齢者は働きが衰えやすいね!

・メルカプトプリン水和物使用中
抗がん薬なんだ!
同じ酵素で代謝されるよ!
(相互作用で効きすぎ危険!
骨髄(血球産生)が抑制されちゃうかも!)

・ペントスタチン使用中
(なぜか過敏反応が出やすい……)

妊婦・妊娠可能性のある人
➡安全性未確立
本来なら大問題だけど……
さらに乳汁移行

女性ホルモンは排出協力!
だから痛風が女性に出るのは主に閉経後!

もう妊娠(含む可能性)や授乳はしていない!

尿酸を作る酵素キサンチンオキシダーゼを邪魔する薬が，アロプリノール．

禁忌は過敏症としか記載されていませんが，慎重投与に注意してみてください．肝臓や腎臓の障害，高齢者，メルカプトプリン水和物使用中，ペントスタチン使用中が慎重投与対象です．肝臓や腎臓の働きが悪いと，代謝と排泄がうまくできません．薬の血中濃度が高めになって，副作用が怖くなってきますね．高齢者は，肝臓や腎臓の働きが衰えてきていることが多くなります．メルカプトプリン水和物というのは，抗がん薬の一種．アロプリノールと併用すると，肝臓で同じ酵素を代謝に使うため，メルカプトプリンの働きが強く出て……抗がん薬の働きの1つ「骨髄抑制(血球産生抑制)」が強くなりすぎてしまいます．あと，なぜかはわかっていませんが，抗がん薬の一種ペントスタチンと併用すると過敏反応が出やすくなってしまいます．一応，妊婦・妊娠可能性のある人に対する安全性は未確立，乳汁移行が報告されています．でも痛風は9：1くらいの割合で男性に多い病気．これは女性ホルモンが尿酸排泄に協力してくれているから．だから，女性で痛風が起こるときの多くは閉経後(女性ホルモンが出なくなったあと)で，そのときには妊娠可能性がありません．だから「妊婦・妊娠可能性，授乳中」に対する使用注意点は，念のために頭の片隅に入れておけば大丈夫そうですね．

┃プロベネシド┃

　尿酸ができたとしても，どんどん尿に捨ててしまえば血液中尿酸値は上がりませんね．尿酸の排出を促進する薬がプロベネシド．尿細管で水と一緒に尿酸が再吸収されるのを邪魔します．

　同じような働きをする薬はほかにもあります．「分布」のところでワルファリンカリウムと相互作用があると紹介したスルフィンピラゾン（現在は販売されていません）も，尿細管で尿酸排泄を促進させる薬です．プロベネシドの禁忌は腎結石や高度腎障害，血液障害と2歳未満への使用です．腎臓の尿細管で再吸収を邪魔する薬ですから，腎臓の働きが悪いとそれを悪化させる可能性があります．そもそも慢性腎不全では薬が効かない状態です．

　「……2歳未満で痛風？」とびっくりしますよね．プロベネシドは抗生物質（ペニシリンやパラアミノサリチル酸）の血中濃度維持のためにも使われています．「抗生物質の濃度を維持したくても，2歳未満では使っちゃだめよ！」ということですね．抗生物質の例からもわかるように，プロベネシドはほかの薬の排泄を邪魔します．これまた相互作用がたくさんありますので，添付文書にちゃんと目を通してくださいね．妊婦・妊娠可能性のある人についても安全性未確立．痛風の可能性は低そうですが……「細菌感染症で抗生物質」のときにはちょっと確認してくださいね．尿酸塩の結晶になってしまったとき，すぐにはヒトの体に悪さはしません．激しい運動などの「きっかけ」があると，結晶のかけら（イメージとしては針1本）がはがれて，血液中に流れ出します．「こんなものが血管に刺さったら大変！」と白血球はかけらを見たら即，処分態勢に入ります．このとき，仲間を呼ぶために使うものがインターロイキン（IL）．血液凝固因子のように，いくつかの番号があります．でも血液凝固因子のように番号まで意識しなくてもいいですよ．

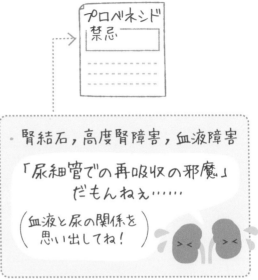

プロベネシド
禁忌

腎結石，高度腎障害，血液障害
「尿細管での再吸収の邪魔」
だもんねぇ……
（血液と尿の関係を
思い出してね！）

禁忌は次のページに続くよ！

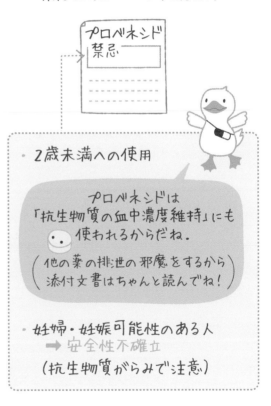

プロベネシド
禁忌

・2歳未満への使用
プロベネシドは
「抗生物質の血中濃度維持」にも
使われるからだね．
（他の薬の排泄の邪魔をするから
添付文書はちゃんと読んでね！）

・妊婦・妊娠可能性のある人
　➡ 安全性不確立
（抗生物質がらみで注意）

‖ コルヒチン ‖

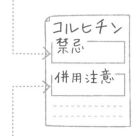

- 妊婦，
  妊娠可能性のある人
  （除く；家族性地中海熱（の治療））

  ↑
  これ，インターロイキンに関係する
  （常染色体レベルの）炎症性疾患！

- 過敏症の人
- 肝臓または腎臓に障害があって
  コルヒチンと同じ分解酵素で
  分解される薬を使っている人

コルヒチン
禁忌

併用注意

グレープフルーツも
併用注意だからねー！

まずは禁忌確認からいきましょう．妊婦・妊娠可能性のある人．肝臓または腎臓に障害があって，この薬と同じ分解酵素で分解される薬を使っている人．あとは過敏症の人ですね．「妊婦・妊娠可能性のある人」のところに，「家族性地中海熱の場合を除く」とありますね．家族性地中海熱は常染色体潜性（劣性）遺伝の，腹膜炎に代表される炎症性疾患．インターロイキンに関係があると考えられている病気です．コルヒチンは白血球が仲間を集めるインターロイキンを邪魔する薬だから，家族性地中海熱に使われるのですね．動物実験では，量に比例して催奇形性があると報告されています．「同じ分解酵素で分解される薬」は，抗生物質をはじめいろいろあります．

添付文書の併用注意の欄をみていくと……下のほうにグレープフルーツジュースの文字があります．グレープフルーツの果汁には，特定のチトクロームP450の働きを邪魔する働きがあります．邪魔されるものがほかの薬でも使われる分解酵素であることから，「グレープフルーツジュースと一緒に飲まないでください」と言われることが多いです．もし目にする（もしくは口にする）機会があったら，「ああ，痛風薬コルヒチンはじめ併用注意……」と思い出してくださいね．

白血球の仲間が集まって処分が進むと，痛くなって腫れてきます．これ，ヒトにとっては「困った」状態ですね．そこで白血球の移動と仲間を呼ぶインターロイキンを邪魔する薬がコルヒチンです．

以上が，尿酸代謝異常の痛風に使う薬のおはなし．タンパク質代謝とまったくの無関係ではありませんが，ヒトでは「核酸代謝」の結果であることをお忘れなく！

＼　　まとめ　　／

メタボリックシンドロームは看護師国家試験
でよく扱われるテーマなので，糖尿病と脂質
異常症は（先におはなしした高血圧と一緒に）
まとめて整理しておきましょう．
次項は小腸や大腸に効く薬のおはなしです．

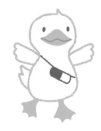

memo

11. クローン病・潰瘍性大腸炎に効く薬

本項のポイント

- 経管栄養と中心静脈栄養
- 麻痺性腸閉塞に効く薬
- クローン病・潰瘍性大腸炎に効く薬

　消化器系に効く薬のおはなしは小腸と大腸まで来ました.

　「栄養吸収の場」小腸に関係して，経管栄養について紹介しますね.

　消化管に働く薬は，精神分野で出てくる薬との関係性（併用注意など）に注意が必要ですよ.

　大腸では看護師国家試験によく出る潰瘍性大腸炎とクローン病に使われる薬をみていきましょう.

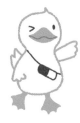

小腸

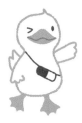

「腸」のおはなしに入りましょう. 食べ物の流れから行くと, まずは栄養吸収担当の小腸からですね. 小腸で薬が体に吸収されることも, 総論のところでおはなししてありますよ.

経管栄養

経管栄養とは

　小腸でまずおはなししたいのは, 経管栄養. 今まで消化器系の異常と, そこに効く薬のおはなしをしてきました. 消化器系には, それぞれの役目があります. 異常が起こって十分に働けないと, そこから先に向かう食べ物は消化が不十分な状態. 最悪, 小腸まで食べ物が届きません. これでは小腸から栄養分を十分に吸収できず, 全身の細胞が自分の役目を果たせなくなってしまいます. それは困るので……少しだけ消化した状態にしてから管で体の中に入れてあげるのが, 経管栄養です.

　「全部消化終了! あとは吸収するだけ!」のものを使うのは, 直接小腸に届ける必要があるとき. たとえば「肝臓, 胆嚢, 膵臓が変になって消化酵素などが出ない!」なんてときですね. 異常なところに応じて入れる栄養の形は変わります. だから経管栄養は一種類ではありませんよ. ミキサーで物理的に細かくするところだけ終わらせたもの(ミキサー食, 天然濃厚流動食など), 一部消化を終わらせた消化態栄養剤, 完全消化済みの成分栄養剤がありますからね.

小腸(直前)に全部消化済みのものを入れるときは……
肝・胆・膵の消化酵素などがダメなとき!

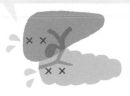

経管栄養の基本は
「ダメなところの消化だけを代わりに!」

ミキサー食	消化態栄養剤	成分栄養剤
物理的に細かく	少しだけ消化	完全消化!

‖経管栄養時の注意点‖

注意するのは
「感染」と「消化器症状」!

口腔衛生,
忘れずに!

消化器症状

- 悪心, 嘔吐 ← 一旦ストップ!
  次回以降ゆっくり……

- 腹部膨満感 ← ゆっくり,
  うすめる, 温罨法

- 下痢 ← ゆっくり,
  うすめる, 量減らす

下痢は今までとは
違う状態で食べ物が
入ってくるからだね……

＞＜

最初から少しずつ, ゆっくりと!
「仕上げの微温湯」はチューブを
きれいにして消化器症状も防ぐ!

もちろん「消化管」に
入っているかをまず確認して!

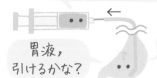

胃液,
引けるかな?

出てこなかったら
気管かも!?

経管栄養で注意が必要なのは,感染と消化器症状です.大前提として,ちゃんと消化管に管を入れること.管を入れた後,消化液を引けるか(または空気を入れて聴診器でこぽこぽ聞こえるか)などでチェックしてくださいね.気管に入れてしまったら,(誤嚥性)肺炎の大惨事です.正しい位置に入れても,一度入れたチューブが抜けてしまうこともあります.固定は,しっかりと.

そして肺合併症予防のためには,口腔衛生が重要になってきます.口から食べることができないときこそ,口の中を意識してきれいにしてくださいね!

出る可能性のある消化器症状は,悪心・嘔吐,腹部膨満感,下痢ですね.悪心・嘔吐のときには,一度入れるのをやめたあと,次以降は入れる速度をゆっくりにしてください.腹部膨満感は「ゆっくり入れる」と「うすめる」,「腹部の温罨法」がキーワード.下痢では「ゆっくり入れる」,「うすめる」に加えて「量を減らす」で対応してください.

……とはいえ,本来の消化状態とは違うものが消化管に入ってくるのですから,ある程度の下痢はどうしても起こってしまいます.だから,最初からゆっくりと,少しずつ管に入れてくださいね.

最後に「少し温かいくらいのお湯(微温湯)」を管に流すことは,管の中を清潔に保つだけでなく,これら消化器症状の防止にもなりますからね.

‖中心静脈栄養（TPN）‖

キロミクロン

脂質追加が必要なら，
合流地点から入れる
中心静脈栄養（TPN）

感染に注意しなきゃ！
抜去も防がなくちゃね！
←「転んで"抜ける」ことも！
空気塞栓怖い！

　経管栄養の完全代用はできませんが，多少なら輸液でも栄養分のあるものを入れることができます．そのためにはある程度の脂質を追加する必要があるのですが，「血管だと詰まって大惨事！　だから専用レーンのリンパ管」まさに生化学の脂質代謝で勉強するところです．だから，輸液でも専用の太い管を使って，リンパと血管の合流地点である鎖骨下静脈などから体の中に栄養分を入れるのが「中心静脈栄養（TPN）」です．

　このように，できる限りヒトの正常に近い地点から脂質はじめ栄養分を補給しても，血管炎を起こしてしまうことがあります．それに鎖骨のところなどから

太い管が体の中に入っているのは，刺されたほうとしてはあまり気分のいいものではありません．

　感染にも要注意です．栄養たっぷりの管が，体の表面を貫通して，太い血管へと入っているのです．感染が起こると，あっという間に広がります．管の固定は，ゆとりを持たせつつ，しっかりと．「輸液を運ぶための点滴台と一緒に転倒！　管が外れて，空気塞栓？！」なんて事故も起こりうるところです．転倒防止のためにチェックするところは，けっこういっぱいありますよ．「病室からトイレまで」をイメージして，一度確認チェックリストを作ってみてくださいね．

麻痺性腸閉塞（イレウス）に効く薬

腸閉塞の種類

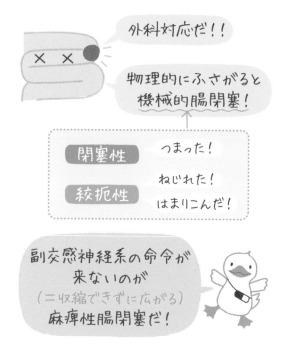

外科対応だ！！

物理的にふさがると
機械的腸閉塞！

閉塞性　つまった！

絞扼性　ねじれた！
　　　　はまりこんだ！

副交感神経系の命令が
来ないのが
（＝収縮できずに広がる）
麻痺性腸閉塞だ！

　小腸に効く薬として，「腸管蠕動を促す薬」を紹介しておきます．前提として，腸管の動きは自律神経系（とくに副交感神経系）によってコントロールされています．ところが，この動きが止まってしまうことがあります．

　腸の内容物が先に進まなくなったものが，腸閉塞．腸閉塞は大きく2つに分けられます．物理的にふさがってしまった機械的腸閉塞と腸管運動の障害によっ

て腸内容物の停滞をきたす機能的腸閉塞です．

　機械的腸閉塞には異物や腫瘍，狭窄などによる「単純性（閉塞性）腸閉塞」とねじれ（捻転），はまり込み（嵌頓や腸重積）などによる「複雑性（絞扼性）腸閉塞」があり，重度閉塞性と絞扼性は外科的処置の対象ですね．

　機能的腸閉塞には麻痺性腸閉塞（イレウス）と痙攣性腸閉塞があります．腸閉塞の原因が麻痺性ならば，腸管蠕動促進薬のメトクロプラミドの出番です．

腸管蠕動を促す薬（メトクロプラミド）

メトクロプラミドの禁忌

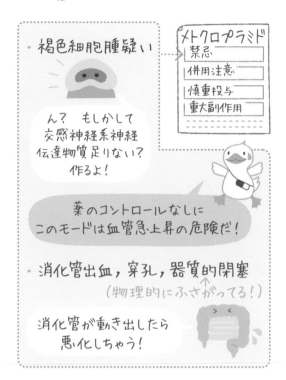

メトクロプラミドは抗ドパミン作用のある薬．交感神経系の神経伝達物質ドパミンを邪魔することで，副交感神経優位にして，腸管運動を促す薬です．

ドパミンは精神分野にも関係の深い神経伝達物質．併用注意や副作用にも注意してみていきましょうね．まず，禁忌は褐色細胞腫疑いと消化管出血・穿孔・器質的閉塞．ドパミンの働きが邪魔されたことで，「しっかり作らないと！」と副腎髄質が交感神経系神経伝達物質アドレナリン産生モードに入ります．褐色細胞腫があるときに（薬のコントロールなく）このモードに入ってしまうと，血圧急上昇（昇圧発作）の危険！

また，消化管に穴が開いて（穿孔）出血しているときや，消化管がふさがっている（閉塞）ときに，麻痺していた消化管が動き出す（蠕動亢進）とこれらの症状が悪化してしまう危険がありますよ．

‖メトクロプラミドの併用注意‖

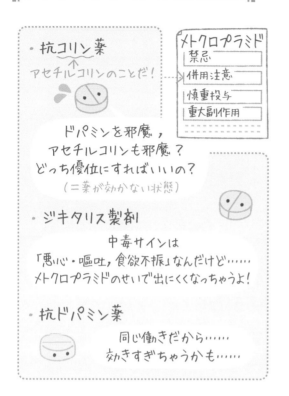

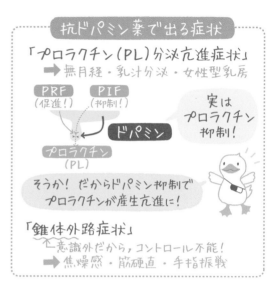

　抗コリン薬，ジギタリス製剤，抗ドパミン薬は併用注意．抗コリンの「コリン」はアセチルコリンでしたね．アセチルコリンは副交感神経系で，最初から最後まで使う神経伝達物質．メトクロプラミドで交感神経系を邪魔しつつ，抗コリン薬で副交感神経系を邪魔していたら……．交感神経系と副交感神経系，どちら優位になっていいかわかりません．これでは「薬が効かない！（効きが悪い！）」なんてことになってしまいます．

　ジギタリス製剤は強い強心薬ですが，中毒が怖かったですね．中毒のサインに悪心・嘔吐・食欲不振がありますが，メトクロプラミドの制吐作用のせいで，これらが出にくくなってしまいます．危険な中毒に気づくのが遅れるおそれがある……だから併用時に要注意なのです．

　そして同じ働きの抗ドパミン薬．これはドパミンを邪魔する働きが強く出すぎてしまいます．無月経・

乳汁分泌・女性型乳房といった内分泌異常や，焦燥感・筋硬直・手指振戦などのおそれがあります．内分泌異常の中身は，下垂体前葉のプロラクチン分泌亢進症状ですね．下垂体から出るプロラクチンは，視床下部からのコントロールを受けます．視床下部からは放出因子（PRF）と抑制因子（PIF）が出ていました．実は，視床下部からはドパミンも出ていて，ドパミンはプロラクチンを抑制する働きがあるのです．メトクロプラミドでドパミンが抑制されて……プロラクチンが産生亢進モードに入ってしまったのですね．

　「錐体外路症状」という言葉は，精神分野ではしばしば出てきます．くわしくはもう少し先でおはなししますが，ポイントだけ先に説明しますよ．「錐体路」というのは，意識的な命令が脳から筋肉に届くときに通るルート．「錐体『外』路」ですから，意識的ではない（イコール自分ではコントロールできない）動き（働き）が，錐体外路症状です．

‖ メトクロプラミドの慎重投与 ‖

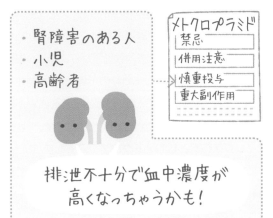

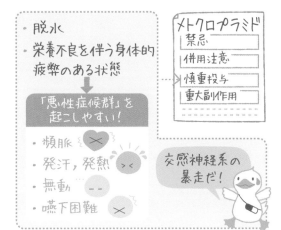

　メトクロプラミドの慎重投与対象は，「腎障害のある人・小児・高齢者」と「脱水・栄養不良を伴う身体的疲弊のある状態」です．腎障害のある人や小児，高齢者では排泄（E）が不十分になりがちで，血中濃度が高くなるおそれがあるからですね．

　脱水・栄養不良などがあると悪い理由は，悪性症候群を起こしやすくなるからです．頻脈・発汗・発熱に嚥下困難や無動が出たら危険なサイン．交感神経系

の暴走状態です．すぐに薬を止めて，水分を補給して体を冷やしてあげる必要があります．さもないと，脂質異常症の中性脂肪分解薬（ベザフィブラート）で出た横紋筋融解症のサインの1つ「ミオグロビン尿」を伴う，急性腎障害が起こってしまいます．そうすると脱水から循環虚脱．意識障害や呼吸困難まで起きてしまうと，死はもう目前です．

memo
....
....
....
....
....
....
....
....
....
....
....

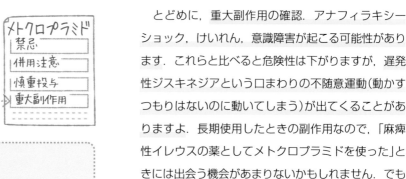

とどめに，重大副作用の確認．アナフィラキシーショック，けいれん，意識障害が起こる可能性があります．これらと比べると危険性は下がりますが，遅発性ジスキネジアという口まわりの不随意運動（動かすつもりはないのに動いてしまう）が出てくることがありますよ．長期使用したときの副作用なので，「麻痺性イレウスの薬としてメトクロプラミドを使った」ときには出会う機会があまりないかもしれません．でも「精神の薬として抗ドパミン薬を使った」ときには，かなりの高確率で出会うことになる副作用です．

内分泌系異常（プロラクチン亢進），錐体外路症状，悪性症候群と遅発性ジスキネジア．精神分野で出てくる副作用・要注意ポイントの予習でした．抗ドパミン薬で起こるものであるということと一緒に，頭に入れておいてくださいね．

クローン病・潰瘍性大腸炎に効く薬

大腸の働きは水分を吸収することと，食べ物の残りかすを体の外に出すことです．水分の吸収が多すぎると，便が硬くなりすぎて体の外に出しにくい便秘になってしまいます．逆に水分の吸収が少なすぎると，便が形にならずに体の外に出ていく下痢ですね．正常な便では約1/3は水分．残りは約1/3が食べ物の残りかすで，約1/3は腸内細菌の死骸ですよ．

クローン病・潰瘍性大腸炎

　大腸が変になってしまう病気として，潰瘍性大腸炎とクローン病をおはなししましょう．潰瘍性大腸炎は，その名の通り大腸に潰瘍ができてしまう病気．クローン病は大腸に炎症ができる病気ですが，炎症のできる場所は消化管全体．大腸に限定されないところがポイントですね．どちらも栄養状態が悪くなると症状がひどくなるので，栄養管理をしっかりと．場合によっては，経管栄養や中心静脈栄養（TPN）のお世話になりそうですね．潰瘍性大腸炎にもクローン病にも効く薬がメサラジンです．

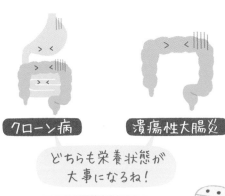

メサラジンの禁忌

　メサラジンは，白血球の仲間を呼ぶシグナル，ロイコトリエンの働きを抑えて炎症をおとなしくさせる薬です．

　禁忌は重い肝障害や腎障害のある人．これは薬の代謝で，肝臓や腎臓の働きをさらに悪化させるおそれがあるからですね．そしてサリチル酸エステルまたはサリチル酸塩類に過敏症のある人．これらは抗炎症薬ですが，これらにアレルギーを起こすとメサラジンにもアレルギー反応が出る「交叉アレルギー」が出るおそれがあるからです．

　潰瘍のはじまりでもある炎症を抑えたいのはやまやまですが，一緒に使う薬にはちょっと注意が必要そうです．

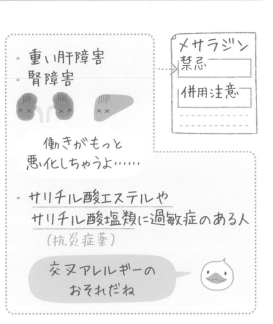

‖ メサラジンの併用注意 ‖

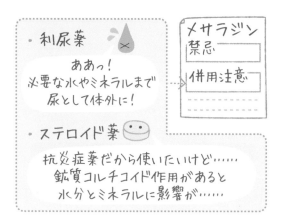

- 利尿薬
  ああっ！
  必要な水やミネラルまで
  尿として体外に！

- ステロイド薬
  抗炎症薬だから使いたいけど……
  鉱質コルチコイド作用があると
  水分とミネラルに影響が……

メサラジン
禁忌
併用注意

　併用注意のところに利尿薬とステロイド薬があります．理由は尿量やナトリウム，カリウム，塩化物イオンなどが必要以上に体の外に出ていってしまうおそれがあるから．ステロイド薬も，抗炎症目的で使いたい薬の1つです．でも，使うときにはしっかりと水分量，血液中ミネラル（イオン）濃度を確認しないと，鉱質コルチコイド作用のせいで今度は循環器系がおかしくなってしまいますよ！

‖ インフリキシマブ ‖

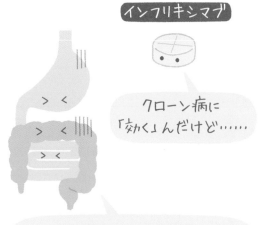

インフリキシマブ

クローン病に
「効く」んだけど……

使うタイミングは
「ほかにどうしようもないときだけ」だ！

　クローン病は原因不明の難病の1つ．効く薬は限られますが……インフリキシマブは「効く」薬の1つです．マクロファージが作る腫瘍壊死因子（TNFα）にくっついて，変になった細胞を壊す（細胞傷害）のを邪魔する薬です．この薬は遺伝子組み換えで作られた，モノクローナル抗体の薬ですね．使うタイミングは，すごく限定的です．「抗炎症薬と栄養療法で不十分のとき」ですね．はっきり言って，禁忌と警告を読むだけでも結構大変．それくらい「危ないけど，ほかにどうしようもないときに使うからね！」です．

┃インフリキシマブの禁忌・警告┃

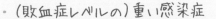

　簡単にみていきましょう．禁忌は敗血症レベルの重篤感染症，活動中の結核，脱髄性疾患，うっ血性心不全．これらの症状が悪化してしまうおそれがあるからです．脱髄性疾患というのは，（神経細胞の）軸索の周りにある髄鞘がおかしくなったせいで神経の情報伝達がうまくいかなくなってしまった病気のことですね．

　警告も簡単に．「クローン病は完治するものではないですよ．ほかの治療法はちゃんと試しましたか？アナフィラキシーショックが出る可能性があります．遅発性過敏症も出る可能性がありますよ．『アレルギーが出るものだ』というつもりで，準備しておいてくださいね」……と警告してくれています．

＊

　このように完治を目指せない（うまくつき合っていくもの）病気はそれなりにあります．栄養療法の重要性，ググっと上がりますね．そして過敏症（アレルギー）は早かれ（Ⅰ型）遅かれ（Ⅳ型），何かは出るつもりでいてください．少なくとも生命直結のアナフィラキシーショックに対しては「準備オッケー！」にしておくことです．それがなくとも，いつⅣ型が出てくるかわかりませんから，ちゃんと患者さんの状態をみていてくださいね．

　次項は，身近な下痢と便秘のおはなしに入りますよ．

- （敗血症レベルの）重い感染症
  マクロファージの作る
  腫瘍壊死因子（TNFd）をじゃま
  ＝細胞性免疫をじゃま！
  （変になった細胞を取り除けない！）

- 活動中の結核
  まさに細胞性免疫の
  対象だ！

- うっ血性心不全
  血液がたまって
  うまく押し出せない……！！

- 脱髄性疾患
  いやーん！
  髄鞘なくなったー！！

インフリキシマブ
禁忌
警告

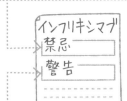

『「完治する」ものじゃない！
ほかはちゃんと試した？
アレルギーの準備ok？』
少なくとも
アナフィラキシー対応は
忘れずに！！

＼　まとめ　／

潰瘍性大腸炎とクローン病は「どこが悪くなるのか」に注意してまとめておきましょう。
大腸の困った状態として，下痢と便秘を外すことはできません．
次項は下痢と便秘に使う薬です．

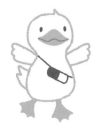

12. 下痢・便秘に効く薬

本項のポイント

- 下痢に効く薬
- 便秘に効く薬

　消化器系に効く薬のラストは下痢と便秘に効く薬です．

　下痢にはさまざまな原因があり，「病原微生物を追い出すための（自浄作用としての）下痢」もあります．下痢の原因を確認しつつ，下痢に使う薬をみていきますよ．

　便秘に対するアプローチも1つではありませんからね．手術などの前に使う下剤も，ここで確認しますよ．

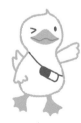

下痢に効く薬

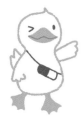

大腸のおはなし，続いて身近な下痢と便秘に入りましょう．下痢は便の水分が多すぎるもの，便秘は便の水分が少なすぎるものですね．小腸のおはなし同様，自律神経（とくに副交感神経系）のコントロールを受けているので，自律神経の働きによって左右されるところでもあります．

細菌感染による下痢

まずは下痢のおはなしから．下痢のときには，何はなくとも水分吸収．可能なら，ミネラルを含んだ水分を補給してください．

下痢の原因として自律神経系異常のこともありますが，最初に疑ってほしいのは細菌感染（感染性下痢）です．病原体（ヒトの体に悪さをする細菌）が腸内で増殖してしまったとき「増殖を抑えつつ（可能なら殺菌して）」「細菌が出した毒素から腸を守り」「可能な限り早く体の外に出すこと」が重要です．下痢は，腸（とくに大腸）内の病原体を体外に押し出す大事な働き（「下痢の自浄作用」といいます）．

何も考えずに「下痢だ！　止めなきゃ！」と下痢止め（止痢剤）を飲んでしまうと，その苦しみが長引くことになります．だから，下痢をしたら水分補給から．それが続くようなら，病院ですね．原因を明らかにしてから，それに応じた薬を使いますよ．

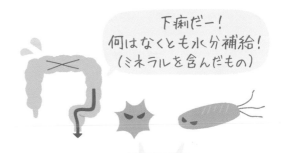

下痢だー！
何はなくとも水分補給！
（ミネラルを含んだもの）

感染性なら体外に追い出す
「下痢の自浄作用」だ！

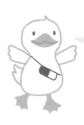

下痢止めを飲むと
自浄作用を害する
可能性があるよ
（しかもつらい時間が
長引くからね）

整腸剤（ビフィズス菌）

腸内酸性化で
病原菌の増殖防止！
（あとは常在細菌
がんばって！）

抗生物質（殺菌）は
「感染」のところで！

　病原体の正体が細菌なら，殺菌は抗生物質の仕事です。ここについては感染のところでおはなしします。細菌の増殖を抑える薬が，いわゆる整腸剤。ビフィズス菌（薬の名前だとラックビーやビオフェルミン）を入れて，腸内の乳酸を増やします。乳酸のせいで腸内pHが酸性に傾けば，病原体となる細菌は増殖しにくくなります。

　病原体の正体がウイルスや寄生虫などでは「粘膜保護や毒素からの防御」の重要性が上がってきますよ。

ケイ酸アルミニウム

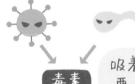

ウイルス　　寄生虫

毒素

吸着されると体に
悪さできないぞ

だからケイ酸アルミニウムの出番！
（でも透析中は使えないし
必要な薬もくっつけちゃうよ！）

　各種毒素の吸着に役立つのが，ケイ酸アルミニウム。

　胃・十二指腸潰瘍の粘膜保護にも使われる薬です。胃・十二指腸のところでおはなししたスクラルファート水和物と同じくアルミニウムが含まれています。毒素だけでなく必要なはずの薬もくっつけてしまう（吸着してしまう）ことがありますね。

　寄生虫などを殺す薬などについても，感染のところ（p.210）までお待ちください。ウイルスは，追い出し戦術が基本ですよ。

‖タンニン酸アルブミン‖

　下痢のときには「腸管保護」も大事です．タンニン酸アルブミンをご紹介しましょう．

　この薬は広がった腸管を適度に収縮させつつ，表面を膜で覆って粘膜を守ってくれます．一般的な下痢に，広く使われますね．禁忌は出血性大腸炎と牛乳アレルギーのある人．出血性大腸炎は，「O157：H7」に代表される病原性大腸菌による，出血を伴う大腸炎です．ヒトの体に悪さをするのは，病原性大腸菌が作った毒素（主にベロ毒素）．菌自体が悪さをするわけではないので，抗生物質を飲んでも下痢をはじめとした症状はよくなりません．しかもほかの不具合（溶血性尿毒症症候群など）が起こるリスクが上がってしまいます．こんなときには，毒素（とそのもとになる菌）を下痢で体の外に押し出してしまうしかないのです．むやみに下痢を止めてはいけない理由ですね．

　ウイルス性下痢の代表，牡蠣などによるノロウイルスも同様に体外排出しかありません．こちらは毒素ではなく，ノロウイルスの存在自体が小腸上皮細胞をボロボロにしてしまいます．とにかく「出してしまうこと」がすべてです．

　タンニン酸アルブミンの「アルブミン」は牛乳由来．牛乳アレルギーのある人の体内に，わざわざ牛乳タンパク質を入れてはいけませんね．タンニン酸アルブミンの原則禁忌は細菌性下痢．理由は先ほどの出血性大腸炎のおはなしと同じです．細菌を外に押し出す大事な手段を，止めてしまってはいけませんよ．

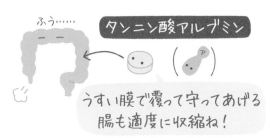

ふぅ……

タンニン酸アルブミン

うすい膜で覆って守ってあげる
腸も適度に収縮ね！

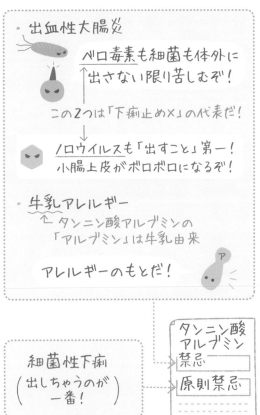

・出血性大腸炎

ベロ毒素も細菌も体外に
出さない限り苦しむぞ！

この2つは「下痢止め×」の代表だ！

ノロウイルスも「出すこと」第一！
小腸上皮がボロボロになるぞ！

・牛乳アレルギー
　タンニン酸アルブミンの
　「アルブミン」は牛乳由来

アレルギーのもとだ！

細菌性下痢
（出しちゃうのが
　一番！　）

タンニン酸
アルブミン
禁忌

原則禁忌

自律神経系異常による下痢

腸管のコントロールとロペラミド塩酸塩

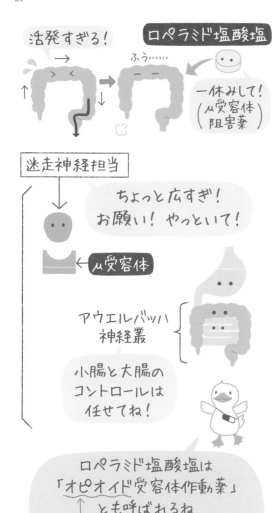

活発すぎる！

ロペラミド塩酸塩

ふぅ……

一休みして！
(μ受容体
阻害薬)

迷走神経担当

ちょっと広すぎ！
お願い！ やっといて！

μ受容体

アウエルバッハ
神経叢

小腸と大腸の
コントロールは
任せてね！

ロペラミド塩酸塩は
「オピオイド受容体作動薬」
とも呼ばれるね
ヒト体内にも，自然界にもあるよ！
中枢(麻酔)で出るおはなしだ！

では自律神経系異常の下痢だったらどうか．腸管はじめ消化器系は，主に副交感神経系のコントロールを受けています．大腸の腸管運動(蠕動)が活発すぎると，水分を吸収する間もなく，便が通り過ぎていってしまいます．ちょっと副交感神経系をお休みさせる必要がありそうですね．こんなときに使うのがロペラミド塩酸塩です．

副交感神経系の受容体に働いて，その活動を邪魔します．結果，腸管の平滑筋が緩んで，水分を吸収する時間を作れることになります．

ちょっと補足しておきますね．「腸管」と一言で言いましたが，小腸と大腸はかなり広いですよ．いくら迷走神経が副交感神経系の消化管担当とはいえ，やはり一人ですべてをこなすのは大変そうです．だから，ヒトは腸管のコントロールを神経の集まり(神経叢)にもしてもらうことにしました．小腸と大腸の筋肉コントロール専門，アウエルバッハ神経叢です．

アウエルバッハ神経叢には，迷走神経からの情報を受け止めるところがあります．今回のロペラミド塩酸塩が働くμ受容体がその一例．ロペラミド塩酸塩の副作用に嘔吐や口内乾燥といった消化器系抗コリン作用が出ることからも，迷走神経(副交感神経系)との関係がわかるはず！

ロペラミド塩酸塩は，「オピオイド受容体作動薬」とも呼ばれます．オピオイドは，鎮痛・陶酔作用を持つアルカロイドと呼ばれる化合物のこと．ケシの実由来の天然物から，人工的に作ったもの，ヒト体内で作られているものまで多くのものを含む言葉です．これについては，「呼吸」ブロックの中枢，麻酔のところで出てくるはずです．

‖ロペラミド塩酸塩の禁忌 ‖

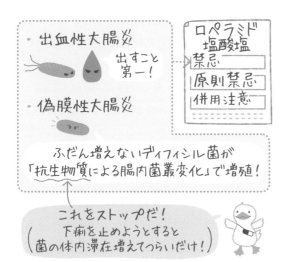

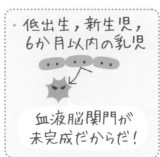

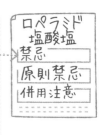

　補足は一段落．ロペラミド塩酸塩の禁忌を確認です．

　出血性大腸炎と抗生物質による偽膜性大腸炎に使うと，症状悪化や治療延長を起こすため禁忌です．偽膜性大腸炎の原因は「抗生物質投与」．薬のせいで腸内細菌叢が変化してしまい，普段なら増殖しない菌（クロストリジウム・ディフィシル）が異常増殖してしまいます．この菌が増えているところは，円形の膜（偽膜）が張ったようにみえるので，「偽膜性大腸炎」です．このときに下痢を止めるためには，抗生物質（抗菌薬）を止めること．腸の働きを止めてしまうと，増えた菌が体の中にいる時間が長引いて，その分，菌の毒素ダメージを受け続けることになります．

　また，低出生体重児や新生児，6か月以内の乳児に対してもロペラミド塩酸塩は禁忌．これは薬や毒が脳に入り込まないようにする「血液脳関門」がまだ完成していないからですね．血液脳関門がない（不十分な）せいで，呼吸抑制や昏睡，全身けいれんが起こる可能性があります．

‖ ロペラミド塩酸塩の原則禁忌 ‖

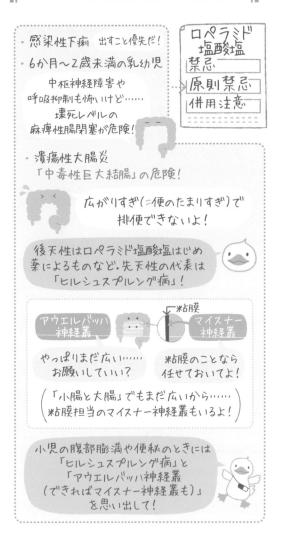

- 感染性下痢　出すこと優先だ！
- 6か月～2歳未満の乳幼児
  中枢神経障害や
  呼吸抑制も怖いけど……
  壊死レベルの
  麻痺性腸閉塞が危険！

- 潰瘍性大腸炎
  「中毒性巨大結腸」の危険！

  広がりすぎ（=便のたまりすぎ）で
  排便できないよ！

後天性はロペラミド塩酸塩はじめ
薬によるものなど。先天性の代表は
「ヒルシュスプルング病」！

| アウエルバッハ神経叢 | 粘膜 | マイスナー神経叢 |

やっぱりまだ広い……
お願いしていい？

粘膜のことなら
任せておいてよ！

「小腸と大腸」でもまだ広いから……
粘膜担当のマイスナー神経叢もいるよ！

小児の腹部膨満や便秘のときには
「ヒルシュスプルング病」と
「アウエルバッハ神経叢
（できればマイスナー神経叢も）」
を思い出して！

ロペラミド
塩酸塩
禁忌
→原則禁忌
併用注意

原則禁忌は感染性下痢，潰瘍性大腸炎，6か月から2歳未満の乳幼児です．これも「下痢の自浄作用を邪魔してしまう」「血液脳関門が不十分」だからですね．

ちょっと補足しますよ．2歳未満の乳幼児にロペラミド塩酸塩を使うと，呼吸抑制や中枢神経障害のほかに，腸管壊死につながりうるレベルの麻痺性腸閉塞が起こることがあります．

以前おはなしした潰瘍性大腸炎でも，下痢が起こります．でも，そこで腸蠕動を抑制してしまうと，中毒性巨大結腸を引き起こす危険性があります．巨大結腸というのは，大腸が異常なほど広がって（弛緩して）しまい，便がたまって排便困難になるもの．先天性のものも，後天性のものもあります．ここでは薬（ロペラミド塩酸塩）による後天性中毒症による巨大結腸です．

先天性の巨大結腸といえば，代表はヒルシュスプルング病．アウエルバッハ神経叢（または粘膜担当のマイスナー神経叢）がない（または不完全）ため，結腸（大腸）が収縮してくれないものです．小児の腹部膨満や便秘の原因として有名なものですから，「ヒルシュスプルング病」と「アウエルバッハ神経叢（可能ならマイスナー神経叢も）」をセットで頭の中に入れておいてくださいね．

‖ ロペラミド塩酸塩の併用注意 ‖

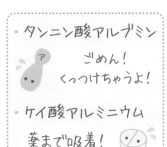

- タンニン酸アルブミン
  ごめん！
  くっつけちゃうよ！

- ケイ酸アルミニウム
  薬まで吸着！

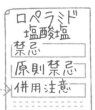

ロペラミド
塩酸塩
禁忌
原則禁忌
→併用注意

補足を終了して併用注意を見ていくと……タンニン酸アルブミンとケイ酸アルミニウムがあります．ケイ酸アルミニウムは，毒素を吸着してくれる薬でしたね．残念ながら薬も吸着してしまうので，一緒に飲むとロペラミド塩酸塩の吸収が悪くなってしまいますよ．タンニン酸アルブミンは，「アルブミン」の名前から血漿タンパク質の働きを思い出しましょう．アルブミンにくっついていたら，薬として効果が出ませんよ．

便秘に効く薬

腸管に水分を含ませる薬

ラクツロース

下痢のおはなし一段落．便秘のおはなしに入ります．便秘は腸管の中に便が滞在しすぎて，便の水分が少なく（硬く）なったもの．「水分を含ませる」か「腸管に刺激を与えて動いてもらう」で，便秘を解消できそうですね．便に水分を多く含ませる薬の例がラクツロース．

「ぎゅうぎゅうすかすか（浸透圧）」を利用して腸の中に水分を移動させます．さらに腸内細菌が分解しやすいものを含んでいるので，腸内細菌の働きでpHが下がり（酸性になり）ます．そのせいで腸内環境がよくなり，できてしまったアンモニア（水に溶けてアルカリ性）もpHを動かす暇なく中和されていきます．水分も，腸内細菌もめでたしめでたしです．

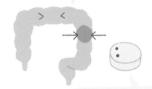

ラクツロースの禁忌・慎重投与

ラクツロースの禁忌はガラクトース血症の人．「腸内細菌の分解しやすいもの」としてラクツロースの中にガラクトースも含まれているからですね．ガラクトース血症は，ガラクトースを代謝（分解）する酵素が変な形で遺伝してしまったもの（常染色体潜性（劣性）遺伝）．適切な治療をしないと生きていけないので，新生児スクリーニングの1つです．そんな人に分解できないガラクトースを体の中に入れてしまってはいけませんね．ガラクトースをはじめ糖が含まれますので，糖尿病の人には慎重投与になりますよ．

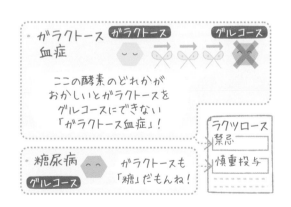

腸管に刺激を与える（腸管蠕動亢進）薬と高浸透圧利尿薬

カルメロースナトリウム

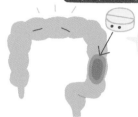

カルメロースナトリウム

つるりと出せるように
するからね！

カルメロース
ナトリウム

禁忌

・重度の硬結便
あまりにも大きく、
硬くなった後だと
症状悪化しちゃうね……

・急性腹症
←「急に発症して、激しい腹痛を伴い、
すぐに診断・治療・手術が必要なもの」

原因をつきとめなきゃ！

具体例

・穴の開いた穿孔
・虫垂炎、胆嚢炎、膵炎（＋胆石）の重度
・腸重積、ヘルニア嵌頓、複雑性腸閉塞
（血液来ない……もうダメ……）
・大動脈解離、瘤の破裂
・子宮外妊娠破裂　など……

器官に血液が
届かなくなっちゃう！！

水分を便に加えつつ，膨張して腸管に刺激を与える薬の例が，カルメロースナトリウム．

水分を含むと，粘り気のあるべとべとした状態（粘性コロイド）になります．ヒトはこれを消化できないので，便の中やまわりに水分が保持されてつるりと出しやすい便になるのですね．

禁忌は急性腹症と重度の硬結便の人．どちらも症状が悪化してしまうおそれがあるからです．あまりに便塊が大きくなり硬くなってしまった後では，薬で水分を補ってもどこにも動けません．さらに周囲を圧迫してしまったら，症状が悪化してしまいますね．

急性腹症は，急に発症して激しい腹痛を伴い，すぐに診断・治療・手術が必要なもののこと．穴が開いてしまった穿孔や虫垂炎・胆嚢炎・膵炎（と胆石など）の重度炎症，腸重積やヘルニア嵌頓・複雑性腸閉塞などが含まれます．大動脈解離や瘤の破裂，子宮外妊娠破裂のように消化器系とは関係ないものも含まれることに注意です．これらのときには，すぐに原因判明させること．「何も考えずに便の不具合解消を図ってはいけない」ということは，下痢のところでしっかりと勉強しましたよね．

炭酸水素ナトリウム・無水リン酸二水素ナトリウム

「腸管を刺激する」といっても，副交感神経系をただ刺激するだけでは，血圧はじめ全身に影響が出てしまいます．だから，物理的に腸管を刺激してみましょう．二酸化炭素を大腸で発生させる「炭酸水素ナトリウム・無水リン酸二水素ナトリウム」坐薬がその例です．

……ここで化学式を出すと頭が痛くなるので，省略．「坐薬が溶けたら二酸化炭素が出る！ その気体の圧力で結腸を刺激する！」これで十分です．坐薬を肛門に入れないと意味がない理由，たとえADME（吸収・分布・代謝・排泄）を学ぶ前でもこれならすぐにわかりますよね．

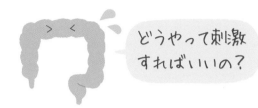

どうやって刺激すればいいの？

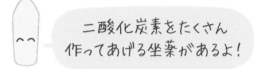

二酸化炭素をたくさん作ってあげる坐薬があるよ！

ヒマシ油

気体ではなく，液体で刺激する方法もありますよ．ヒマシ油を紹介します．

サラダ油，オリーブオイルと同じ，液体の油（脂質）です．体内で脂質分解酵素リパーゼに分解されて，グリセリンとリシノール酸に分かれます．ここ，生化学の脂質代謝の復習そのものですね．ここでできた「リシノール酸」が，腸を刺激してくれるのです．便秘の解消だけでなく，食中毒時の内容物排除，腸管の手術や検査前にも使われますね．

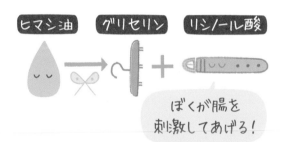

ヒマシ油　グリセリン　リシノール酸

ぼくが腸を刺激してあげる！

食中毒のとき（内容物排除）や腸の手術・検査にも使うよ！

‖ヒマシ油の禁忌・使用上の注意 ‖

- けいれん性便秘
  （刺激タタすぎでけいれんして
  ・便秘しているところに
  さらに刺激加えちゃダメだよね……）

- 急性腹症
  （原因究明第一！）

- 重症硬結便
  （……これにはもう効かないね……）

- 脂溶性毒物の中毒
  （ナフタレン（殺虫剤）
  リン（農薬・マッチ・殺鼠剤））

- 脂溶性の薬使用中 誤嚥危険物だね！
  （ヘノポジ油（線虫・鉤虫）
  メンマ（綿馬根）（条虫））

微生物学で勉強してね！

- 妊娠，
  妊娠可能性のある人，
  授乳中

```
ヒマシ油
┌─────────┐
│ 禁忌    │
├─────────┤
│ 使用上の注意 │
└─────────┘
```

 子宮収縮で
流早産しちゃうかも！
母乳にも移行するよ！

　禁忌は急性腹症とけいれん性便秘．急性腹症による下痢は原因究明が第一．刺激が多すぎて腸管全体としてまとまって収縮できていないけいれんによる便の滞留時に，さらなる刺激が加わってしまっては手がつけられません．また，あまりに便が硬くなった重症硬結便にはそもそも効かないため禁忌ですね．あと，脂溶性の薬や毒物吸収を促進してしまうためこれも禁忌になります．ナフタレンは殺虫剤，リン（燐）は農薬やマッチ，殺鼠剤（ネズミ駆除剤）に含まれていますね．

　ヘノポジ油というのは，線虫や鉤虫といった寄生虫の駆虫剤．メンマというのは生薬の綿馬根（めんまこん）のことで条虫（サナダムシ）の駆虫剤です．この辺りは微生物学の「寄生虫」で確認してくださいね．

　もう1つ注意が必要なのが，使用上の注意のところにある妊娠・妊娠可能性のある人，授乳中の人．子宮収縮を誘発して，流早産の可能性があります．また母乳に移行して，乳児に下痢が出てしまいますよ．

‖ピコスルファートナトリウム水和物‖

便秘に対しては市販薬も多くありますね．その大部分は，植物由来の腸管刺激（かつ，水分吸収を抑制する）成分です．たとえば，ピコスルファートナトリウム水和物．

大腸までは消化・吸収されませんが，大腸の細菌がピコスルファートナトリウム水和物を分解してできたものが蠕動を亢進し，大腸の水分吸収を邪魔します．

禁忌は急性腹症や腸の閉塞（またはその疑い）．急性腹症は原因究明から．閉塞（またはその疑い）があるのに腸蠕動が活発化したら，つまったところにさらにつまってしまいます．手術や検査の前にも使われる薬ですが，やっぱり原因判明前に使うのは危なそうですね．

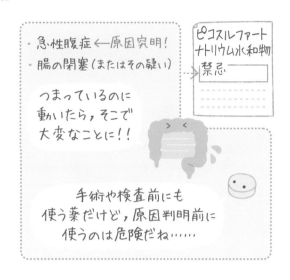

・急性腹症 ←原因究明！
・腸の閉塞（またはその疑い）

ピコスルファートナトリウム水和物
禁忌

つまっているのに動いたら，そこで大変なことに！！

手術や検査前にも使う薬だけど，原因判明前に使うのは危険だね……

memo

::

- 急性腹症
- けいれん性便秘
- 高度硬結便
- 電解質失調

この辺りは
おなじみ……

あっ！
「強制的に下痢」にするから
悪化しちゃうんだ！

とくにカリウムとカルシウムは影響大！
ちゃんと確認しておいてね！

センナ
禁忌
原則禁忌

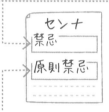

- 妊婦，妊娠可能性のある人
  授乳中の人

子宮収縮促進で
早流産の危険！
乳汁にも移行だね！

プロゲステロン

黄体ホルモンの多い妊娠中は
便秘になりやすいけど，
市販薬じゃなくて
「お医者さんに相談」ね！

コーラックやセンナなども，注意点はピコスルファートナトリウム水和物とほぼ同じです．

ただ，これらの生薬（植物由来）使用市販薬は，ほかの下剤との併用が禁忌になっているものが多いですよ．ちゃんと添付文書（または箱の中の「使用上の注意」）に書いてありますから，使用前に確認する必要があります．

たとえば，センナ（薬効成分センノシド）．

腸内細菌で分解されてできたレインアンスロンが腸蠕動を亢進し，大腸の水分吸収を邪魔します．禁忌の欄に今までの便秘に対する薬の禁忌（急性腹症，けいれん性便秘，高度硬結便）のほかに，「電解質失調」がありますね．「（下痢は腸液の大量喪失なので）まずは水分（できればミネラルも）補給！」これは下痢のブロックの最初に確認しましたね．便秘が薬のせいで強制的に解消されると，「下痢をした」のと同じ状態になります．血液中ミネラルがもともと異常だった人では，もっと異常が進んでしまう可能性があります．血液中ミネラルが変になると，全身いろんなところに悪影響が出る点については，とくにカリウムやカルシウムについておはなししましたよ．

そして原則禁忌のところに「妊婦・妊娠可能性のある人，授乳中の人」もありましたね．こちらもヒマシ油同様，子宮収縮促進で流早産のおそれと乳児に下痢が出たことが報告されています．妊娠中はホルモンの関係上（黄体ホルモン分泌が多い），便秘になりやすくなります．ついつい市販薬に手を伸ばしたくなりますが……．そこは勇気をもってかかりつけのお医者さんに相談です．妊婦・妊娠可能性のある人に相談を受けたときはもちろん，家族や自分のときにもこのリスクを思い出してくださいね．

グリセリン浣腸

　検査や手術前に使う下剤(便を強制的に排出させる薬)には，浣腸もありますね．ここでは，よく使われるグリセリン浣腸を紹介します．浣腸は，肛門から薬を入れてその作用を発揮させるもの．グリセリン浣腸は排便を促すもので，検査・手術前の腸内容物除去にも使われますね．

　グリセリンは，脂質で勉強したベルトハンガーそのもの．保水力(水を保つ力)が強く，腸内にある水分を吸収して便の中へとしみ込んでいきます．さらに「濃い」ために，「ぎゅうぎゅうすかすか(浸透圧)」にしたがって腸管壁の水分を腸管の中へと引っ張り出します．これは腸にとって刺激になりますから，排便につながる……というわけです．

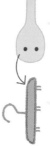

グリセリン浣腸

検査・手術前の
腸内容物除去に使うね！

実は保水力
強いんだよねー

中に入っているのは脂質の
「ベルトハンガー」！
ぎゅうぎゅうを水がうすめようと
引き出されるから，
排便につながるんだね！

グリセリン浣腸の禁忌

　禁忌は腸管内出血，腹腔内炎症，腸管に穿孔またはそのおそれのある人．そして吐気・嘔吐・激しい腹痛などの急性腹症が疑われる人，全身衰弱の強い人や下部消化管手術直後の人にも禁忌です．急性腹症は原因究明第一．全身衰弱の人は，強制的排便によって体から水分が失われ，ショックを起こす可能性があります．それ以外の人は，蠕動亢進によって悪影響(出血増，穿孔拡大，手術縫合部離れ等)の可能性があるからですよ．

- 腸管内出血
- 腹腔内炎症
- 腸管に穿孔のおそれ
- 下部消化管手術直後

亢進しちゃうと
悪影響！

- 急性腹症 ← 原因究明！
- 全身衰弱

水分が急になくなると……
ショック状態になるかも……

グリセリン浣腸
禁忌

使用上の注意

‖グリセリン浣腸の使用上の注意‖

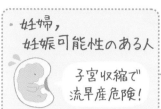

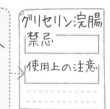

使用上の注意に「妊婦・妊娠可能性のある人では子宮収縮による流早産の可能性」とも書いてありますね. あとは肛門に入れたものが働く前に出てきてしまわないように, 大腸の走行を思い出しましょう. 左側を下にした横向き（左側臥位）なら, 直腸からS状, 下行結腸へと薬が自然に流れてくれますよ!

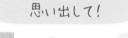

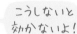

‖D-マンニトール‖

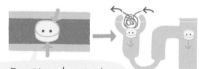

「ぎゅうぎゅうすかすか（浸透圧）」に関係するものとして, 高浸透圧利尿製剤があります. こちらは「利尿」なので, 便ではなく尿を排出する薬ですね. ここではD-マンニトールをご紹介です.

D-マンニトールは, ヒトの体内で代謝（分解）されません. そのままの形で, 再球体でろ過され, 再吸収もされずに体の外に出ていきます. 一見, 何のために体に入れたのかわからなくなりそうですが……. ヒトの体の中（血管内）に入ったということは, その分血管内が外と比べて「ぎゅうぎゅう」になったということ. 血管の外から中へ, 水分が流れ込みますね. そして血液は腎臓の糸球体で「ろ過」されます. しみ出てきた水分もD-マンニトールも, ろ過されて原尿になります. しかも再吸収されませんから, 血管の外にあった水分がどんどん尿になって出ていくのです. その結果, 脳脊髄液や房水といった血管外水分が減る（減圧する）ことになるのです.

‖ D-マンニトールの禁忌・慎重投与 ‖

　急性頭蓋内血腫のある人では禁忌となります．頭蓋内で出血があっても，脳脊髄液の圧力に負けて一時止血状態（血管に傷はあるけど，血液が血管外に行かない状態）になることがあります．このときD-マンニトールで脳脊髄液の圧力が下がると，出血が再開してしまいます．だから出血を処理して，再出血のない状態になっていない頭蓋内血腫は禁忌ですよ．

　慎重投与は脱水状態の人，尿閉，腎障害のある人，高齢者．血管外の水分を尿として体の外に出すので，脱水している人はさらなる脱水の危険ですね．また，D-マンニトールの働きは「尿として体の外に出すこと」が前提．尿を出せない（尿閉）の人では，尿を作っても体の外に出せませんね．できた尿が出ていかないのではろ過も進まず，D-マンニトールが吸いだした水分で血圧が上がる危険もあります．高齢者や腎障害のある人では，糸球体でうまくろ過ができない可能性が高いですね．

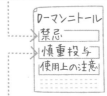

・急性頭蓋内血腫
脳脊髄液の圧力で「一時止血」状態も！
（圧力が下がったら，出血しちゃうよ）

D-マンニトール
禁忌
慎重投与
使用上の注意

・脱水状態　ひからびちゃうよ……

・尿閉　尿が増えても出せないよ！

・腎障害のある人・高齢者
　　うまくろ過できない！

‖ D-マンニトールの使用上の注意 ‖

　また，使用上の注意のところに「点滴のみの使用」「事前に排尿カテーテルなどを入れておくことが望ましい」とあります．D-マンニトールを体に入れると，すぐに利尿効果が出てきます．そこからトイレに向かっても間に合いません．まず，排尿用のカテーテルとバッグを準備・装着して「いつ利尿作用が来ても万全！」にしておきましょう．それから決められた速度を守ってD-マンニトールを体内に入れてください．さもないと，急に血管外水分が移動してショックを起こしてしまうかもしれませんからね．

＊

　以上，体温ブロックの1つ目「消化器系」のおはなしでした．後回しにしてしまったところがいくつかありますが，そこは紹介にちょうどいいところになるまでお待ちください．次項からは，体温ブロックの2つ目，「内分泌系（ホルモン）」が主役になりますよ．

・点滴のみ
　速度は大丈夫？
　急な水分移動は危険だよ？

D-マンニトール
禁忌
慎重投与
使用上の注意

・事前に排尿用
カテーテルやバッグを準備

ひゃー！もう効果が！
（……こんなことにならないようにね）

＼　まとめ　／

消化器系に効く薬のおはなし終了．
次項からは体温に関係の深いグループ2つ目，内分泌系に効く薬のおはなしです．
内分泌系の全体像が曖昧な人は，生化学・生理学・解剖学の教科書と一緒に読んでくださいね．

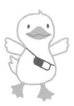

13. 内分泌系（頭から首まで）に効く薬

本項のポイント

- 視床下部・下垂体のホルモン異常に効く薬
- 甲状腺・副甲状腺のホルモン異常に効く薬

今回からは内分泌系に効く薬のおはなし．

「内分泌系」と一言でまとめてありますが，ホルモンにはたくさんの種類がありました．だからホルモンに効く薬はとてもたくさんありますよ．

ここでは上から下へ，大事なところだけに限定してみていきます．

今回は頭部と頸部のホルモン異常に使われる薬です．ホルモンの上下関係（何が，何をコントロールするのか）を意識しながら確認してください．

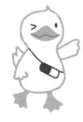

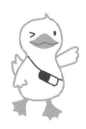

体温ブロックの2つ目．内分泌系（ホルモン）に働く薬のおはなしに入りましょう．大部分は，実は今までのところでおはなししています．途中で抜けていたところを補足していきますよ．大まかな流れは上から下へ．視床下部と下垂体の頭部パート，甲状腺と副甲状腺の頸部パート，副腎と性腺パートと進みます．

視床下部・下垂体のホルモン異常に効く薬

頭部パートは視床下部と下垂体．視床下部はホルモンの大元締め．下垂体が各現場に個別の命令を出す中元締めですね．視床下部は下垂体に命令を出しますが，下垂体は視床下部に命令できる立場ではありません．

視床下部や下垂体から出る個々のホルモンについては，生化学や解剖生理学で勉強したはず．忘れてしまっている人はしっかりと復習です！　視床下部や下垂体がおかしくなると，そこから下のホルモンすべてがおかしくなってしまうことをイメージできるようになってくださいね．

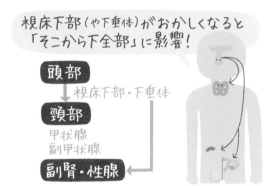

視床下部（や下垂体）がおかしくなると「そこから下全部」に影響！

頭部 → 視床下部・下垂体
頸部　甲状腺　副甲状腺
副腎・性腺

視床下部

クロミフェンクエン酸塩

視床下部や下垂体が変になってしまったときに，薬は「補充療法」という形で役に立てますね．たとえば，視床下部から出るゴナドトロピン放出ホルモン（GnRH）が不十分だと，下垂体前葉から出る卵胞刺激ホルモン（FSH）や黄体形成ホルモン（LH）の分泌が不十分になってしまいます．これらは生殖器系に働くホルモンですから，このままでは生殖不能になってしまいますね．こんなときにゴナドトロピン放出ホルモン（GnRH）を分泌させる薬がクロミフェンクエン酸塩．

これで卵胞刺激ホルモン（FSH）も黄体形成ホルモン（LH）も出て一安心……と思いたいのですが，影響がそれなりに広く出てしまいますよ．

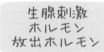

生腺刺激
ホルモン
放出ホルモン

GnRH

足りない！
このままじゃ
生殖できない！

FSH　　　LH

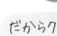

だからクロミフェンクエン酸塩の
出番だね！

‖クロミフェンクエン酸塩の禁忌・原則禁忌・慎重投与‖

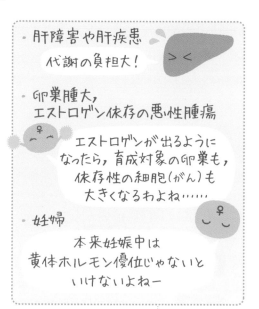

- 肝障害や肝疾患
  代謝の負担大！

- 卵巣腫大，
  エストロゲン依存の悪性腫瘍

  エストロゲンが出るように
  なったら，育成対象の卵巣も，
  依存性の細胞(がん)も
  大きくなるわよね……

- 妊婦
  本来妊娠中は
  黄体ホルモン優位じゃないと
  いけないよねー

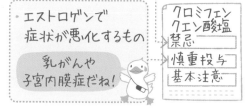

- エストロゲンで
  症状が悪化するもの

  乳がんや
  子宮内膜症だね！

クロミフェン クエン酸塩
禁忌
慎重投与
基本注意

肝障害や肝疾患のある人，エストロゲンに依存した悪性腫瘍，卵巣腫大のある人，そして妊婦には禁忌です．肝臓は代謝(M)の場所．そこに過度の負担をかけて悪化させてはいけませんね．

また，クロミフェンクエン酸塩によって卵胞刺激ホルモン(FSH)が出て，卵胞ホルモン(総称エストロゲン)が増えるはずです．エストロゲンに左右されるところは要注意ですね．妊娠中は，本来黄体ホルモン(LH)優位状態．そこに予想外の卵胞ホルモンが出てくるせいで，動物実験で催奇形性が報告されています．エストロゲンを増殖のもとにしている悪性腫瘍(がん)や卵巣も(腫れて)大きくなってしまいます．

原則禁忌は子どもを希望しない無排卵の人．卵胞ホルモンと黄体ホルモン(LH)が正常分泌されれば，体温の二相性と排卵が起こります．排卵が起こると，妊娠する可能性が出るからですね．

慎重投与のところに，これまたエストロゲンで悪化するもの(乳がんや子宮内膜症)が書いてありますよ．

‖クロミフェンクエン酸塩の基本注意‖

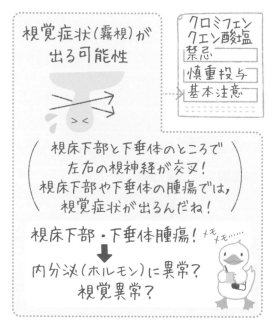

視覚症状(霧視)が
出る可能性

クロミフェン クエン酸塩
禁忌
慎重投与
基本注意

視床下部と下垂体のところで
左右の視神経が交叉！
視床下部や下垂体の腫瘍では，
視覚症状が出るんだね！

視床下部・下垂体腫瘍！＋モ＋モ……

↓

内分泌(ホルモン)に異常？
視覚異常？

さらに基本注意の1行目．「視覚症状(霧視)」が出うる，と書いてあります．これ，視床下部と下垂体の位置を意識する大事な一文です．視床下部と下垂体のすぐそばで，視覚担当の第Ⅱ脳神経(視神経)が交差(交叉)しています．視床下部や下垂体で腫瘍ができると，視神経が圧迫されて視覚症状が出てきます．ヒトは五感(五覚)のうち視覚に頼るところが大きいもの．「視床下部・下垂体腫瘍」の文字をみたら，まずは「内分泌異常？」と疑ってください．その次に「もしかして，視覚症状？」とイメージできるようになってくださいね．

下垂体前葉

「ゴナドトロピン」に含まれるもの

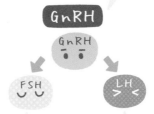

僕が「ゴナドトロピン放出ホルモン（GnRH）」っていうことと関連させれば，簡単だね！

GnRH

GnRH

FSH　　　LH

まとめて「ゴナドトロピン」っていうこともあるよ！

hCG

hCG

僕は「絨毛性ゴナドトロピン」！
↑
胎盤の，胎児部分

　視床下部のゴナドトロピン放出ホルモン（GnRH）ではなく，命令を受ける下垂体前葉から出るホルモン（卵胞刺激ホルモンや黄体形成ホルモン）を補充する薬もありますよ．たとえば「ゴナドトロピン」．勉強してきたみなさんは胎盤ホルモンのヒト絨毛性ゴナドトロピン（hCG）を思い出したはず．妊娠検査薬は尿中に出てきたhCGをみていることを勉強しましたね．「絨毛性」とあるように，胎盤のうちの胎児側細胞（絨毛）でできているのがhCGです．

　胎盤以外で作られるゴナドトロピンもいます．それが，下垂体前葉で作られる卵胞刺激ホルモン（FSH）と黄体形成ホルモン（LH）．2つをまとめて「ゴナドトロピン」と呼ぶことがあるのです．ちょっと整理しておきますね．ゴナドトロピン放出ホルモン（GnRH）で分泌コントロールされる卵胞刺激ホルモン（FSH）と黄体形成ホルモン（LH）を，まとめて「ゴナドトロピン」と呼びます．妊娠中に出るhCGは，胎盤の胎児側細胞（絨毛）由来の絨毛性ゴナドトロピンです．

‖ ヒト絨毛性性腺刺激ホルモン製剤（HCG）の禁忌 ‖

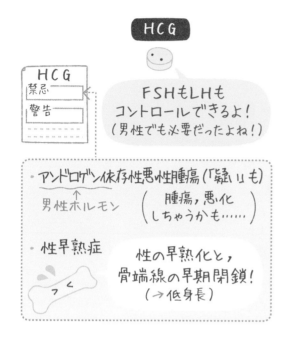

ゴナドトロピンについて整理できましたね．補充するための薬として，ヒト絨毛性性腺刺激ホルモン製剤（HCG）を紹介します．

卵胞刺激ホルモン（FSH）も黄体形成ホルモン（LH）も分泌コントロールできます．効能・効果のところに女性だけでなく男性の生殖器異常が入っていることを確認してください．卵胞刺激ホルモン（FSH）や黄体形成ホルモン（LH）は，男性の性発育にも関係していますからね．

禁忌と警告欄に注意しましょう．禁忌はアンドロゲン依存性悪性腫瘍（疑い含む）と性早熟症．どちらもアンドロゲンのせいでかたや腫瘍悪化，かたや骨の早期成長停止と性早熟化が起こるからです．アンドロゲンは，男性ホルモンの総称でしたね．性腺パートのところでもおはなししますが，前立腺がんの増殖はアンドロゲン依存ですよ．性早熟化と骨端線閉鎖については，もう少し先でおはなししますね．

‖ ヒト絨毛性性腺刺激ホルモン製剤（HCG）の警告・慎重投与 ‖

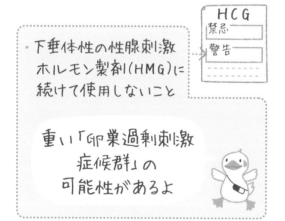

警告は「下垂体性の性腺刺激ホルモン製剤（HMG）に続けて使用しないこと」です．続けて使用してしまうと，重い卵巣過剰刺激症候群を起こすことがあります．

卵巣過剰刺激症候群は下腹部痛や胸水・腹水から始まります．放置すると血液凝固能が亢進してしまい，呼吸困難・血栓・脳梗塞といった症状が出てきますよ．

あとは少々多いですが慎重投与にも目を通しておいてください．先ほどの「ゴナドトロピン放出ホルモン（GnRH）補充」と同様に注意を要するところがありますよ．卵胞刺激ホルモン（FSH）や黄体形成ホルモン（LH）といった性腺刺激ホルモンではなく，直接性ホルモンを補充するおはなしは，3つ目の「副腎・性腺」パートでしますね．

メトクロプラミド

　下垂体前葉の性腺つながりでちょっとだけ復習．消化器系の小腸（麻痺性腸閉塞）のところで，メトクロプラミドという交感神経系を邪魔する薬がありました．交感神経系のドパミンを邪魔する薬です．同様の働きをする抗ドパミン薬と併用してしまうと，プロラクチン亢進のせいで無月経・乳汁分泌・女性型乳房が出てしまいました．この「プロラクチン」は，下垂体前葉ホルモンでしたね．

　さらに同じく下垂体前葉から出る甲状腺刺激ホルモン（TSH）の不具合は頸部パートに，副腎皮質刺激ホルモン（ACTH）の不具合は副腎・性腺パートにつながるおはなしです．関係性をちゃんと意識しておいてくださいね．

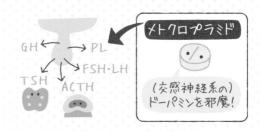

GH　PL　FSH・LH　TSH　ACTH

メトクロプラミド
（交感神経系の）ドーパミンを邪魔！

同じような働きをする抗ドパミン薬と併用しちゃうとプロラクチン（PL）亢進だったね！

memo

下垂体後葉

デスモプレシン酢酸塩水和物の慎重投与

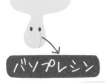

そんなときには
デスモプレシン
酢酸塩水和物！

足りないと
尿崩症！

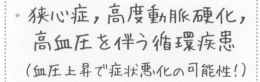

・狭心症，高度動脈硬化，
高血圧を伴う循環疾患
（血圧上昇で症状悪化の可能性！）

・アレルギー性鼻炎，
鼻疾患

呼吸が
不安定に
なるかも

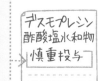

デスモプレシン
酢酸塩水和物
慎重投与

　下垂体後葉から出るバソプレシンは，尿量調節担当ホルモン（抗利尿ホルモン）でした．バソプレシン不足（欠乏症）は尿崩症を起こして脱水の危険がある……とおはなししましたね．そんなときにはバソプレシン補充薬のデスモプレシン酢酸塩水和物．点鼻薬や鼻の中にスプレーするお薬です．

　バソプレシンが「尿を出させない（抗利尿）」のは，尿細管に原尿中の水分をたくさん再吸収させるせい．水分を再び体の中に取り入れますから，血圧を上げる働きもありますね．一応，デスモプレシン酢酸塩水和物の血圧上昇作用は，バソプレシンによるものよりも穏やかです．でも，慎重投与のところをみれば，その血圧変動を無視することはできないようですね．狭心症，高血圧を伴う循環器系疾患，高度動脈硬化のある人は，血圧上昇のせいで症状悪化の危険性があるため，慎重投与の対象です．

　ほかにもアレルギー性鼻炎や鼻疾患のある人は，吸収が不安定になる可能性があるため慎重投与対象．そして下垂体前葉不全の人も水中毒を起こしやすくなるので慎重投与です．

水中毒

水中毒というのは，水の飲みすぎなどで起こる低ナトリウム血症のこと．細胞が正しく電気を作るためには，細胞内外のナトリウム，カリウム，カルシウムの濃度差が大事でしたよね．細胞が正しく電気を作れないと，筋肉は収縮できないし，神経細胞も情報を伝えることができません．そのせいで軽度疲労・頭痛・嘔気・イライラ……これ，危険なサインです．放っておくとけいれんや昏睡を起こし，呼吸困難から死の危険です．しかもデスモプレシン酢酸塩水和物の併用注意にある抗うつ薬の一部(イミプラミン塩酸塩)はバソプレシンを分泌させてしまうので，必要以上に水分再吸収が進み，結果として低ナトリウム血症になってしまう可能性があります．

下垂体前葉不全は，後葉ホルモンのバソプレシンと直接の関係はありません．でも「下垂体全体の機能不全」の可能性があります．仮に「前葉だけが悪い」のであっても，副腎皮質刺激ホルモン(ACTH)がうまく出ませんから，副腎皮質から出るホルモンが不十分な状態．糖質コルチコイドが出ないと，各種ストレスに弱くなってしまいます．細胞にとって血中ミネラル異常は立派なストレスです．また鉱質コルチコイドが出ないと，血液のミネラル調節がうまくできません．だから下垂体前葉不全では水中毒が起こりやすいので，慎重投与対象になるのですね．この水中毒，精神分野では「必ず出る」レベルの大問題です．精神分野の薬は，口渇(抗コリン作用)が出るものが多いからですね．

「水中毒」

← 低ナトリウム血症

ナトリウム，カリウム，カルシウムの濃度差がないとうまく働けない！
(筋収縮も情報伝達もできない！)

軽度疲労，頭痛，嘔気，イライラ……
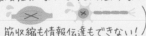
→放置
けいれん，昏睡
死の危険！
ここで気づいて！

「前葉不全」だけど……もしかしたら「全体機能不全」かも……

「前葉不全」だけでもACTHが不十分なこと，わかる？

→ 糖質コルチコイド不足 ──→ ストレスに弱くなる

→ 鉱質コルチコイド不足 ──→ 血中ミネラル調節がうまくいかない

つまり「水中毒」になりやすい！

甲状腺・副甲状腺のホルモン異常に効く薬

代謝に関係するホルモンとその薬

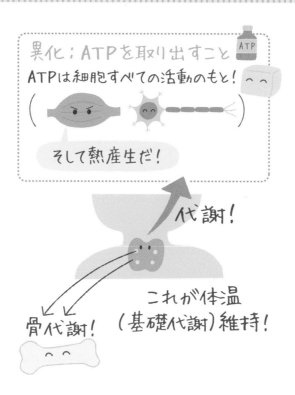

異化：ATPを取り出すこと
ATPは細胞すべての活動のもと！

そして熱産生だ！

代謝！

これが体温
（基礎代謝）維持！

骨代謝！

　頸部パートは「代謝」と「骨代謝」に分けることができますね．前半パートの「代謝」は，体温に直結するところです．「どうして？」と思った人は，生物（もしくは生化学）の「代謝」を復習です．代謝は同化と異化を含む概念で，異化は（呼吸に代表される）「複雑なものを分解してエネルギー（ATP）と単純なものを取り出す」ことでしたね．取り出したATPが細胞の活動のもとで，筋収縮や神経伝達などに必要不可欠でした．

　肝臓での分解や筋肉の収縮によって「熱」が作られ

て，寝ていても必要なエネルギーが基礎代謝，活動すると必要になるのが活動代謝でしたね．基礎代謝の7割近くは，体内（消化）酵素の最適温度である体温維持に使われます．だから「代謝のコントロール」は，「体温のコントロール」でもあるのです．

　代謝に必要な栄養（糖質・脂質・タンパク質）の取り入れは，先の消化器系ブロックで確認しましたね．もう1つの必要なもの「酸素」は，この後の「呼吸」ブロックでの確認になります．

甲状腺機能亢進症とチアマゾール

　ここでは栄養も酸素もそろった状態で，どれくらい代謝（異化）をするのかを命令するヨウ素からできた甲状腺ホルモンに注目しますよ．甲状腺ホルモンには，ヨウ素からできた脂溶性ホルモンのトリヨードサイロニン（T$_3$）とサイロキシン（T$_4$）と，水溶性ホルモンのカルシトニンがいましたね．カルシトニンには，後半の「骨代謝」まで待っていてもらいましょう．

　甲状腺機能亢進症になったとき，甲状腺ホルモンの過剰分泌が起こってしまうことがあります．そうすると代謝が過度に亢進するので，意味なく汗をかき，頻脈になり，ほてりや熱感が出てきます．……これでは体内栄養の無駄遣いですね．だから，トリヨードサイロニンやサイロキシンの合成を邪魔する薬を使います．チアマゾールを紹介しますね．

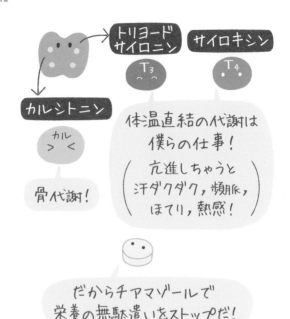

トリヨードサイロニン T$_3$

サイロキシン T$_4$

カルシトニン

カル
＞＜

骨代謝！

体温直結の代謝は
僕らの仕事！
（亢進しちゃうと
汗ダクダク，頻脈，
ほてり，熱感！）

だからチアマゾールで
栄養の無駄遣いをストップだ！

チアマゾールの警告・慎重投与

　チアマゾールはトリヨードサイロニンやサイロキシンを作るところを邪魔します．無駄遣いが止まって一安心……と思いたいところですが．数か月以内に，死の危険がある「無顆粒球症」発生の可能性があるよ，との警告文があります．白血球の中でも好中球が極端に少なくなって，日和見感染すら起こってしまう状態です．発症しているかいないかを確認する必要があるため，2週間に1回は白血球の分画検査（数だけでなく，種類ごとの確認）になります．患者さんの採血負担に注意してくださいね．

　このように「血球に何らかの影響が出る」ため，中等度以上の血液障害は慎重投与対象ですよ．

無顆粒球症発生の
可能性！

チアマゾール
警告

併用注意

好中球が減っちゃうの！
日和見感染から死の危険だよ！
（だから2週間に1回は
分画検査が必要に……）

中等度以上の血液障害が
慎重投与対象になるのは
このためだよ！

‖ チアマゾールの併用注意 ‖

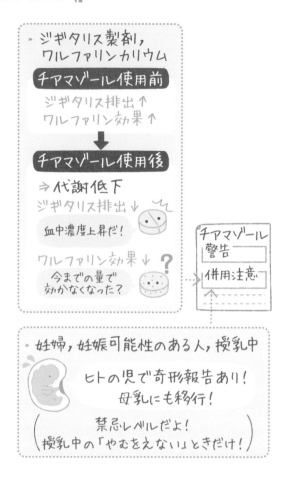

- ジギタリス製剤，ワルファリンカリウム

チアマゾール使用前

ジギタリス排出↑
ワルファリン効果↑

↓

チアマゾール使用後

⇒代謝低下

ジギタリス排出↓

血中濃度上昇だ！

ワルファリン効果↓
今までの量で
効かなくなった？

チアマゾール
警告

併用注意

- 妊婦，妊娠可能性のある人，授乳中

ヒトの児で奇形報告あり！
母乳にも移行！

（禁忌レベルだよ！
授乳中の「やむをえない」ときだけ！）

　併用注意を見ると，ジギタリス製剤とワルファリンカリウムがあります．代謝が亢進しているとき（チアマゾールを使う前）は，排泄促進・凝固能亢進状態なのでジギタリス製剤はたくさん排泄され，ワルファリンカリウムの効果が強く出ています．ここにチアマゾールを使う（併用する）と，血中ジギタリス製剤濃度が上がり（中毒症状の危険！），ワルファリンカリウムの効果が弱まる（今までの量だとよく効かない？）こと

になります．そして妊婦（・妊娠可能性のある人）では，ヒト胎盤通過による児の奇形が報告されています．また母乳にも移行して，乳児甲状腺に影響が出てしまいます．禁忌に含まれていてもおかしくないレベルです．だから妊娠・妊娠可能性のある人，授乳中は「チアマゾールは本来ダメ！　もうどうしようもないときだけ！」ですよ．

‖プロピルチオウラシルの禁忌・慎重投与・併用注意‖

・使ったら肝機能が低下した人
「劇症肝炎」が起きたことがあるよ！
↑
肝臓の働きが
急低下して、
昏睡などの重い症状
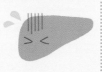

・ジギタリス製剤，ワルファリンカリウム

これもチアマゾールと同じだよ！

・中等度以上の
血液障害
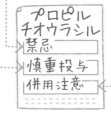
チアマゾールと
同じだね！

プロピル
チオウラシル
禁忌
慎重投与
併用注意

・妊婦，妊娠可能性のある人，
授乳中の人に無影響では
ないけれど……
「チアマゾールよりはまし！」

「……白血球にもダメ，妊婦さんにもダメ．使いにくいよ！」そんなときにはプロピルチオウラシルです．

禁忌は「使ったら肝機能が低化した人」．劇症肝炎を起こしてしまった例が報告されています．劇症肝炎というのは，肝臓の働きが急低下して昏睡のような重い症状が出てしまうもの．慎重投与対象に「肝障害がある人」が含まれるのも納得です．慎重投与対象に中等度以上の血液障害が入ってきてしまうのは，チアマゾールと同じ．併用注意にジギタリス製剤とワルファリンカリウムがあることも，理由ともどもチアマゾールと同じです．

残念ながら，胎児や授乳に「無影響」ではありません．妊婦・妊娠可能性のある人が使用すると，子どもに甲状腺機能抑制や甲状腺腫が出やすくなります．乳汁に移行してしまうので，本音を言えば授乳も避けたいところです．でも，移行量はチアマゾールの1/10.だから「使うなら，プロピルチオウラシルのほうがまし！」です．無顆粒球症のことも一緒に考えると，「肝臓の状態いかんにもよるけど……どちらかといえばプロピルチオウラシルのほうが安心？」という感じですね．もちろん，そのときには肝臓の調子をこまめに確認ですよ！

甲状腺機能低下とレボチロキシンナトリウム水和物の禁忌

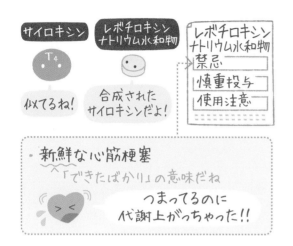

逆に甲状腺機能が低下してしまったら，甲状腺ホルモンを補充してあげましょう．レボチロキシンナトリウム水和物は，化学的に（＝人工的に）合成したサイロキシンそのものです．

禁忌は新鮮な心筋梗塞のある人．「新鮮」というのは，「できてすぐ！」の意味ですね．心筋梗塞ができて，体（とくに心臓）がその状態に慣れる前にサイロキシンが増えると，全身で代謝が上がります．全身細胞で酸素の必要量が増えて，酸素を届けるために（サイロキシン自身の働きでもありますが）心臓が頑張って収縮することになります．これ，心臓の負荷が増えてしまいますから……梗塞の先にある心筋は大ピンチですね．

レボチロキシンナトリウム水和物の慎重投与

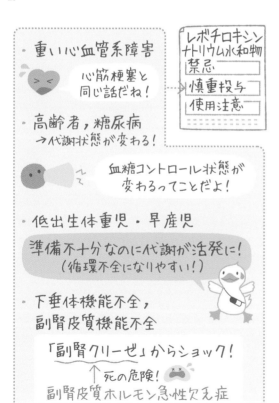

慎重投与についても，甲状腺ホルモンの「代謝」をキーワードに理解できますよ．重い心血管系の障害は，先ほどの心筋梗塞のおはなしとほぼ同じ．高齢者や糖尿病患者では，代謝状態が変わってきます．とくに糖尿病での血糖値コントロール条件が変わってくることには注意ですよ．

低出生体重児や早産児にも慎重に．体の中の準備が不十分なまま外の世界に出てきて，しかもこれまた代謝が活発になるため，循環不全を起こしやすくなってしまいます．血圧低下や尿量減少，血中ナトリウム濃度低下は危険なサインですからね！

あと，忘れてはいけないのが下垂体機能不全や副腎皮質機能不全のある人．これらの人に何も考えずに甲状腺ホルモンを補給してしまうと，副腎クリーゼを起こして，ショック状態から死に至る危険があります．副腎皮質ホルモンの急性欠乏症が副腎クリーゼでしたね．ちゃんと診察・処方をするときにお医者さんが副腎皮質ホルモン補充を最優先にしてくれるはずですが……．甲状腺ホルモン補充で血圧低下がみられたら，「もしかして！」とすぐに報告してくださいね．

║レボチロキシンナトリウム水和物の使用注意║

　使用注意は先ほどの「亢進症の逆！」になりますよ．ジゴキシン製剤とワルファリンカリウムは，血中濃度と抗凝固作用が変わりますね．併用すると甲状腺ホルモンが増えることになるので，ジゴキシン製剤は血中濃度が低下し，ワルファリンカリウムでは抗凝固作用が増加しますよ．

　インスリンなどの血糖値コントロール薬も，コントロール条件が変わりますね．コントロールを少し緩く（血糖値を少し高め）にしないと，全身細胞は代謝が亢進していますから，細胞がお腹ぺこぺこになってしまいます．

　あとはアドレナリンを含む交感神経系刺激薬と吸着薬にも注意ですね．甲状腺ホルモンは，アドレナリンなどの交感神経系伝達物質（のうちのカテコールアミン）がはまるところ（受容体：レセプター）の感度を上げる働きがあります．同じアドレナリン量でも，ドキドキしやすくなるのですね．そのせいで冠状動脈から心筋に必要な酸素（血液）を供給できない状態（冠動脈などの不全：冠不全）を起こす可能性があります．吸着薬の代表は，消化器系の胃・十二指腸や下痢でも出てきたアルミニウム含有制酸剤．これらにくっついてしまい，補充したはずの甲状腺ホルモンが吸収されなくなってしまうからですね．

・ジゴキシン製剤，
　ワルファリンカリウム

　チアマゾールや
　プロピルチオウラシル
　　と逆だね！

レボチロキシン
ナトリウム水和物
禁忌
慎重投与
→使用注意

・血糖値コントロール薬
　コントロール条件が
　　　変わるよねー！

・交感神経系刺激薬
　甲状腺ホルモンは
交感神経系受容体の感度を上げる！
　同じアドレナリン量でも
　ドキドキしやすくなるから
　心臓自身に必要な
　血液不足になっちゃうかも！

・吸着薬（薬もくっつけちゃうもんね！）

骨代謝に関係するホルモンとその薬

‖ カルシトニン ‖

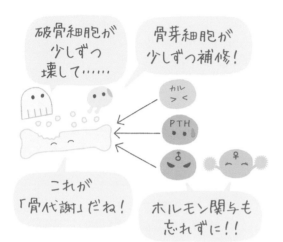

破骨細胞が少しずつ壊して……

骨芽細胞が少しずつ補修！

カル＜く

PTH

これが「骨代謝」だね！

ホルモン関与も忘れずに！！

不足するとカルシウムやリンが必要以上に血液に！

だからエルカトニンでカルシトニンを補充！

後半パート「骨代謝」のおはなしに入りましょう．「骨は一度できたら終わり！」ではありませんね．「倉庫老朽化である日突然崩落！」なんてことのないよう，日々少しずつ破骨細胞が壊し，その分を骨芽細胞が補修していきます．これが骨代謝ですね．

骨芽細胞と破骨細胞のサイクル，そしてその中に貯蔵しておくカルシウムやリン．これらに関係してくるホルモンが甲状腺ホルモンのカルシトニン，副甲状腺ホルモン（パラトルモン：PTH），そして性ホルモンです．そこに働く薬は「骨に関係する薬」になりますね．甲状腺機能が低下すると，カルシトニンの分泌が抑制されます．カルシトニンは骨にためているカルシウムやリンが必要以上に血液中に溶け出していくのを防いでくれますから……．カルシトニンが不足すると，骨が弱くなってしまう（強度不足）可能性があります．

‖ エルカトニンの禁忌・慎重投与・併用注意 ‖

・過敏症（これは仕方ないよね……）

・発疹などの過敏症を起こしやすい人
・喘息のある人

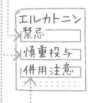
エルカトニン
禁忌
慎重投与
併用注意

発作を誘発しちゃうかも！

・ビスホスホン酸塩系骨吸収抑制剤
（骨粗鬆症の薬だから一緒に使いたいけど！）

血中カルシウム濃度が下がりすぎちゃう危険があるからだよ

エルカトニンはカルシトニン補給の薬です．

これは骨の強度維持に加えて，骨由来の痛みも抑えてくれる薬．薬本体に過敏症を示してしまった人には禁忌．慎重投与は発疹などの過敏症を起こしやすい人と，喘息のある人ですね．どちらも発作誘発の危険性があります．併用注意に注目！「ビスホスホン酸塩系骨吸収抑制剤」とあります．これも，骨粗鬆症（骨の強度が保てないほどすかすかになってしまう病気）で使う薬です．「骨の強度不足」ということでカルシトニンも一緒に使いたくなりますが，それでは血液中のカルシウム濃度が下がりすぎてしまうかも！

副甲状腺ホルモン（パラトルモン：PTH）とテリパラチド

　副甲状腺ホルモン（パラトルモン：PTH）も骨に関係の深いホルモンでしたね．副甲状腺ホルモンが働くところはたくさんありましたが……ビタミンDやカルシウムの働きを思い出せば，うまく整理できましたよ．ビタミンDは骨芽細胞の応援とカルシウムの吸収促進．カルシウムは骨に貯められるだけでなく，細胞の働き（筋収縮や神経細胞の情報伝達）に必要でしたよね．そんな副甲状腺ホルモンが不足したときも，骨が弱くなってしまう可能性があります．だからテリパラチドなどの副甲状腺ホルモン製剤の出番です．

　テリパラチドはヒト副甲状腺ホルモンのN末端側の切れ端（フラグメント）を，遺伝子組み換えで増やしたものです．「ヒト副甲状腺ホルモンの一部分！」と思ってくれればオーケーですよ．「骨折危険性の高い骨粗鬆症」に使うことで，ビタミンDの働きを促進し，間接的に骨を強くしてくれますが．残念ながら，結構禁忌が多いです．

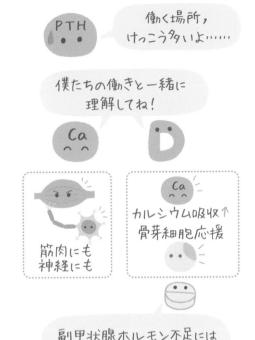

テリパラチドの禁忌

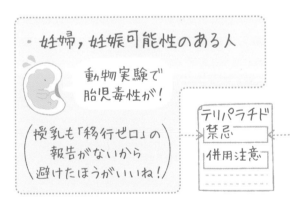

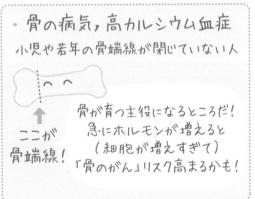

　骨の病気や高カルシウム血症，小児や若年の骨端線が閉じていない人や，妊婦・妊娠可能性のある人も禁忌です．まず妊婦・妊娠可能性のある人では，動物実験で奇形などの胎児毒性が報告されています．授乳の安全性は不明ですが，乳児は明らかに骨端線が閉じていません．「移行可能性がゼロ」という報告がない以上，避けたほうが無難ですね．

　骨端線というのは，骨のうち骨の幹になる部分と関節の一部になる部分の「つなぎ目（移行点）」にあたるところ．骨が育つ（イコール，背が伸びる）主役になるところです．そこで急に副甲状腺ホルモンが増えると，骨細胞のがん（骨肉腫など）のリスクが高まると考えられています．

▌テリパラチドの併用注意 ▌

- ジギタリス製剤
  ジギタリス効果出すぎ！
  高カルシウム血症の
  不整脈も出やすく！

- 活性型ビタミンD製剤
  高カルシウム血症の可能性

  これも一緒に使いたいはずの
  骨粗鬆症の薬だ！

テリパラチド
禁忌
併用注意

「高カルシウム血症」

⇒ 多飲多尿，便秘，嘔吐……
⇒ 元気消失，衰弱，せん妄……

これはもう危険信号！

血液検査項目と
心電図に注意して！

あとは併用注意も確認していきますよ．ジギタリス製剤との併用はジギタリスの効果が強く出すぎるだけでなく，高カルシウム血症の不整脈も出やすくなります．禁忌にもあった高カルシウム血症は，高カリウム血症ほどの生命緊急性はありません．でも細胞の電気発生に関係しているミネラルの1つですから，「やっぱり何かは危ないんだよね……」と気づいてくれるはず．多飲多尿や嘔吐・便秘に加えて元気消失・衰弱・せん妄（脳の機能不全状態）が出たら危険信号です．「もしかして……」と気にしていないと，通常の血液検査項目に入っていないので気づくのが遅れてしまうかもしれません．心電図さえとっていれば，「QT短縮」（大きな鋭い波QRSとなだらかな丘Tまでが短い）でわかるはずですよ．

残っている併用注意，活性型ビタミンD製剤も血中カルシウム濃度を高める高カルシウム血症の原因．活性型ビタミンDも骨粗鬆症の薬です．ついつい一緒に使いたくなる2つの薬ですが，もし併用するなら高カルシウム血症の症状が出ていないか心してチェックする必要がありますよ！　骨粗鬆症に対して使われる薬は，ホルモン由来の物だけではありません．破骨細胞を邪魔するビスホスホネート製剤や，先ほど出てきた活性型ビタミンD製剤などがありますね．

‖アレンドロン酸ナトリウム水和物の禁忌‖

　ホルモン製剤以外の骨に働く薬のおはなし．ビスホスホネート製剤の例として，アレンドロン酸ナトリウム水和物を紹介しますね．

　骨を少しずつ壊す破骨細胞を邪魔することで，骨のカルシウムが血液中に溶け出していかないようにします．骨芽細胞は邪魔されていないので，血液中のカルシウムは骨にため込まれていきます．これで骨密度が上がる（骨が丈夫になる）わけですね．

　禁忌は食道狭窄や食道アカラシアのような上部消化管異常や，30分以上坐位をとれない人．これは食道途中に貼りついて局所副作用を起こさないためですね．

　そして低カルシウム血症も禁忌です．骨から一定量溶けだしてくるはずのカルシウムが出てきませんから，低カルシウム血症が悪化してテタニーを起こすといけませんからね．なお，ほかの薬を飲むときには，アレンドロン酸ナトリウム水和物を飲んだあと30分以内に飲んではいけませんよ．先におはなしした「食道途中に貼りついて局所副作用」を防止するためです．水なら，30分以内に飲んでもオーケーですからね．

　アレンドロン酸ナトリウム水和物には「毎日飲む錠剤」と「1週間に1回飲む錠剤」の2スタイルがあります．どちらも錠剤ですから，間違わないでくださいね．患者さんへの説明・指示にも要注意です．

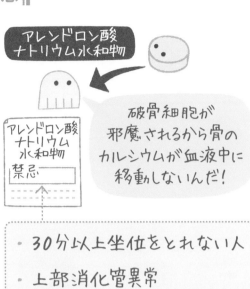

アレンドロン酸
ナトリウム水和物

破骨細胞が邪魔されるから骨のカルシウムが血液中に移動しないんだ！

アレンドロン酸
ナトリウム
水和物
禁忌

・30分以上坐位をとれない人

・上部消化管異常
（狭窄，食道アカラシア……）

食道の途中に貼りつくのを防止！

・低カルシウム血症
テタニーの危険！

 毎日！　 1週間に1回！

 アレンドロン酸ナトリウム水和物にはどちらもあるから間違えないでね！！

‖アルファカルシドール‖

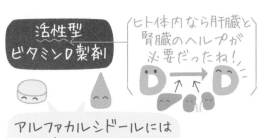

アルファカルシドールには
錠剤もシロップも！

気をつけることは
（ビタミンDの作用から）
高カルシウム血症！

代謝と排泄の肝臓と
腎臓の障害にも注意してよね！

ホルモン製剤以外の骨粗鬆症薬のもう1つ，活性型ビタミンD製剤に入りますね．活性型ビタミンD製剤の例として，錠剤だけでなくシロップもあるアルファカルシドールをご紹介．

骨粗鬆症だけでなく，副甲状腺機能低下症や骨軟化症，慢性腎不全などにも使う薬です．慢性腎不全にも使う理由は，ビタミンDの活性化の場所の1つだから．「肝臓と腎臓で形を変えないと働けない……」でしたね．体の中に入ったビタミンDが活性化されると，骨代謝全体を活性化するだけでなく小腸からのカルシウム吸収を促進します．カルシウムが血液に流れ込みますから，高カルシウム血症には気をつけないといけませんね．あとは代謝・排泄でおなじみの肝臓と腎臓の障害に注意を忘れずに！

‖卵胞ホルモン不足とエストリオール‖

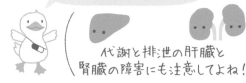

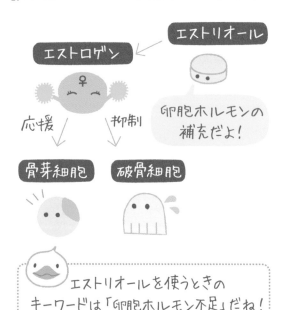

エストリオールを使うときの
キーワードは「卵胞ホルモン不足」だね！
「老人性骨粗鬆症」「更年期」「膣炎」
「子宮頸管炎」「子宮膣部びらん」

続いて骨に働く性ホルモンとして，女性ホルモンの卵胞ホルモン補充，エストリオールを紹介しますね．

エストリオールは老人性骨粗鬆症をはじめ，更年期障害，膣炎，子宮頸管炎や子宮膣部びらんに使われる薬です．キーワードは「（閉経による）卵胞ホルモン不足」ですね．

閉経は生殖不要年齢になったとして，体が卵胞ホルモン・黄体ホルモンを作らなくなること．更年期障害は，その前に生じるホルモン分泌変動による身体的・精神的変化です．「生殖不要」ですから，男性生殖器を受け入れる準備もおしまい．分泌物の性状が変化して，膣や子宮に炎症が起こりやすくなります．そして卵胞ホルモンには骨芽細胞を応援し破骨細胞を邪魔する働きがありました．そんな卵胞ホルモンが閉経で出なくなりますから，骨芽細胞は応援がなくなってしょんぼり．破骨細胞は抑制が外れて元気になります．その結果が骨粗鬆症です．閉経後の女性で骨粗鬆症が多いのは，卵胞ホルモンが作られなくなり，骨代謝が変化したからなのですね．

‖エストリオールの禁忌‖

　卵胞ホルモンの補充，エストリオールの禁忌は結構多いですよ．妊婦・妊娠可能性のある人が禁忌なのはいいですよね．本来，妊娠中は黄体ホルモン優位のはず．そこに卵胞ホルモンがドカンと追加されるので，動物実験で着床障害が報告されています．ヒトでの安全性は確立されていませんよ．

　閉経後の骨粗鬆症目的で使うときには心配不要だと思いますが，閉経前の女性でも起こりうる「膣炎」などではちょっと注意しないといけないですね．エストロゲン依存性の悪性腫瘍にも禁忌です．治療後であっても，乳がんは再発危険です．あと「異常性器出血」は子宮内膜がんの可能性があります．原因を突き止めたあとじゃないと，怖いですね．同様に治療をしてない子宮内膜症も悪化させてしまう可能性があります．「生理が重い」人は，もしかしたら子宮内膜症かもしれませんよ！

　あと「卵胞ホルモン補充」とみたら，「血栓や塞栓の危険」を思い出すようにしてください．現在「ある」だけでなく，以前「あった」人も禁忌ですよ．卵胞ホルモンは凝固系を活性化する働きがあります．確かに，月経時に血が止まりやすい状態にないと子宮内膜が困ってしまいますね．凝固系活性化で血栓ができやすくなり，流れて行って詰まりやすくなります（塞栓）．血栓と塞栓一般についてのおはなしは，「脈・血圧」のところでしてありますよ．危険なサインには，一刻も早く気づいてくださいね！

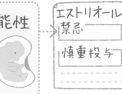

・妊婦，妊娠可能性
（黄体ホルモン優位じゃないといけないね！）

エストリオール
禁忌
慎重投与

・エストロゲン依存性の悪性腫瘍

治療後でも再発の危険があるんだ！

・異常性器出血

もしかして「子宮内膜がん」？

・未治療の子宮内膜増殖症
（がん化しちゃうかも！）

・血栓や塞栓がある人 ＋ あった人

凝固系を促進！

‖エストリオールの慎重投与‖

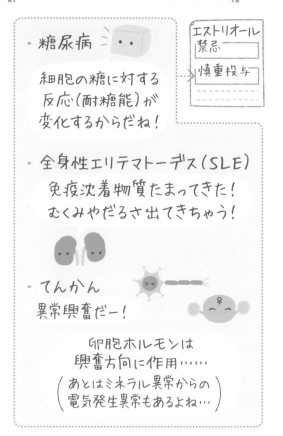

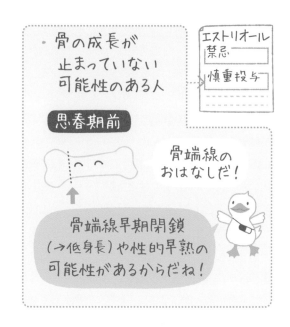

エストリオールの慎重投与．禁忌から簡単に想像できるものが大半ですが，全身性エリテマトーデス（SLE），てんかん，糖尿病の文字もありますね．糖尿病については，併用注意に血糖降下薬の一部があることからもわかるように「細胞の糖に対する反応（耐糖能）」が変化するから．

全身性エリテマトーデス（SLE）は次の「感染・免疫」のところでおはなしする自己免疫疾患．てんかんは脳（の神経細胞）が変な電気発生を起こしてしまったものです．全身性エリテマトーデスは自分の体を「異物！」と認定してしまった結果，腎臓の糸球体に抗体などがたまって（免疫沈着物質）腎臓がうまく働かなくなってしまいます．その結果むくみやだるさが出るのですが，卵胞ホルモン補充でこの症状が悪化してしまうおそれがあります．

てんかんは神経細胞の異常な電気発生（神経興奮）

が原因．卵胞ホルモンは一般的に神経を興奮させる方向に働きます．また，心臓や腎臓の病気（既往を含む）によって，体の中に水分がたまりやすくなり（体液貯留），そのせいでミネラル異常から電気発生異常が起こりやすくなります．これもてんかんを悪化させる原因になりますね．

骨の成長が止まっていない可能性のある人や思春期前の人も慎重投与対象ですよ．骨端線のおはなしは，副甲状腺ホルモン補充製剤のテリパラチドで出てきました．骨の成熟は卵胞ホルモンの得意分野．骨芽細胞を応援して，骨にどんどんカルシウムを埋め込ませます．破骨細胞は抑制しますから，「今の骨の形」はあまり変わりません．だから骨の成長が止まる（＝骨端線早期閉鎖）のです．思春期前に卵胞ホルモンを補充すると性的早熟の可能性があります．「性的早熟」とは，心身ともに準備が完成する前に第二次性徴が始まってしまうもの．小学校に入ってすぐに乳房成長，月経開始……では，いらぬ不安を感じてしまうことになりかねません．黄体ホルモンや男性ホルモンの補充は，「骨（の強度）」にそこまで直接的影響はありません．ですから，次項の「副腎・性腺」のところにまわしますね．

まとめ

頭部や頸部のホルモン異常に効く薬のおはなしまで終了しました.
次項は胴体部のホルモン異常に使われる薬のおはなしです.
胴体部から出るホルモンも，頭部や頸部から出るホルモンのコントロールを受けることを忘れてはいけませんよ！

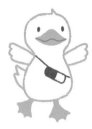

memo

....

....

....

....

....

....

....

....

....

....

....

....

....

....

....

....

....

....

....

....

....

....

....

14. 内分泌系（頭から首まで以外）に効く薬

本項のポイント

- 性腺のホルモン異常に効く薬
- 副腎のホルモン異常に効く薬

　今回は胴体部のホルモンに効く薬のおはなし.

　ここでは「性腺」と「副腎」に注目します.

　性腺ホルモンは一部の悪性新生物と関係があることを意識してくださいね.

　副腎から出るホルモンは重要な働きがあるものばかり. だけど実は半分近くのおはなしが終わっていますよ. 忘れていた人は見直してくださいね.

　ここでは主に糖質コルチコイド（と鉱質コルチコイドの残り）に関係する薬を紹介します.

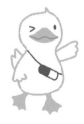

性腺のホルモン異常に効く薬

性腺ホルモンの補充

内分泌系の3つ目，「副腎・性腺」パートです．位置は少々下になりますが，前回までの話と関係の深い「性腺」から始めますよ．

性腺から出るホルモンを補充するとき，「命令する立場のホルモン」補充をすることもあります．それについては「頭部パート」でおはなししたとおり．視床下部や下垂体に原因があったとき，でしたね．直接性（腺）ホルモンを補充するときには「不妊」と「悪性腫瘍（がん）」に関係することが多いですよ．

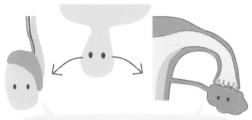

直接補充は「不妊」と「悪性腫瘍」に関係が！

ジドロゲステロン

女性ホルモンの黄体ホルモンを補充するお薬が，ジドロゲステロン．

補充対象は月経周期異常，月経困難症，機能性子宮出血，子宮内膜症のような月経に関する不具合．あと，黄体機能不全による不妊症をはじめ，習慣性流早産や切迫性流早産にも使われます．黄体ホルモンを補うことで，受精卵が着床しやすい環境を作り，維持していくのですね．禁忌は，重い肝障害のある人です．

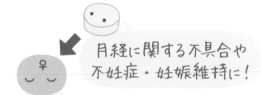

月経に関する不具合や不妊症・妊娠維持に！

黄体ホルモンを補充するのがジドロゲステロン！

テストステロンエナント酸エステル

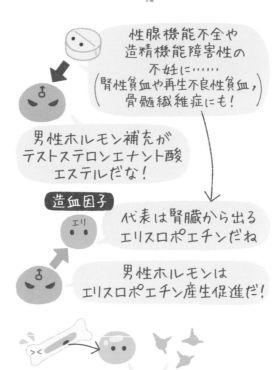

性腺機能不全や造精機能障害性の不妊に……（腎性貧血や再生不良性貧血，骨髄繊維症にも！）

男性ホルモン補充がテストステロンエナント酸エステルだな！

造血因子

代表は腎臓から出るエリスロポエチンだね

男性ホルモンはエリスロポエチン産生促進だ！

骨髄で白血球や血小板しかできないと骨髄が硬く「繊維化」しちゃう！（エリスロポエチンが必要だね！）

男性ホルモンを補充する薬がテストステロンエナント酸エステル．

補充対象は性腺機能不全や造精機能障害による不妊．ほかにも再生不良性貧血，腎性貧血，骨髄繊維症にも使われる薬です．

腎性貧血は，腎臓から出るエリスロポエチン不足のせいで赤血球が成熟できないために起こる貧血．再生不良性貧血は，骨髄での細胞分裂がうまくできないため血球全体が不足してしまう貧血です．再生不良性貧血のときには，細胞分裂を促す「造血因子」の刺激が必要です．代表的な造血因子は腎臓由来のエリスロポエチン．そして男性ホルモンはエリスロポエチン産生を促進させる働きがあります．だから男性ホルモン補充は腎性貧血にも，再生不良性貧血にも使われるのです．男性のほうが赤血球数が多い理由も，わかってもらえるはずです．

骨髄繊維症というのは，血球のうち白血球や血小板ばかりが作られるようになったもの．そのせいで骨髄がスポンジ状ではなく硬く（繊維状）になり，やがて血球を作れなくなってしまいます．スタートは，赤血球ができなくなったせいで起こる貧血．だからエリスロポエチンが必要で，男性ホルモン補充の意味があるのですね．

テストステロンエナント酸エステルの禁忌・併用注意

　禁忌は妊婦・妊娠可能性のある人. 女児の男性化が起こってしまいます. アンドロゲン依存性悪性腫瘍のある人も禁忌ですね. 前立腺がんがあるときに補充してしまうと, 悪化するおそれがあります.

　併用注意には, ワルファリンカリウムなどの抗凝固薬が書いてありますね. これはテストステロンに凝固因子を邪魔する働き(因子合成阻害や因子分解促進)があるので, ワルファリンカリウムの抗凝固作用が強く出る可能性があるからです.

- 妊婦, 妊娠可能性のある人

女児が「男性化」!

- アンドロゲン依存性悪性腫瘍

前立腺がんで補充すると悪化のおそれだね!

- ワルファリンカリウムなどの抗凝固薬

テストステロンには凝固因子を邪魔する作用!

テストステロンエナント酸エステル
禁忌
併用注意
慎重投与

テストステロンエナント酸エステルの慎重投与

　慎重投与対象もみておきますよ. 高齢者, 前立腺肥大の人, がんの骨転移のある人, 心臓や腎臓の悪い人, 思春期前の人ですね. 心臓や腎臓が悪いと, 体液貯留(水やナトリウムなど)で悪化する可能性があるから. 高齢者は腎臓の排泄機能が衰えてきますね. 前立腺肥大は男性ホルモン依存性なので, 悪化する可能性がありますよ. がんの骨転移があると, 骨からカルシウムが溶けだしやすく, 高カルシウム血症の危険があります. 卵胞ホルモンのように骨代謝に直接関係するのものではありません. でも男性ホルモンも骨に作用するものである以上, 補充でミネラル貯蔵に変化を起こすため, 慎重に……です. 思春期前では, 早期骨端線閉鎖と性的早熟の可能性ですね. 小学校低学年から陰茎肥大や持続性勃起が「性的早熟」の内容になりますよ.

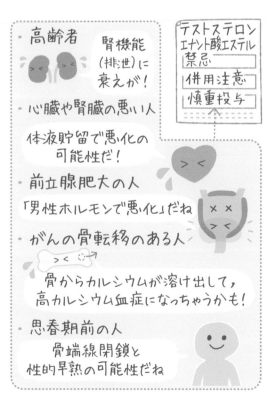

- 高齢者　腎機能(排泄)に衰えが!

- 心臓や腎臓の悪い人

体液貯留で悪化の可能性だ!

- 前立腺肥大の人

「男性ホルモンで悪化」だね

- がんの骨転移のある人

骨からカルシウムが溶け出して, 高カルシウム血症になっちゃうかも!

- 思春期前の人

骨端線閉鎖と性的早熟の可能性だね

テストステロンエナント酸エステル
禁忌
併用注意
慎重投与

性腺ホルモンと悪性新生物

クロルマジノン酢酸エステルの禁忌・慎重投与

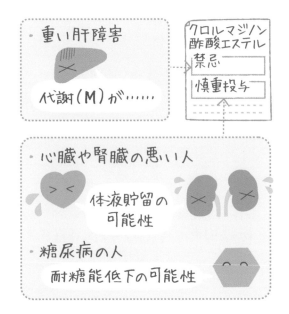

・重い肝障害

代謝（M）が……

クロルマジノン酢酸エステル
禁忌
慎重投与

・心臓や腎臓の悪い人
体液貯留の可能性

・糖尿病の人
耐糖能低下の可能性

……がんのおはなしは次の「感染・免疫」予定ですが，性ホルモンに依存するがんの薬については，ここで補足してしまいましょう．ついさっき出てきた前立腺がんは，男性ホルモンがあることで増殖します．だから，がん細胞が男性ホルモンを取り込めないようにしてしまえという薬が，クロルマジノン酢酸エステルです．

前立腺がん細胞は，テストステロンの取り込みを邪魔されるので，増えることができません．前立腺自体の肥大を抑え，萎縮させる働きもある薬です．禁忌は重い肝障害．薬の代謝（M）に悪影響が出るからですね．慎重投与は心臓や腎臓の病気の人と糖尿病の人．心臓や腎臓が悪いと体液貯留（水やナトリウムなど）の可能性，糖尿病だと耐糖能低下が起こるおそれがあるからですね．

memo

‖リュープロレリン酢酸塩‖

　性ホルモンにがん細胞成長が依存するなら，もっと根本的に対処する方法がありますね．視床下部レベルでコントロールしてしまえばいいのです．今から「視床下部レベルで性ホルモン依存がんに効く薬」を紹介しますが……．注意してくださいね．対象となる病気（効く病気）が多い薬ですが，全身に広い影響が出る薬でもあります．ある意味，視床下部の性ホルモンコントロール全体の復習にもってこいのおはなしですよ．リュープロレリン酢酸塩は，LH-RH誘導体と呼ばれるお薬です．

　体内に吸収されて，代謝されると「性腺刺激ホルモン放出ホルモン」の働きを発揮します．だから，薬の初回仕様直後は「下垂体-性腺刺激作用（急性作用）」が出ます．ほしい効果と，逆向きの働きです．でも，薬の刺激はあまりに強く，下垂体の刺激ホルモン（FSHやLH）の産生・放出が減ってきます．「こんなに作れない……もうダメだ……」状態です．さらに性腺（卵巣や精巣）でも下垂体からの刺激に反応しなくなっていきます．急性作用のようなドカンと強力な命令に慣れてしまい，ちょっとやそっとの刺激では動かない状態です．結果，テストステロンやエストラジオールの産生は思春期前のレベルまで下がります．これで，性ホルモン依存のがんは増えることができなくなりました．前立腺がん，閉経前の乳がんはもちろん，中枢性思春期早発症や子宮内膜症，子宮筋腫の一部にもこの薬は使われます．

　ちょっと覚えておいてほしいこと．「あまりに強い刺激に慣れて，ちょっとやそっとの刺激で動かなくなる」ことは，「依存」に関係してくるおはなしです．

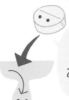

「性ホルモン依存のがん」の根本的対処は視床下部レベルのコントロールだけど……効く病気は多いかわりに，全身に広く影響が出るよ！

リュープロレリン酢酸塩は代謝されるとあたかも「性腺刺激ホルモン放出ホルモン」（LH-RH）

薬が効くと……最初は「下垂体刺激」の「急性作用」!!

FSH　LH

最初はドカンと出る！

でも……やがてホルモンが出なくなる

FSH　LH

もう……作れない……

弱い刺激じゃ出てあげないよ！

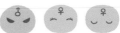

この「強刺激⇒弱刺激で動かない」は「依存」にも関係してくるおはなしだよ！

‖ リュープロレリン酢酸塩の禁忌 ‖

・薬自体に
過敏性

・乳児
（安全性未確立）

・妊婦，
妊娠可能性，授乳中

動物実験で胎児死亡や
骨格異常に乳汁移行！

・診断がついていない
異常性器出血

悪性疾患だといけないからね！

リュープロレリン酢酸塩
禁忌
慎重投与
重大副作用

話をリュープロレリン酢酸塩に戻しますよ．禁忌や重大副作用などが，けっこう広いところに出てきます．

薬自体に過敏症が出たら当然禁忌．女性では妊婦・妊娠可能性のある人，授乳中は禁忌です．動物実験で胎児死亡や骨格異常，乳汁移行が報告されています．

また，安全性が確立されていないので乳児にも禁忌．あとは，診断がついていない異常性器出血も禁忌ですよ．悪性疾患の可能性があるからですね．

‖ リュープロレリン酢酸塩の慎重投与 ‖

・脊髄圧迫や尿路閉塞が
出ている前立腺がん

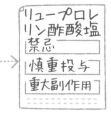

急性作用で腎障害を
起こすと圧迫・閉塞悪化の
可能性がある！

・粘膜下筋腫のある
子宮内膜症，閉経前乳がん

出血が増える
おそれがあるよ

リュープロレ
リン酢酸塩
禁忌
慎重投与
重大副作用

一部の前立腺がんと粘膜下筋腫のあるときには慎重に．脊髄圧迫や尿路閉塞が出ている前立腺がんでは，急性作用のせいで腎障害を起こして，圧迫や閉塞が悪化する可能性があるからです．粘膜下筋腫のある子宮内膜症や閉経前乳がんでは，出血が増えるおそれがあるからですね．子宮内膜症や子宮筋腫の一部に対して併用注意の薬がずらりと並んでいます．これらは，性ホルモンを補充する薬ですね．性ホルモン分泌を抑制したいのに，補充をしてしまっては意味がありませんよね……．

‖リュープロレリン酢酸塩の重大副作用‖

　重大副作用として肝機能障害や糖尿病の発症・増悪，血栓塞栓，アナフィラキシーショックなどが起こりえます．下垂体卒中というのは，脳卒中のような血管障害（出血や梗塞）が下垂体で起こること．激しい頭痛や意識障害，嘔気や嘔吐，視力低下や複視（二重に見える）などが出てきます．急性作用による強すぎた刺激が，下垂体で悪さをしてしまったのですね．視神経を圧迫してしまう，下垂体の位置関係を思い出してください．

　あと「うつ状態」のおそれがあるとも書いてありますね．性ホルモンの分泌変化は，気分変調（精神分野）を引き起こします．これは更年期の心理的変化の一部であり，妊娠・出産に伴う気分の乱高下の理由です．「それだけ」が原因ではありませんが，性ホルモン変化と精神分野の関係性は覚えておきましょうね．

　性ホルモンが妊娠に深く関係していることは，今まで勉強してきた通りです．LHサージのショックで排卵が起こらなければ，卵子がいないので「受精」できません．受精卵がいなければ「着床」もできません．だから，妊娠を避ける（避妊）ときにも性ホルモンの薬が出てきます．避妊にはいろいろな方法があります．性感染症予防に必要なコンドームは，そこまで避妊効果は高くありません．手術はしたくない，子宮内に器具は入れたくない……それなら薬（ピルやアフターピル）の出番です．

・肝機能障害，
　糖尿病の発症，増悪

・血栓，寒栓

・アナフィラキシーショック

・下垂体卒中
　　↑
　血管障害（出血や梗塞）が
　下垂体で起こっちゃった！
　激しい頭痛，意識障害，
吐き気や嘔吐，視力低下や複視
　視神経が近くを通っているから！

・うつ状態のおそれ

性ホルモンの分泌変化は
気分変調を引き起こす！

更年期や妊娠・出産に伴う
気分乱高下もわかるでしょ？

リュープロレリン酢酸塩
禁忌
慎重投与
重大副作用

避妊薬

レボノルゲストレル・エチニルエストラジオール

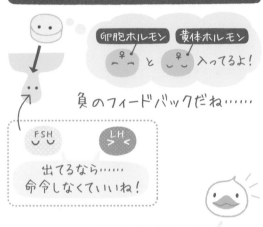

レボノルゲストレル・エチニルエストラジオール

卵胞ホルモン　黄体ホルモン　入ってるよ！

負のフィードバックだね……

FSH　LH

出てるなら……
命令しなくていいね！

あっ！LHが出ないと
「LHサージ；排卵のきっかけ」が
ないぞ！
（だから避妊できるんだね
月経困難症にも使う薬だよ）

次は避妊薬についてのおはなしです．「ピル」は，低用量経口避妊薬（OC）を指す言葉です．一例として，レボノルゲストレル・エチニルエストラジオールを紹介しますね．

卵胞ホルモンと黄体ホルモンの入った錠剤で，これを飲むと下垂体の性腺刺激ホルモン（FSHとLH）に負のフィードバックがかかります．「……ちゃんと卵胞ホルモンも黄体ホルモンも出てるねー．別に，命令しなくてもよさそうだねー」というイメージです．黄体形成ホルモン（LH）が出なくなるので，LHサージは起こりません．LHサージがないということは……卵胞から卵子が飛び出す「排卵」が起こりません．卵子がない以上，受精しませんし，妊娠しません．ちゃんと飲めば99％以上の避妊可能なのは，このためです．そして卵胞ホルモンと黄体ホルモンの体内量も一定化するので，月経困難症緩和にも使われる薬です．

‖レボノルゲストレル・エチニルエストラジオールの禁忌‖

　ただし，禁忌はそれなりにありますよ．卵胞ホルモンが入りますから，エストロゲン反応性の悪性腫瘍があったらダメですね．代謝（M）が悪くなっている肝障害も禁忌．妊婦・妊娠可能性のある人，授乳中の人もダメですね．妊娠中の安全性は確立されていませんし，乳汁は量や質の変化に加えて，児に黄疸と乳房腫大が出たと報告されています．骨の成長途中もダメですし，「血栓」の危険が高いときにも禁忌になります．

　「血栓」を作りやすい例として，血管病変のある糖尿病をはじめ，片頭痛や心臓弁膜症，産後や手術前後，長期安静，脂質代謝異常，喫煙と並んでいます．注目は喫煙．タバコの害は呼吸器系だけと誤解している人がいますが，血管系にも大影響ですよ．

　あとは禁忌のところにHCV（肝炎ウイルスC型）の薬（オムビタスビル水和物・パリタプレビル水和物・リトナビル配合剤）使用中と，耳小骨のアブミ骨が硬くくっついて聞こえが悪くなった耳硬化症があることも確認しておいてください．

　これら禁忌にあたらないなら，普段から避妊信頼性の高い低用量経口避妊薬を使いたいところ．でも，各種の理由で間に合わないこともあります．そんなときには「アフターピル」です．

・エストロゲン反応性の悪性腫瘍

・肝障害

レボノルゲストレル・エチニルエストラジオール 禁忌

代謝（M）が悪いとダメ！

・妊婦，妊娠可能性，授乳中

 安全性未確立だし乳汁に変化！
（児にも黄疸，乳房腫大！）

・骨の成長途中

骨端線が一！

・HCVの薬使用中
・耳硬化症

アンプの役目果たせないよ！

・血栓の危険が高いとき

・血管病変のある糖尿病
・片頭痛
・心臓弁膜症
・産後，手術前後
・長期安静
（↑エコノミー症候群）
・脂質代謝異常
・喫煙

▌レボノルゲストレルの禁忌 ▐

 レボノルゲストレル

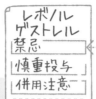

緊急時に避妊の「確率を上げる」薬！
（可能なら排卵を止めるほうが確実だからね！）

・重い肝障害
薬の代謝が……

・妊娠中，授乳中
男児は女性化
女児は外性器男性化！
そして乳汁にも移行！

普段から経口避妊薬を使っていなかった（使えなかった）人が，緊急時に使う薬が「緊急避妊薬（アフターピル）」．一例としてレボノルゲストレルを紹介．

性交から72時間以内，早く飲めば飲むほど避妊できる「確率が上がります」．「100％避妊できる！」ではありません．不測の妊娠を望まないなら，低用量経口避妊薬のほうが安全確実です．

禁忌は重い肝障害と妊娠・授乳中．肝臓は代謝（M）への悪影響が出るから．妊娠中に飲むと，男児は女性化，女児は外性器の男性化が起こってしまいます．乳汁に移行してしまうので，レボノルゲストレルを飲んでから，少なくとも24時間は授乳しないでくださいね．

▌レボノルゲストレルの慎重投与と併用注意 ▐

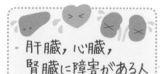

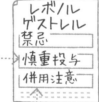

・肝臓，心臓，腎臓に障害がある人

・抗結核薬（リファンピシン）
・抗HIV薬
・（抗けいれん薬のような）中枢神経系の薬
・セントジョーンズワート

レボノルゲストレルの効果を弱めちゃうよ！

慎重投与対象は肝臓・心臓・腎臓に障害がある人．これらはいつものラインナップですね．ただし，併用注意はちゃんと読む必要があります．抗けいれん薬のような中枢神経系の薬や，抗HIV薬（プロテアーゼ阻害，逆転写酵素阻害），抗結核薬のリファンピシンのような薬の中に……セントジョーンズワート（西洋オトギリソウ）が混ざっています．これは「リラックス！」を宣伝するお茶の中によく含まれている成分です．いろいろあってリラックスしたい気持ちはわかりますが，セントジョーンズワートのせいでレボノルゲストレルの効果が弱まっては一大事です．「その飲み物には何が入っているのか」，一度確認してみてくださいね．

副腎のホルモン異常に効く薬

性腺パート一段落．副腎のおはなしに入りましょう．副腎は表面側の皮質と，内側の髄質に分かれていることはいいですよね．髄質から出るのは，交感神経系の神経伝達物質，アドレナリンです．アドレナリン（やノルアドレナリン）については，「脈・血圧」パートで$\alpha_1 \sim \beta_2$受容体のおはなしをしてあります．あとは「呼吸」の中枢パートでも出てきます．交感神経系優位の興奮モードだと体はどうなるか，脈・血圧パートを見直しておいてくださいね．副腎皮質からは，血液と尿のミネラル担当の鉱質コルチコイドと，血糖値上昇と抗炎症担当の糖質コルチコイドが出ています．

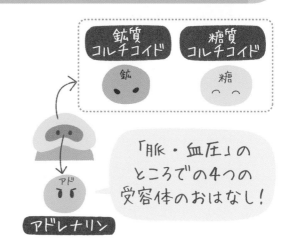

「脈・血圧」のところでの4つの受容体のおはなし！

鉱質コルチコイド（アルドステロン）の働き：ミネラル調節

鉱質コルチコイド（アルドステロン）は，体から出ていく尿量に関係していました．だから「脈・血圧」パートのところでも少し出てきましたね．尿量をコントロールする主役は下垂体後葉ホルモンのバソプレシン．鉱質コルチコイドは尿量に関しては主役ではありません．鉱質コルチコイドが主役になる場所は，ミネラルとpHです．

ミネラルの重要性についてはいろいろなところで勉強しましたね．細胞外液に多いのはナトリウムイオン（Na^+）と塩化物イオン（Cl^-）．少しだけですがカルシウムイオン（Ca^{2+}）も細胞外のほうが多いミネラルですね．細胞内液に多いのはカリウムイオン（K^+）．これらの適度な濃度差がないと細胞が電気を作れない（筋収縮も神経細胞情報伝達もできない）……でしたね．

鉱質コルチコイドはミネラルとpH調節の主役！

尿量調節はバソプレシン！

カリウムは細胞内に多くて，ナトリウムとカルシウムは細胞外に多い！

L-アスパラギン酸カリウムの禁忌と併用注意

 ・高カリウム血症

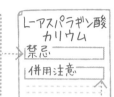

腎不全がすぐ危険になることもアルドステロンの働きから理解して！

 ・副腎機能障害（アジソン病）

アルドステロンを出せない……

・エプレレノン使用中

 カリウム保持性の利尿薬だからだ！（尿に逃がさないタイプ）

・カリウム保持性利尿薬一般
・アルドステロンを作らせない薬
・ヘパリン，ジギタリス製剤

 排泄に変化が出たら……！血中濃度要注意！

・消炎鎮痛薬

「薬でミネラルを補充！」というとき，出番が多いのはカリウム補充製剤です．嘔吐や下痢，降圧のために利尿薬を使ったときには低カリウム血症を起こしやすくなります．そんなときにはL-アスパラギン酸カリウムなどで補充です．

禁忌は高カリウム血症（とそれを引き起こす病気）の人．高カリウム血症はテント状T波で，心停止の危険でした．エプレレノンというのは，利尿薬の一種．利尿薬の中でも血液中カリウムを尿に出さないタイプの「カリウム保持性利尿薬」です．必要以上にカリウムイオンが尿に出ていかないのに，そこにカリウムイオンを追加してしまったら，これまた高カリウム血症の危険です．

あと，腎臓が悪い（腎不全）だと高カリウム血症になりやすいことをしっかり確認．アルドステロンの働きは，（とくに遠位）尿細管に働いて原尿からナトリウムイオンと水を血管内へと再吸収して，カリウムイオンを尿に捨てること．この働きがうまくできない「腎障害（や腎不全）」では，捨てたいカリウムイオンをうまく捨てられませんよ．

併用注意の薬はアルドステロンを作らせないような薬やカリウム保持性の利尿薬など．併用注意の常連ヘパリンやジゴキシンにならんで，消炎鎮痛薬（痛み止め）までもが併用注意です．

鉱質コルチコイド(アルドステロン)の働き：pH調節

アルドステロンの働き，主役の2つ目はpH調節です．血液pH（酸性度合い・アルカリ性度合い）の調節は，肺と腎臓が2大調節臓器．アシドーシスやアルカローシスが進むと，生きていけないおはなしは生化学で勉強したはず．だけど「血液pHだけ」を調節するために薬を使うことはあまりありません．アシドーシスやアルカローシスを起こした以上，何か原因があるはずなのです．呼吸性なら，肺が二酸化炭素を吐き出しすぎているのか，逆に吐き出せない状態なのか．代謝性なら腎臓の調子や腎臓に働くホルモンはどうか．ほかにも嘔吐・下痢，糖尿病などでもアシドーシスやアルカローシスが起こりましたね．これら原因を突き止めて，対処することが大事．血液pHだけを薬で無理やり正常域にもっていっても，原因が解消されないといたちごっこです．

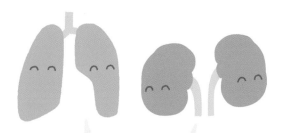

肺と腎臓は
2大pH調節臓器！

memo
....
....
....
....
....
....
....
....
....
....
....
....
....
....
....

‖ クエン酸カリウム・クエン酸ナトリウム水和物配合薬 ‖

クエン酸カリウム・クエン酸ナトリウム水和物配合薬は尿酸塩を溶かすための薬だよ

血液のアシドーシスが緩和されると，尿酸塩結晶が溶けやすくなるのさ！

・（泌尿器系感染に使う）ヘキサミン

尿のpHが変わると効かなくなっちゃう！

クエン酸カリウム・クエン酸ナトリウム水和物配合薬

禁忌

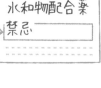

pHに関係して，併用注意に制酸薬があることも確認しておいてね！

一応，血液pH異常に使われる薬としてクエン酸カリウム・クエン酸ナトリウム水和物配合薬を紹介しますね．

これ，痛風のときに出される「尿アルカリ化剤」．痛風の痛みのもと「尿酸塩」を溶かし，アシドーシスを解消する薬です．この薬は肝臓で代謝されるとHCO_3^-（重炭酸イオン）に変わります．これ，生化学でおはなしした「アルカリ性のもと」でしたね．

血液中にアルカリ性のもとが増えて，アシドーシスは緩和されます．アシドーシスが緩和されると，血管内の尿酸塩結晶が溶けやすくなり，痛風が少しずつ良くなる……というわけです．

禁忌は泌尿器系感染に使う抗菌薬のヘキサミン使用中．ヘキサミンの効力が尿のpHに依存しているせいです．尿のpHが変わると，ヘキサミンが効かなくなってしまいます．

pHと言えば思い出してほしい「胃酸」に関係する薬も，併用注意のところにいますね．胃の制酸薬（水酸化アルミニウムゲル）は，飲んでから2時間以上，間をあける必要がありますよ．

‖ スピロノラクトン ‖

スピロノラクトン

降圧薬のところで出てきたよ！

アルドステロンを邪魔する「カリウム保持性」なんだね

アルドステロンが過剰にできてしまう悪性腫瘍などで「抗アルドステロン薬」が使われることがあります．スピロノラクトンの例でおはなししましょう．

これは降圧薬のおはなしのところで以前出てきた薬ですね．この薬は利尿・降圧薬として働きます．主役ではないにせよ，アルドステロンも尿に関係するホルモンですからね．スピロノラクトンは遠位尿細管でアルドステロンの働きを邪魔して，ナトリウムイオンと水を捨てる（利尿）薬．ナトリウムイオンと交換されるはずのカリウムイオンは捨てられませんから，「カリウム保持性」の利尿薬です．

‖スピロノラクトンの禁忌・併用注意‖

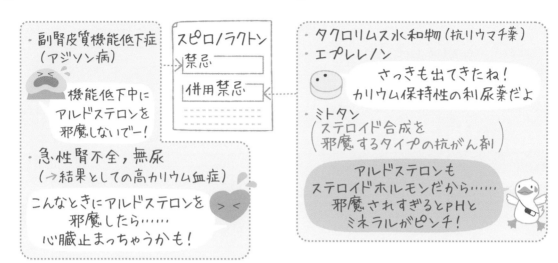

スピロノラクトンの禁忌は降圧薬のところでもおはなししました。副腎皮質機能低下症（アジソン病）に，副腎皮質ホルモンのアルドステロンを邪魔する薬を入れたらいけないことは，いいですよね？　腎臓の「血液中のカリウムイオンを尿に捨てる」働きは，アルドステロンが担当するお仕事。これがうまくいっていない急性腎不全・無尿や（その結果出てくる）高カリウム血症のときに，アルドステロンを邪魔しては……さらに悪化してしまいます。

併用禁忌は抗リウマチ薬のタクロリムス水和物と，カリウム保持性利尿薬（お仲間）のエプレレノン。そしてステロイド合成を邪魔するタイプの抗がん薬（ミト

タン）です。アルドステロンもステロイドホルモンの一員。本来必要なはずのアルドステロンすら邪魔されたら，ミネラルとpHがピンチになってしまいます。

併用注意はかなりの量ですね。降圧薬や血圧に関係する薬，血中ミネラルのうちとくに高カリウム血症につながりうるものなどなど。アルドステロンが「水分」にも「ミネラル（イオン）とpH」に関係するホルモンであることを否が応でも理解できるはずです。高カリウム血症につながりうるグループの中に，消炎鎮痛剤（痛み止め）の一部も入っていますね。これらを全部覚えるなんてできませんので。薬の前には，添付文書のチェックを忘れずに！

糖質コルチコイドの働き：抗炎症

血糖値上げるよ！
炎症を抑えるよ！

糖尿病について忘れてる人は、
ちゃんと復習ね！

炎症の4徴候

発赤　熱感　腫脹　疼痛

白血球が集まりやすいぞ！
どんどん排除するからね！

だけど炎症は困るから、
「抗炎症薬」だね……

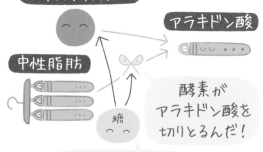
（リポタンパク球の）
キロミクロン
アラキドン酸
中性脂肪

酵素が
アラキドン酸を
切りとるんだ！

ここを邪魔するのが
糖質コルチコイド！

似た形の薬が
ステロイド薬だね！

外用薬のプレドニゾロンで
みてみようよ！

副腎皮質ホルモンのもう1つ，糖質コルチコイドのおはなしです．以前にも出てきた消炎鎮痛薬（痛み止め）．消炎鎮痛といえば，糖質コルチコイドの出番です．糖質コルチコイドは名前の通り，血「糖」値を上げるホルモンの1つです．血糖に関係するおはなしは，消化器系の糖尿病のところでしましたね．糖尿病の何がいけないのか，すぐに思い出せなかったら復習ですよ！ここでは，糖質コルチコイドの「抗炎症」に注目します．

まず，炎症というのは発赤（赤い！）・熱感（あつい！）・腫脹（腫れた！）・疼痛（いたい！）を4徴候とする，身体の防御機構．これらによって異物排除の白血球が集まりやすくなり，身体は異物から守られることになります．だから炎症自体は異物排除を促進し，異常を知らせる大事なサインです．とはいえ，ヒトにとって炎症は「困った！（不具合）」の1つ．だから，炎症を抑える（抗炎症）薬があるのです．

生化学のおはなしで，抗炎症については少し触れてあります．脂肪酸のアラキドン酸からできる炎症物質，「アラキドン酸カスケード」のところです．炎症物質の多くはアラキドン酸からできるため，そこに働く酵素を邪魔すれば，それは立派な抗炎症．でも，どうせならもっと大元のところ……「中性脂肪やリポタンパク球からアラキドン酸が出てくるところを邪魔しよう！」これが，糖質コルチコイドの働きです．「糖質コルチコイドに似た形の物」が，いわゆるステロイド薬です．ステロイド核（五角形1個六角形3個）のあるものは，みんなステロイド．糖質コルチコイド（コルチゾール）も「ステロイド」でしたよね．

‖プレドニゾロンの禁忌・重大副作用‖

　抗炎症薬のうちステロイド核のあるもの（ステロイド薬）には多くの種類があります．日常生活でお目にかかるのは，塗り薬（外用薬）として使われるものが多いですね．外用薬の一例としてプレドニゾロンを紹介しましょう．

　赤く痛いところ（炎症部位）に塗ると，炎症物質ができませんから，炎症が引いていきます．「赤みが引いた！」「痛くなくなった！」これが「炎症が治まった」状態です．でも，禁忌がそれなりにありますね．皮膚結核や水痘・帯状疱疹，種痘疹，単純疱疹などに使うと，白血球の異物排除が邪魔されるせいで悪化してしまう可能性があります．Ⅱ度以上のやけどや凍傷では，瘡部への血行が促進されないせいで治りが遅れる（再生抑制）可能性がありますね．

　同じ理由で，ベーチェット病を除く潰瘍でも禁忌です．ベーチェット病は感染・免疫のところで出てくる自己免疫疾患の1つですよ．あと，穿孔（穴があいた！）ある湿疹性外耳道炎では，血行促進と異物排除の両方が邪魔されて感染可能性と治りの遅れがでるため禁忌です．そして目のまわりにも使えませんね．眼圧を高めてしまい，緑内障になってしまう危険性があります．緑内障のおはなしは，血管拡張薬のところでしましたよ．

・皮膚結核，水痘，帯状疱疹，種痘疹，単純疱疹

プレドニゾロン
禁忌
重大な副作用

異物排除できないー！
悪化しちゃうー！！

・Ⅱ度以上のやけど，凍傷，（ベーチェット病以外の）潰瘍

血行不良で治りが遅れちゃうね……

・穿孔ある湿疹性外耳道炎

血行不良で治りが！
異物排除も邪魔されて感染の可能性！

・目のまわり

眼圧が上がって緑内障の危険
（血管拡張薬のところでしたおはなしだ！）

いわゆる
「薬をやめるとぶり返す」のは
再び異物排除が始まっただけ！
（薬は悪さしてないよ！）

あとは忘れちゃいけない
「血糖値上昇作用」

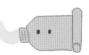

だから
アンテドラッグステロイドが
あるんだよ！

＊

　炎症を治めることに注目するなら，糖質コルチコイド（やそれに似た形のもの）はとても強力です．でも，炎症の原因になったもの（異物など）は，何も解消されていませんね！　だから，薬が体に入ってこなくなれば，また炎症が出ます．「（ステロイド）薬をやめると，ぶり返す！」と言われてしまうのはこのためです．

「もっとひどくなる！」とも言われるのは，薬で炎症を治めている間に原因となる異物が増えたか，あわてて白血球たちが前回よりも強い排除行動を取ったせい．決して薬が悪さをしているわけではありません．そして糖質コルチコイドの働きは「抗炎症」だけではありませんでした．血糖値は上がりますし，脂質を貯蔵する働きもあります．だから外用薬ではなく内服薬（飲み薬など）を使うと，クッシング症候群が起こる可能性があります．塗り薬でも「局所で効いたらあとは効力が弱まる（アンテドラッグステロイド）」と強調したものがあるのはこのためです．

　糖質コルチコイドの働きしかり，炎症のぶり返ししかり．やっぱり炎症の原因になっているもの（異物など）を解消する必要がありますね．

　そこで，次は「感染と免疫」のおはなしです．赤血球以外の血液成分についてもそこでおはなしすることにしましょう．

\ まとめ /

「炎症と抗炎症」のおはなしをしました．
次項からは体温に関係するグループ3つ目の「感染・免疫」に関係する薬のおはなしです．
「抗生物質」のおはなしから始めますよ．

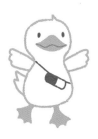

memo

15. 感染に関する薬
（1：セントラルドグマの復習と抗生物質の基本）

本項のポイント

・「生物」と「生物？（ウイルス）」
・細菌に効く薬

　本項からは「感染・免疫」に効く薬．体温に関係する最終グループです．

　本項では感染のうち細菌によるものに効く抗生物質をみていきましょう．

　細菌と抗生物質の戦い（競争）の歴史がわかると，「だからあんなに種類があるのか」が理解できるはず．

　よく使われる抗生物質ですが，意外と禁忌や注意点が多い薬ですよ．

　看護師国家試験でも出ますので，添付文書をみながらしっかりチェックしてくださいね．

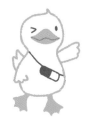

感染

感染と免疫のおはなしに入りますよ。「体温」に関係するパートの最後ですね。前半が感染，後半が免疫（血液系）のおはなしになります。感染は，とても広範囲です。下手をすると微生物学全部が範囲に入ってしまいます。それはさすがに無理がありますので，ある程度は「よく出る」薬のおはなしに限定しますよ。感染パートの進行は，このイントロダクション（概論？復習？）のあと，細菌→原虫→真菌→ウイルスと進みます。いかんせんおはなしする順番に統一性がありませんが，そこはご容赦を。「え？　どこが変なの？」と思った人。今からの微生物学概論で「変」の理由を理解してくださいね。

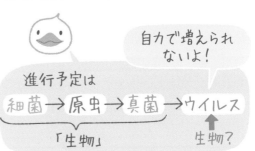

自力で増えられ
ないよ！

進行予定は
細菌→原虫→真菌→ウイルス
「生物」　　　生物？

ヒトは真核・多細胞生物！

「生物」と「生物？（ウイルス）」

まずは大前提。ヒトは真核細胞の多細胞生物です。これは生物で勉強したはず。微生物学などで出てくるもの（異物，病原体）は，「生物」と「生物？」に分けることができます。「生物」に入るのは細胞からできている真菌，原虫，細菌。「生物？」に入るのはウイルスです。生物は細胞でできていて，自分で増えることができます。ウイルスは細胞でできておらず，自力で増えることができません。だから薬がどこに効くかを考えるとき，「生物」組とウイルスには大きな違いがあります。どう違うのかについては「抗ウイルス薬」のところでおはなししますね。

では「生物」の中も分けていきますよ。原核生物は細菌だけ。真菌と原虫は真核生物です。核がなくて，

単細胞のみ！　　多細胞にも
　　　　　　　なれるんだ！

原虫・真菌・細菌
真核生物　　　　原核生物
核あるよ！　　核ないよ！

ヒトに近い順だと
真菌→原虫→細菌→ウイルス
なんだね！

DNA（遺伝情報）が細胞内に散らばっているのが原核生物．核の中にDNAをしまっているのが真核生物ですね．ヒトの細胞と同じかどうかで，原核生物の細菌とは大きな違いがありますね．そこに注目して生まれたのが「抗菌薬」の一種「抗生物質」です．

真核生物でも，単細胞か多細胞かで分けることができますね．真菌は，単細胞でも多細胞でも生きていけます．原虫は単細胞生物です．多細胞生物としてヒトに近い真菌と，ヒトとは遠い原虫に分けることができました．以上をもとに，ヒトに近い順に並べると真菌，原虫，細菌，ウイルス．遠い順に並べるとウイルス，細菌，原虫，真菌です．おはなしの順番が変なこと，わかってくれましたか？　変な順番になった理由は感染機会の多さ．イコール，薬の使用頻度の高さです．その結果，耐性菌のおはなしが出てくることにもなりますよ．

細菌に効く薬

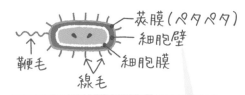

細菌にしかない「壁」を邪魔するのが抗生物質（抗細菌薬）のスタート！

殺菌（細菌を殺すよ！）

・β-ラクタム系（殺す気十分！）
・アミノグリコシド系
（結果として死んでる……）

静菌
（細菌を増やさないよ！）

細菌に効く薬（抗菌薬）のおはなし，スタート．細菌はヒトと違って原核生物で，細胞壁をもち．細胞壁の外側には移動用の鞭毛や全体を覆う線毛，ほかの細胞にくっつきやすいペタついた莢膜があります．これは微生物学のおはなしですね．「少なくともヒトの細胞にはない細胞壁を邪魔すれば，ヒトには害のない薬ができるぞ！」これが抗菌薬の一種「抗生物質」のスタートです．

ほかにも細菌に効く薬はありますが，それは後回し．まずは身近な「抗生物質」と呼ばれる薬の一群についておはなししますね．病院（歯医者も）にかかるとよく出てくる抗生物質．ここには，とても多くの薬が含まれます．まずは「細菌を殺す（殺菌）」と，「細菌を増やさない（静菌）」にグループ分けしてみましょう．

殺菌系抗生物質

β-ラクタム系抗生物質

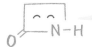

ぼくがβ-ラクタム環！
（細胞壁を狙いうちだ！）

これはヒト細胞に悪さを
しないから「選択毒性がある」って
いうんだよ

青カビ由来の
ペニシリン系！

耐性菌の名前で有名に
なっちゃったメチシリンのいる

セフェム系

便利でどんどん使っていたら
耐性菌ができちゃった……

　「細菌を殺す」はさらに細菌を退治する気満々なグループと，やっていることは増やさないだけなのに結果として細菌が死んでいるグループに分けられます．前の一群が「β-ラクタム系」，後ろの一群が「アミノグリコシド系」です．β-ラクタム系は，β-ラクタム環というものをもつ薬のこと．細胞壁を狙い撃ちする薬です．ヒト細胞には細胞壁がありませんから，ヒト細胞には悪さをしません．これを「選択毒性がある」といいます．ペニシリン系とセフェム系が2大グループ

です．すごくたくさんの薬がここに含まれるので，あまり深入りはしませんよ．抗生物質の始まりであるアオカビから生まれた「ペニシリン」や，耐性菌の名前の一部として有名になってしまった「メチシリン」がβ-ラクタム系の一員だとわかれば，オーケーです．ヒト細胞には悪さをしない，細菌は殺してくれる．β-ラクタム系抗生物質は，発見後どんどん使われました．しかし耐性を持った菌がみつかり，「抗生物質が効かない！」と大問題になったのです．

耐性菌

中途半端な薬の使用で
「この菌だけ元気！」な
状況になると，耐性菌の天下！

耐性代表は
メチシリン 耐性 黄色ブドウ球菌！
Methicillin-Resistant Staphylococcus Aureus

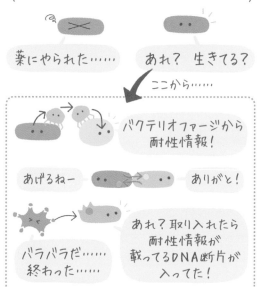

薬にやられた……　　　あれ？　生きてる？

ここから……

バクテリオファージから
耐性情報！

あげるねー　　　ありがと！

あれ？取り入れたら
耐性情報が
載ってるDNA断片が
入ってた！

バラバラだ……
終わった……

　耐性菌の始まりは，抗生物質の中で運よく生き残ったごく少数の菌だったはずです．細菌はすべてが均一な遺伝情報をもつわけではありません．ちょっとしたことで塩基が変わり，タンパク質が変わり，各種変異の偶然で，薬が十分に効かない種類ができることがあるのです．このような耐性菌はごく少数の生き残りなので，菌叢（細菌類の集まり）が通常状態なら，表舞台に出てくることはありません．でも中途半端に薬（抗生物質）が体の中に入り，薬が効く細菌は死に，耐性菌は生き残りかつ増えられる状況下になると……耐性菌の天下到来です．だから，薬はお医者さんの指示なく途中でやめてはいけませんよ．

　一度耐性菌が増えると，ほかの菌に対しても耐性が伝わっていきます．細菌にとりつくバクテリオファージを介して伝わることもあれば，細菌同士がくっついてプラスミドという情報を分け与えることもあります．耐性菌がバラバラになったあとのDNA断片がほかの菌に入り込む（DNA断片侵入）こともありますよ．耐性菌の代表はメチシリン耐性黄色ブドウ球菌（MRSA）．ほかの菌にもメチシリン耐性は広がってしまい，便利だったβ-ラクタム系抗生物質が使いにくくなってしまいました．そこでほかの薬を探すべく，どんどん抗生物質は改良されていきました．

＊

　抗生物質改良によって，殺菌系のもう1つアミノグリコシド系と静菌系の「セントラルドグマを邪魔する薬」が誕生しました．アミノグリコシド系抗生物質は，セントラルドグマ（とタンパク質）の復習にぴったりです．

‖ アミノグリコシド系抗生物質 ‖

セントラルドグマにはキーワードがありました. DNAをもとにDNAをコピーする「複製」, DNAをもとにRNAをコピーする「転写」, mRNAの情報をもとにアミノ酸をつなげてタンパク質を作る「翻訳」でしたね. DNAに記録してあった遺伝情報通りにアミノ酸をつなげれば, 作りたいタンパク質の1次構造が完成. あとは立体化していけば望む働きのタンパク質(膜タンパク質や酵素など)が作れるはずです.

アミノグリコシド系抗生物質は, mRNAの情報とは違うアミノ酸をつなげてしまう働きがあります. タンパク質の1次構造が変われば, 立体構造が変わり, 働きも変わってしまいます. これについては生化学の鎌状赤血球症で確認していますね. 望む働きのタンパク質ができないと, 細胞は生きることも増えることも難しくなります. その結果, 細菌が死んでしまうのが, アミノグリコシド系抗生物質です.

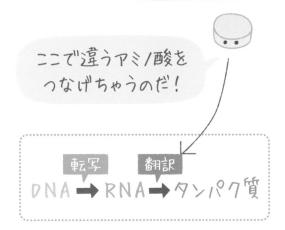

アミノグリコシド系

ここで違うアミノ酸をつなげちゃうのだ！

転写 翻訳
DNA → RNA → タンパク質

‖ ゲンタマイシン ‖

アミノグリコシド系抗生物質として, ゲンタマイシンを紹介しますね.

細菌にはよく効きますが, 選択毒性はありません. ヒトの細胞にも効いてしまいます.

要注意地点は腎臓と第8脳神経領域. ゲンタマイシンが代謝されてできたものは, 腎臓にとって毒物. 尿細管の働きが邪魔されて, 急性腎不全を起こす危険性があります. 第8脳神経(内耳神経)の担当は聴覚と平衡覚. どちらも耳の中にある細い毛(有毛細胞)が働いているところですが, ゲンタマイシンはそこにも悪影響！ 難聴や音階変化は薬中止後も残ってしまう危険があります. 禁忌にあるバシトラシンは, 抗生物質の一種(β-ラクタム系抗生物質)ですね.

アミノグリコシド系
抗生物質と
バシトラシンに過敏症
(β-ラクタム系)

ゲンタマイシン
禁忌
その他の副作用

・腎症と難聴

ゲンタマイシンの代謝物は
腎臓の尿細管を邪魔して
急性腎不全の可能性！

内耳の有毛細胞にも
悪さしちゃうんだね……

静菌系抗生物質

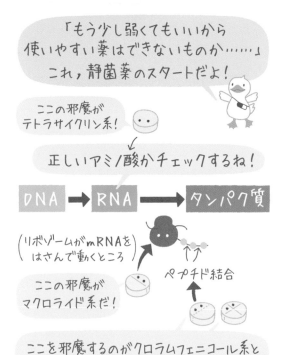

「もう少し弱くてもいいから
使いやすい薬はできないものか……」
これ，静菌薬のスタートだよ！

ここの邪魔が
テトラサイクリン系！

正しいアミノ酸かチェックするね！

DNA → RNA → タンパク質

（リボソームがmRNAを
はさんで動くところ）

ペプチド結合

ここの邪魔が
マクロライド系だ！

ここを邪魔するのがクロラムフェニコール系と
リンコマイシン系だね！

「もう少し細菌への効きは弱くてもいいからヒトへの悪影響を少なくできないかな……？」これが，静菌系の抗生物質のスタートになります．静菌系抗生物質も，やっぱりたくさんの種類があります．簡単なグループ分けとその名前，どこに働くものかをまとめておきますね．

「テトラサイクリン系」は，mRNAにアミノ酸を合わせていくところ（正しいものを持ってきたかチェックするところ）を邪魔する薬．「マクロライド系」は，タンパク質合成担当の細胞小器官リボソームがmRNA上を動いていくところを邪魔する薬．「クロラムフェニコール系」と「リンコマイシン系」は，アミノ酸がつながって（ペプチド結合）タンパク質になろうとするところを邪魔する薬です．

出会う機会が多いのは，テトラサイクリン系とマクロライド系ですね．

‖ミノサイクリン塩酸塩‖

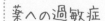

薬への過敏症

歯への着色，
骨形成不全

ミノサイクリン塩酸塩
禁忌　　慎重投与

妊婦・産婦・授乳
などへの投与
小児への投与

併用注意

肝臓障害，腎臓障害，高齢者

食道狭窄
潰瘍の危険！

あとは腸内細菌でも
効くからビタミンK欠乏
（止血系）注意

ビタミンK関係で
ワルファリンカリウム，
腸内細菌関係で
ジキタリス製剤や経口避妊薬に
再吸収変化が出ちゃう！

静菌系抗生物質のテトラサイクリン系としてミノサイクリン塩酸塩を紹介します．

mRNA通りのアミノ酸を持ってきたかチェックするところを邪魔しますよ．過敏症が禁忌．慎重投与も肝臓・腎臓障害に高齢者，食道狭窄で潰瘍危険とけっこう素直ですね．腸内の有益細菌（善玉菌）に効いてしまって，ビタミンK欠乏を起こす危険性がありますよ．

ミノサイクリン塩酸塩にはしっかり注目しないと

いけないところがあります．「歯への着色」と「骨形成不全」です．妊婦・産婦・授乳などへの投与と小児への投与の欄ですね．これらのせいで，薬を使える対象が限定されます．しかも併用注意を見るとビタミンK

と関係するワルファリンカリウムをはじめ，腸内細菌菌叢変化のせいでジゴキシンの代謝や経口避妊薬の再吸収にも変化が！　適応菌種は広くて使いやすそうにみえるのに，「使いにくさ」が目立ってしまう薬です．

‖エリスロマイシンステアリン酸塩‖

そこでもう1つのよく出会う抗生物質，マクロライド系抗生物質のおはなしになるのです．ここではエリスロマイシンステアリン酸塩とクラリスロマイシンのご紹介．スピラマイシンにも簡単に触れますね．

エリスロマイシンステアリン酸塩はリボソームにくっついてタンパク質の合成を邪魔する薬．効く細菌は多いし，禁忌も少ないですね．禁忌は精神の薬ピモジドとエルゴタミン含有製剤，抗ウイルス薬（抗HCV薬）のアスナプレビルです．エルゴタミン含有製剤の一部は片頭痛にも使われる薬なので注意ですよ．でも併用注意が多いですね！　エリスロマイシンステアリン酸塩を代謝する肝臓の酵素が，ほかの薬でも使われているタイプだからです．多すぎて覚えられませんから，エリスロマイシンステアリン酸塩を使うときにほかの薬を飲んでいたら添付文書を要確認です．

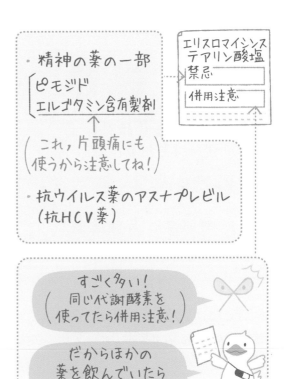

クラリスロマイシン

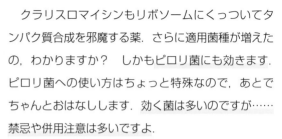

- 過敏症
- 肝, 腎障害があって（痛風治療薬の）コルヒチンを使っている人

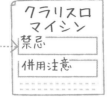

コルヒチン単独でも併用注意対象だよ！

- 禁忌欄の各種の薬を使っている人

睡眠薬　片頭痛薬

脂質異常阻害薬

降圧薬

血小板凝集抑制薬……

（覚えられる量じゃない！）

だから添付文書をしっかり読もう！

併用注意はすごく多いよ！

クラリスロマイシンもリボソームにくっついてタンパク質合成を邪魔する薬. さらに適用菌種が増えたの, わかりますか？　しかもピロリ菌にも効きます. ピロリ菌への使い方はちょっと特殊なので, あとでちゃんとおはなしします. 効く菌は多いのですが……禁忌や併用注意は多いですよ.

禁忌は過敏症と, 肝臓や腎臓に障害があって痛風治療薬コルヒチンを使っている人. そして禁忌欄にある「各種の薬」を使っている人ですね.「各種の薬」とクラリスロマイシンの代謝酵素が同じのため,「各種の薬」の血中濃度が高くなってしまいます. 抗HCV薬（バニプレビル, アスナプレビル）や抗悪性腫瘍薬（イブルチニブ）のような普段使いしない薬なら気づくかもしれませんが……. 睡眠薬（スボレキサント）や片頭痛薬（エルゴタミン含有製剤）, 脂質異常阻害薬（ロミタピドメシル酸塩）, 降圧薬（かつ勃起改善薬：タダラフィル）, 血小板凝集抑制薬（チカグレロル）までもが禁忌です. 一度「え？　この薬って禁忌になるの？」と思わないと, なかなか思い出せないものです. 抗生物質自体が便利だからこそ, 添付文書をちゃんと読む癖をつけてくださいね.

そして肝臓や腎臓が悪いにもかかわらず痛風治療薬のコルヒチンを使っているときには, コルヒチン血中濃度が高くなって中毒症状の危険です. 肝臓や腎臓が悪くなくとも, コルヒチン自体が併用注意に入っていることを確認してくださいね. 併用注意はすごく多いので, クラリスロマイシン使用時にほかの薬も飲んでいたら, 何はなくとも添付文書を読んでください. 動物実験では胎児奇形が報告されています. 乳汁に移行しますので, 服用中は授乳中止になります.

スピラマイシン

　スピラマイシンもマクロライド系抗生物質ですが，どちらかといえばトキソプラズマに効く薬として注目されることが多いですね．

　過敏症が禁忌のほかは，抗不整脈薬とレボドパに注意してください．抗不整脈の一部は心電図のQT延長を起こす可能性があります．レボドパは，パーキンソン病に対して使う薬．ドパミンのもとになる薬です．併用でレボドパの吸収が減りますから，薬の効きが悪くなりますよ．「トキソプラズマ」は原虫グループですね．トキソプラズマのおはなしはそこまで待っていてください．

マクロライド系の薬だけど「トキソプラズマに効く薬」のイメージかも……

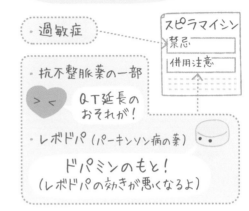

・過敏症

スピラマイシン
禁忌
併用注意

・抗不整脈薬の一部

QT延長のおそれが！

・レボドパ（パーキンソン病の薬）

ドパミンのもと！
（レボドパの効きが悪くなるよ）

memo

....
....
....
....
....
....
....
....
....
....
....
....
....
....
....
....
....
....
....
....

特殊な細菌（ピロリ菌，結核菌，芽胞菌）に効く薬

ピロリ菌に効く薬（ボノサップパック）

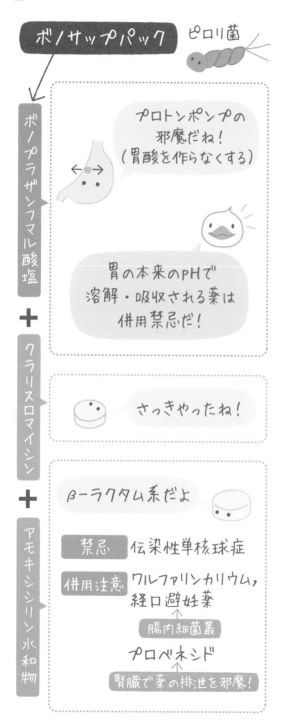

細菌のちょっと特殊組のおはなし．ピロリ菌，結核菌，芽胞菌に効く薬のおはなしです．まず，消化器系の胃潰瘍のところで出てきたピロリ菌．いかんせんいる場所が特殊なので，対応も特殊になります．胃酸コントロール薬と抗生物質2種類を合わせた，「3つの薬」を同時に使うのが基本です．ボノサップパックと呼ばれています．

含まれているのはボノプラザンフマル酸塩と，クラリスロマイシン，アモキシシリン水和物ですね．ボノプラザンフマル酸塩はプロトンポンプ（H^+-K^+-ATPアーゼ）を邪魔する薬．プロトンポンプと胃酸の関係は，胃潰瘍のところでしました．アタザナビル硫酸塩，リルピビリン塩酸塩との併用は禁忌です．これらは抗ウイルス薬．胃酸のpH変化で溶解・吸収が悪化して，効きが悪くなってしまうからですね．

クラリスロマイシンについてはマクロライド系抗生物質のところでおはなししました．禁忌や併用注意はそちらを復習．

アモキシシリン水和物は，合成ペニシリン系の抗生物質です．耐性の心配をしなくていいなら，ヒト細胞に悪さをしない殺菌系（β-ラクタム系）でした．アモキシシリン水和物固有の禁忌は伝染性単核球症．伝染性単核球症に使ってしまうと，アレルギー反応から発疹が出てしまいやすいからです．アモキシシリン水和物の併用注意も確認しましょう．ワルファリンカリウム，プロベネシド，経口避妊薬ですね．ビタミンKを作ってくれる細菌がダメージを受けるので，ビタミンKと拮抗関係にあるワルファリンカリウムの効果が強く出るようになります．尿酸を排泄促進させる一方で，腎臓からのほかの薬排泄を邪魔する薬がプロベネシド．併用するとアモキシシリン水和物の効果が強く出ますね．そしてアモキシシリン水和物は腸内細菌叢

に影響を与えることで，腸肝循環再吸収を抑制して経口避妊薬の効果が弱まります．経口避妊薬性ホルモンは脂溶性ホルモンのステロイドホルモン．脂質の吸収

は胆汁酸が出てぐるぐるリサイクルする腸肝循環が必要とわかれば，なんとなくイメージできそうですね．

結核菌に効く薬（リファンピシン）

続いて結核菌に効く薬（抗結核薬）．結核菌はほかの細菌と違い，細胞壁がちょっと特殊．普通の抗生物質では効きません．しかも中途半端に対処してしまい，体内に菌を残してしまうと長い年月を経て全身に病巣を作ってしまいます．だから耐性菌を作る暇のないよう，効く薬を4種類一緒に飲んで，徹底的にたたくことが原則スタイル．飲み忘れのないよう，しっかり薬を飲み切ることができればちゃんと治せます．

効く薬の一例として，リファンピシンを紹介しますね．結核菌のRNAを作る酵素（RNAポリメラーゼ）を邪魔する薬です．これまたびっくりするくらい禁忌が多いですね．やっぱりほかの薬でも分解担当になっている肝臓の酵素を代謝に使っているせいです．禁忌の数に負けずに，落ち着いて目を通してみましょう．これら禁忌の理由は，抗ウイルス薬をはじめとする「一緒に飲む薬」の働きを弱めてしまうことが原因です．ただ，高脂血症の薬（ペマフィブラート）の効果は強く出てしまうので，ここには注意ですね．あとは胆道閉塞や重い肝障害があっても禁忌ですよ．

併用注意を含めると，薬の効果が強まるものも弱まるもののもっと増えます．血中濃度のチェックはもちろん，何かのサインが出ていないか見逃すことのないように！

結核菌

特殊な細胞壁なんだ！
ちょっとやそっとじゃ効かないよ！

・重い肝障害や胆道閉塞

リファンピシン
禁忌
併用注意

ほかにもたくさん……
（薬の効果が弱まることが多いけど，逆もあるからね！）

併用注意は禁忌よりももっと多いよ！
添付文書チェックを忘れずに！

‖芽胞菌に効く薬‖

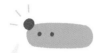

芽胞を作れるものを
まとめて「芽胞菌」だよ!

・ボツリヌス菌（食中毒）
・破傷風菌（ワクチン対象）
・ディフィシル（偽膜性大腸炎）
　　　　　　　　　　など……

芽胞状態には「滅菌」が
必要で，ヒトの体には
「消毒」だよ!

結核菌のように特殊な扱いを必要とするものとして「芽胞菌」があります．これは1つの菌ではありません．芽胞という休眠形態をとれる菌をまとめて，「芽胞菌」と呼んでいます．ボツリヌス菌，破傷風菌，ディフィシルが含まれますね．ボツリヌス菌は食中毒の菌．破傷風菌は，ワクチンのところでも出てきます．ディフィシルは，抗生物質のせいで起こる偽膜性大腸炎の原因菌でした．

芽胞の形になってしまうと，原則として菌を殺せなくなってしまいます．眠っている状態なので，増殖しない以上問題ないように思えますが，いつ休眠から目覚めて増殖を始めるかわからないのでは困ってしまいます．とくに手術時では大問題です．だから手術器具は「滅菌」する必要がありますね．滅菌は字の通り「菌を滅する」こと．芽胞を作る菌（の芽胞まで）も滅するためには特殊な条件が必要です．たとえば高温高圧滅菌（オートクレーブ：121℃，20分）やEOG滅菌（エチレンオキサイドガス），ガンマ線滅菌などがあります．でも，ヒトの皮膚にはこれらは使えません．使ってしまったら，皮膚の細胞が全滅してしまいます．だから，ヒトの体には「滅菌」ではなく「消毒」です．病原微生物を死滅または病原性を除去させて，感染の危険をなくすことが「消毒」です．「殺菌（菌を殺す）」というのは，滅菌と消毒を含む概念ですね．「静菌（菌を静める）」は，「除菌（取り除く）」と「抗菌（増えるのを防ぐ）」を含む概念ですよ．次項は消毒薬についておはなししますね．

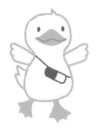

＼ まとめ ／

一般的な細菌に効く抗生物質に続いて，特殊組に効く薬をおはなししました．
「特殊組に効くか，効かないか」が大問題になるのが消毒です．
次項は消毒薬とその強さについてみていきましょう．

memo

16. 感染に関する薬
（2：消毒薬・抗ウイルス薬など）

本項のポイント

- 消毒薬
- 原虫・真菌・ウイルスに効く薬
- 免疫の復習とワクチン

消毒は病原微生物の病原性を失わせるもの.

病原微生物をすべて滅する滅菌ができないものに対しては, そのときどきに応じた消毒が必要になります.

「常に一番強いものを選ぶ」にならないことには注意！　それぞれ得意・不得意がありますからね.

原虫・真菌・ウイルスに効く薬と, 予防接種（ワクチン）についてもみていきますよ.

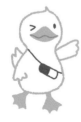

消毒薬

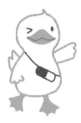

消毒薬はヒトの体だけではなく，器具などにも使われます．熱で変性するものなど，滅菌にふさわしくないものに対しては「器具の消毒」ですね．消毒薬を高水準，中水準，低水準の3つに分けますよ．

高水準消毒薬

グルタラール

高水準＝芽胞にも効く！

グルタラール

器具の消毒用だね！
ちゃんとすすいでよ！

　高水準消毒薬は，芽胞状態の菌まで効くもの．中水準消毒薬は，ものによっては特定の芽胞菌に効くもの．低水準消毒薬は，芽胞菌はじめ一定の菌には効かないものです．

　「そんなの，いつも高水準消毒薬を使えばいいよ！」なんて思ってはいけませんよ．芽胞状態の菌に効くと

いうことは，ヒトの細胞も無事ではいられません．

　だから高水準消毒薬は，内視鏡器具などの消毒に使われる薬です．グルタラールが代表ですね．目や鼻の粘膜を刺激するので，吸入禁止．滅菌が終わった器具も，滅菌水での十分なすすぎが必要になります．

中水準消毒薬

‖次亜塩素酸ナトリウム‖

中水準＝ものによっては
特定の芽胞には効く

次亜塩素酸ナトリウム

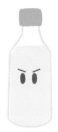

芽胞だけでなく
ノロウイルスにも！
でも金属とヒトには
使っちゃダメ！

中水準消毒薬は「もの」と「使い方」を選べばヒトにも使うことのできる消毒薬. ヒトの細胞を害することなく, 細菌（病原微生物）に効くところを見定める必要があります. しかも消毒薬は「濃ければ濃いほど効く」ものではありません. だからこそ, 希釈（薄める）計算が必要で, 看護師国家試験にも計算問題が出るのです.

中水準消毒薬には次亜塩素酸ナトリウムとポビドンヨード, 消毒用アルコールがあります. 次亜塩素酸ナトリウムはすべての微生物に効きますが, 結核薬と芽胞にはかなり高濃度が必要です. ヒト肝炎ウイルスB型・C型（HBV, HCV）に対しても同じように高濃度が要求されます. 冬に多いノロウイルスにも効くのはありがたいのですが, 金属にも人にも使えませんよ.「ピューラックス」や「ハイター」と書いてあったら, 次亜塩素酸ナトリウムのサインです.

‖ポビドンヨード‖

ポビドンヨード

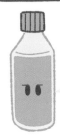

一部の芽胞には効くよ！
手術にも使うよ！
数分待ってね！

ヒト用の最強はポビドンヨード. 破傷風菌の芽胞には効きませんが, ボツリヌス菌やディフィシルの芽胞には効いてくれます.

数分待つ必要はありますが, 10％水溶液が手術時にもヒトに使える消毒液です. 10％水溶液は, 15～30倍に薄めると, うがい薬（含嗽薬）として使えます.「イソジン」と聞けば, イメージできますね. 傷口から吸収される量によっては, ヨウ素による甲状腺機能異常を示す可能性があります. しっかり消毒したいからといって, あふれて浸りっぱなしでは危険ですからね.

エタノール

　ヒト用に広く使われる消毒用アルコール．いわゆる「エタノール消毒」ですね．

　芽胞には効かず，真菌への効きはいまいち．ノロウイルスのような「エンベロープなしウイルス」にも効きがいまいちです．エンベロープというのは，一部のウイルスにみられる膜状構造のこと．インフルエンザウイルス，単純ヘルペスウイルス，HIV（ヒト免疫不全ウイルス）がエンベロープ持ちの代表です．

　しかも「アルコール濃度が濃ければよい」とはいえないのが難しいところ．一度完成したら放置してもいいかというと，これまた濃度が薄くなってしまうのでダメなのです．こまめに作り直す必要があるので，「希釈」の計算が国家試験に出てくることになりますよ．

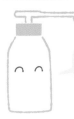

エタノール

効く相手は少し
限定されるかな？

すぐ乾くから便利だけど，
こまめな作り直しが
必要かも……

低水準消毒薬

クロルヘキシジングルコン酸塩

　低水準消毒薬は，普段使いをして一般的な細菌に効くものです．ちょっと特殊な菌（含む芽胞）や，真菌，ウイルスには効きませんよ．クロルヘキシジングルコン酸塩やベンザルコニウム塩化物，アルキルジアミノエチルグリシン塩酸塩に代表される両性界面活性剤がここですね．

　クロルヘキシジングルコン酸塩は，細胞膜はじめ核酸にも効く消毒薬です．

　手術部位の消毒に使うこともありますが，禁忌には注意してくださいね．粘膜面と中枢神経（加えて内耳神経）に禁忌です．膣や口腔粘膜などではアナフィラキシーショックの可能性があります．脳や脊髄，外耳をはじめとする耳にも使えませんよ．なぜならば神経障害や難聴の危険があるからです．

低水準＝一定の菌には効かない

クロルヘキシジン
グルコン酸塩

禁忌があるから
注意して！

粘膜はアナフィラキシー
中枢と内耳神経は
神経障害や難聴が！

∥ ベンザルコニウム塩化物，両性界面活性剤 ∥

ベンザルコニウム塩化物

傷ついた皮膚と
粘膜は禁忌だよー！

両性界面活性剤

ヒトにも病室にも器具にも！
結核菌にも効くんだ

ベンザルコニウム塩化物は「逆性セッケン」よりも「ウエルパス」の名前で出会うことが多いかも.

ウエルパスは損傷皮膚はじめ粘膜への使用が禁忌です．ベンザルコニウム塩化物そのものというより，一緒に含まれるエタノールの刺激が原因です．手につけて「しみる！」ときには，ウエルパス消毒はあきらめましょう.

両性界面活性剤は，病室や器具といった人以外にも使う消毒薬です．結核菌にも効いてくれるので，ちょっとだけ便利ですね.

キノロン系

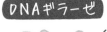

DNAギラーゼ

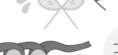

ここを邪魔するのが
キノロン系だ！
（キノロン系は
生物由来じゃないよ）

ヒストン

細菌に効く薬ですが，今までおはなしできなかったものにキノロン系（ニューキノロン系）があります．「抗生物質」は，生物の中で作られるもの（それをもとに人工的に作ったものも含まれます）.

ここでおはなしするキノロン系は，生物由来ではありません．キノロン系はDNAをコイル状にヒストンに巻きつける酵素（DNAギラーゼ）を邪魔します．邪魔された細胞はうまくDNAを複製できず，細胞分裂できません．だから悪性腫瘍（無制限に増え続けるがん化した細胞）に対する化学療法剤としても使われますね．たとえばノルフロキサシンがあります.

‖ ノルフロキサシンの禁忌 ‖

　ノルフロキサシンはサルモネラ菌や肺炎球菌をはじめ多くの菌に使われます．妊婦・妊娠可能性のある人に対しては，安全性未確立ゆえに禁忌ですが……．特殊な細菌（炭疽菌や野兎病菌）に対しては，例外的に使うこともありますよ．乳汁移行も未確立ゆえ，禁忌です．

　そして非ステロイド性の抗炎症薬の一部（フェンブフェンなど）を使っている人にも禁忌です．ノルフロキサシンにはGABA受容体への結合阻害作用があります．それが非ステロイド性抗炎症薬のせいで増強されて，けいれんを起こす可能性があるからです．

　GABAというのは，ガンマアミノ酪酸のこと．神経伝達物質の一群（モノアミン）に含まれる「タンパク質からできるもの」です．神経の過度な興奮を抑える担当で，リラックス効果に関係しています．そんな

・（安全性未確立だから）妊婦，妊娠可能性のある人，授乳中の人
・非ステロイド系抗炎症薬の一部を使用中の人

ノルフロキサシンの「GABA受容体阻害」が強く出ちゃうせいだね！

　GABAが結合阻害を受けて受容体にはまれないと，神経がピリピリ興奮モード．そこで過剰（異常）な電気発生が起きてしまうと「けいれん」ですね．

‖ ノルフロキサシンの慎重投与と併用注意 ‖

　ノルフロキサシンの慎重投与対象は高齢者，高度腎障害のある人．てんかんなどのけいれん性疾患や重症筋無力症の人．大動脈瘤や解離のある人（や過去にあった人，ハイリスク因子の人）です．大動脈瘤・解離に関係する対象が広いことに注意．ノルフロキサシンには神経筋伝達遮断作用があるので，重症筋無力症は悪化してしまうおそれがありますよ．

　併用注意はやはり多いですね．非ステロイド性の抗炎症薬の一部をはじめ，気管支拡張薬のテオフィリンや抗凝固薬のワルファリンカリウムも入っています．

　金属イオンを含む薬（鉄剤やアルミニウムを含む薬）は，ノルフロキサシンの吸収が邪魔されてしまいます．金属がイオンになったものが，ノルフロキサシンをはさみ込んでしまうからです．この「金属イオンが何かをはさみ込んだもの」を，キレートと呼びます．キレートの語源になったラテン語の「カニのはさみ」をイメージしてくださいね．これで細菌に効く薬，一段落．原虫に効く薬に入ります．

・大動脈瘤，解離のある人（あった人，ハイリスクの人も）
・高齢者，高度腎障害
・（てんかんなどの）けいれん性疾患
・重度筋無力症
　筋肉への伝達が邪魔されて悪化のおそれ

・非ステロイド系抗炎症薬の一部
・テオフィリン
・ワルファリンカリウム
・金属イオンを含む薬
　キレートはこんなイメージ！

原虫・真菌・ウイルスに効く薬

原虫に効く薬

いろいろな原虫

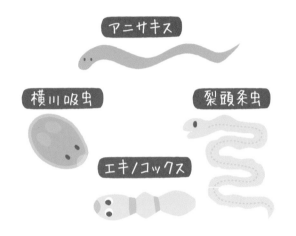

アニサキス

横川吸虫

裂頭条虫

エキノコックス

　原虫に効く薬は，まとめて「駆虫薬」と呼びます．原虫にもいろいろあります．日本でお目にかかりやすい原虫のトップ3はアニサキス，横川吸虫，裂頭条虫．トップ3を魚に住む寄生虫が占めています．

　日本ではすっかり減りましたが，便を肥料に用いる地域では原生生物がいっぱい．線形原生生物が蟯虫（ぎょうちゅう），回虫（かいちゅう）など．扁平原生生物は無鉤条虫（むこうじょうちゅう）や肝吸虫などが含まれます．あとは熱帯に多い赤痢アメーバやマラリア原虫を忘れてはいけませんね．近年多いエキノコックスや，胎児に影響のあるトキソプラズマもこのグループです．

memo

‖ プラジカンテル ‖

まず，アニサキスへの対処は薬ではありません．「70℃以上で加熱する！　胃に入ったら取り除く！」……これがすべてです．

横川吸虫と裂頭条虫に対しては，プラジカンテルを使います．

プラジカンテルは細胞膜のリン脂質を変化させて，カルシウムイオンの流入量を変えてしまいます．その結果，原虫が死んでしまうのです．

禁忌は有鉤嚢虫がいる場合．虫自体にはちゃんと効いて，虫は死ぬのですが，死んだ虫の袋（嚢胞）が残るせいで，目や脳に回復困難な病変が残ることがあります．嚢胞の場所によっては失語や片麻痺，脳梗塞や眼障害の危険があります．

抗結核薬のリファンピシン使用中も禁忌です．リファンピシンとの相互作用のせいで，プラジカンテルの血中濃度がほぼ0になってしまいます．これではプラジカンテルを飲む意味がありませんね．日本では減った原生生物たちの感染ですが，海外旅行時に体に入り込まれる可能性は，まだまだありますよ．

扁平原生生物にはプラジカンテルが，線形原生生物にはピランテルパモ酸塩やメベンダゾールが使われます．でも，入り込まれないことが一番です．現地の食事や水には注意してくださいね．

あと，近年増加中のエキノコックスは条虫（扁平原生生物）の仲間．キタキツネの寄生虫で，入り込まれてもすぐに症状が出るわけではありません．5～10年ほどで肝臓で嚢胞（虫のいる袋）を作り，肺・脳・骨髄へと転移していきます．嚢胞を外科的に切り取ってしまうしかありません．薬の出番は，残念ながらありませんよ．

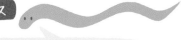

アニサキス

薬対応じゃないよー
（かかったら取り除くしかない！）

横川吸虫　　裂頭条虫

ぼくらには
プラジカンテルが効くけど……

・有鉤嚢虫がいるとき　→　プラジカンテル
禁忌
併用注意

虫の袋が残るせいで
回復困難病変が
残るかも！

・リファンピシン
（抗結核薬）使用中

あちゃー！
相互作用でプラジカンテルを
飲む意味がなくなっちゃう！

エキノコックスも薬の
出番はないからねー！

‖キニーネ塩酸塩水和物‖

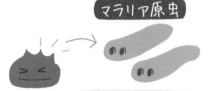

マラリア原虫

赤血球で増える！
出てくるたびに高熱だ！

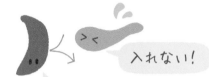

入れない！

鎌状赤血球は
マラリアには強いのだ

・アステミゾール
使用中(H₁ブロッカー)
ヒスタミン受容体

キニーネ塩酸
塩水和物
禁忌
併用注意

相互作用で
心血管系副作用が！

・妊婦, 妊娠可能性のある人

胎盤通過
しちゃうから……

・ワルファリンカリウム(抗凝固薬)
・リトナビル(抗ウイルス薬)など……

赤痢アメーバとマラリア原虫に対しては，もう日本も無縁ではいられませんね．マラリア原虫は，名前のとおりマラリアのもとになる原虫．赤血球に感染して増殖し，食い破って血液中に幼生(幼虫)が出るたびに高熱が出ます．三日熱マラリアは約48時間おき，四日熱マラリアは約72時間おき，卵形マラリアは約50時間おきに高熱です．発熱周期にパターンのない熱帯熱マラリアもあります．マラリア原虫に入り込まれにくい鎌状赤血球は，酸素運搬能力が低いものの，特定地域では有利な遺伝情報．マラリア発生地域では鎌状赤血球が残っているおはなしは，生化学の単一遺伝子疾患のところでしましたね．

マラリアに効く薬はキニーネ塩酸塩水和物．赤血球から出てきた幼生には効きますが，赤血球の中にいるときには効きません．禁忌はH₁ブロッカーのアステミゾール使用中です．H₁はヒスタミンの受容体の1つ．キニーネ塩酸塩水和物による相互作用で血中アステミゾールが増え，重い心血管系副作用が出てしまいます．あと，胎盤を通過しますから妊婦・妊娠可能性のある人も禁忌です．併用注意にワルファリンカリウムと抗ウイルス薬のリトナビルもありますね．

‖メトロニダゾール‖

　赤痢アメーバは，これまた名前のとおり赤い下痢を引き起こすアメーバ．飲食物にシスト（休眠状態）が入り込む感染が主ですが，性行為多様化による肛門からの性感染側面もあります．メトロニダゾールが赤痢アメーバに効く薬．

　メトロニダゾールは菌や原虫の細胞内で代謝されると，DNAを切ってしまう働きがあります．禁忌は妊娠3か月までと，脳や脊髄に器質疾患のある人．胎児に移行してしまうので，胎児のDNAを切断されてはたまりませんね．脳や脊髄の器質疾患があると，けいれん，意識障害，小脳失調症状などの中枢症状が出てしまう可能性がありますよ．

　また，メトロニダゾールは細菌性の腸炎や腟炎，ピロリ菌やトリコモナス症にも使われます．アルコールをはじめ併用注意がありますので，一度併用注意欄にも目を通しておいてくださいね．トリコモナス原虫は腟炎や尿道炎，腸炎の原因にもなります．性行為でうつることが多いので，STD（性感染症）の1つです．STD自体も不妊原因になりうるため問題ですが，もっと問題なのはTORCHです．

赤痢アメーバ

メトロニダゾール
禁忌
併用注意

・妊娠3か月まで
胎児移行で
胎児DNA切断！の可能性

・脳や脊髄の器質疾患

けいれんや意識障害，
小脳失調症状といった
中枢症状出るかも……

けっこう多いよ！
腸炎や腟炎，ピロリ菌や
トリコモナス症にも使われるから
一回見ておいてね！

スピラマイシン

胎児への影響が大きい
「TORCH」は覚えておこう！

T；トキソプラズマ

妊婦の初回感染は
胎児に死・流産，
中枢神経異常！

・抗不整脈薬の一部
・レボドパ
（パーキンソン病の薬）

スピラマイシン
禁忌；過敏症

併用注意

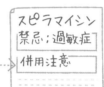

マクロライド系だったよね！
乳汁移行するから授乳はダメだよ

TORCHは胎児の奇形や流産・死産の原因になる疾患の頭文字をとったもの．トキソプラズマ(T)，「その他」(O)，風疹ウイルス(R)，サイトメガロウイルス(C)，単純ヘルペスウイルス(H)ですね．「その他」に梅毒や淋病などたくさんの感染症が入ります．TORCHにはウイルスが多いですね．だからウイルスのところでもう1度おはなししますが，原虫のトキソプラズマに効く薬はここで確認してしまいましょう．抗生物質マクロライド系の，スピラマイシンです．

トキソプラズマは妊婦が初回感染すると胎児に流産・死産，中枢神経異常などが出てしまいます．妊婦が検査でトキソプラズマ初回感染とわかったら，スピラマイシンを飲むことで胎児への感染を防止できます．乳汁移行してしまうため，授乳は避けてくださいね．

スピラマイシンに過敏症のある人には禁忌．併用注意に，抗不整脈薬の一部とレボドパが含まれています．抗不整脈薬との併用で，心電図のQT波延長が起こる危険性があるからですね．そしてドパミンのもとになるレボドパの吸収が，スピラマイシンとの併用で邪魔されてしまうからですよ．

‖TORCHの「その他」(O)‖

TORCHの「その他」(O)を補足しますね. 梅毒と淋病は細菌が原因です. 梅毒の原因は梅毒トレポネーマという, らせん状の菌(スピロヘータ). β-ラクタム系のペニシリン系(ペニシリンやアモキシシリン水和物など)が使われます. ペニシリン系に過敏症のある人には, テトラサイクリン系のミノサイクリン塩酸塩やドキシサイクリン塩酸塩水和物が使われますよ. 約6か月(24週間), しっかり飲んでしっかり退治することです.

淋菌にもマクロライド系やテトラサイクリン系の抗生物質が使われますが, 多くの抗生物質が使われたせいで, 耐性菌ができてしまいましたね. 国や地域によって耐性内容が変わってきます. 薬に頼らずに, まずはコンドームで予防です.

「淋菌がいたらクラミジアもいる」といわれます. クラミジアは細菌ではありません. 細菌とウイルスの中間……とイメージしてください. 症状の尿道炎などが男性では激しく出ますが, 女性では穏やかなため治療されないこともあります. 膣から上にクラミジアが向かい, 不妊症や腹膜炎の原因になるとこもありますよ. 抗生物質(テトラサイクリン系, マクロライド系, キノロン系)が効きますから, コンドーム未使用性行為後に「ん?」と思ったらちゃんと病院へ!

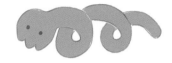

O：その他……梅毒

梅毒トレポネーマ

β-ラクタムのペニシリン系!
(過敏症があったらテトラサイクリン系!)

6か月……しっかり飲んでしっかり退治!

O：その他……淋菌

淋菌

マクロライド系やテトラサイクリン系が効くけど, 耐性菌が増えちゃった!

真菌に効く薬

テルビナフィン塩酸塩

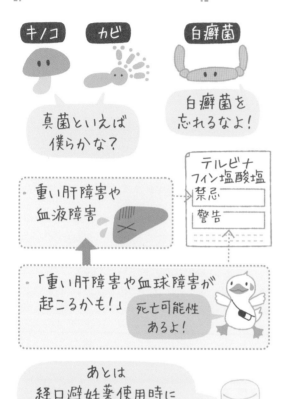

真菌のおはなしに入りましょう. 「真菌」と言われたら, キノコとカビをイメージしてくださいね. あとは水虫の白癬菌も追加しておくと, 薬の使い方を理解しやすくなります. 水虫のように皮膚の表面にいる真菌に対しては, テルビナフィン塩酸塩を使います.

表面にいる菌でも, 外用薬(塗り薬など)で治療が不十分なときには内服薬(飲み薬)になりますが…….「重い肝障害や血球障害が起こり, 死亡例すらあるよ!」と警告されていますね. 重い肝障害や血液障害のある人には禁忌です. あとは経口避妊薬使用時に月経異常が出る可能性もありますよ.

若くても, 水虫にはちゃんと注意が必要です. さらにつけ爪をしている人は「グリーンネイル(爪のカビ)」が出る可能性があることをお忘れなく!

正常な免疫状態のときに, 体の表面以外にカビが生えることはありません. 白血球たちの身体防衛機構のおかげです. 異常のときには……全身どこにでもカビが生える可能性があります. これが後天性免疫不全症候群(AIDS)での「日和見感染」の一例です. カビですら生えるのですから, ほかの微生物は増え放題ですね.

フルシトシン

表面以外のカビに対しては, 全部のカビに効くフルシトシン. フルシトシンはDNAの合成を邪魔する薬です. 妊娠中には使えませんね. 胎児のDNA合成を邪魔されてはたまりません. あと, 禁忌にある薬は抗悪性腫瘍薬(抗がん薬)です. 一緒に使うと, 重い血液障害を引き起こす可能性があるからですよ. 以上, 真菌に効く薬でした.

ウイルスに効く薬

ジドブジン

　今までは微「生物」に効く薬のおはなし．いよいよ「生物？」に効く薬のおはなしです．ウイルスは，それだけでは増えることができません．生物(細胞)の中に入り込んで，そこにあるものを利用して自分を増やしていきます．そんなウイルスに効く薬の一例が逆転写酵素を邪魔するジドブジン．

　セントラルドグマを思い出してください．ヒトの細胞は複製・転写・翻訳で増えます．「逆転写」なんて言葉はありませんね．逆転写は，ウイルスだけにあるRNAからDNAを作る仕組みのこと．これを使ってウイルスの情報を侵入した(感染した)細胞のDNAに組み込み，ウイルスを作らせる(増殖)させるのです．ジドブジンは逆転写を邪魔して，HIV(ヒト免疫不全ウイルス)増殖を防ぎます．

DNA ⇄ RNA → タンパク質

逆転写

ここを邪魔するのがジドブジンだよ

ジドブジンの禁忌と慎重投与

　ジドブジンの禁忌は好中球が減少している人と，イブプロフェンを使用している人．ジドブジンの骨髄抑制作用によって，血球全体が作られにくくなってしまいます．それをもともと好中球の少ない人に使ってしまったら，異物から身体を十分に守ることができません．イブプロフェンは血友病の患者さんで，出血傾向が強く出ることがあるからですね．

　骨髄抑制ということで，赤血球の産生も減りがちです．ビタミンB$_{12}$欠乏では貧血が出やすくなりますので，ジドブジンの慎重投与対象に入っていますね．また，ジドブジンは胎盤を抜けて乳汁にも移行します．授乳は禁止．妊婦・妊娠可能性のある人に対しては，「治療有益性が危険性を上回るときのみ」．つまり「やむを得ないとき」ですね．使用後の出生児には，ジドブジン由来の貧血が出る可能性がありますよ．

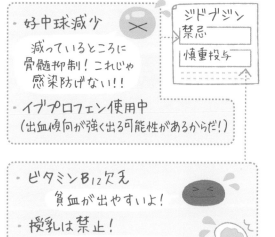

・好中球減少 ✕
減っているところに骨髄抑制！これじゃ感染防げない！！

・イブプロフェン使用中
(出血傾向が強く出る可能性があるからだ！)

ジドブジン
禁忌
慎重投与

・ビタミンB$_{12}$欠乏
貧血が出やすいよ！

・授乳は禁止！
妊婦・妊娠可能性のある人には
「やむを得ないときのみ！」

‖アシクロビル‖

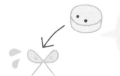

ここを邪魔するのが
アシクロビル！

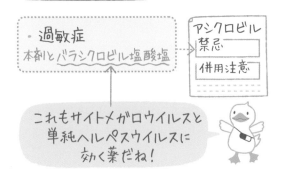

DNAポリメラーゼ

・過敏症
本剤とバラシクロビル塩酸塩

アシクロビル
禁忌
併用注意

これもサイトメガロウイルスと
単純ヘルペスウイルスに
効く薬だね！

　DNA合成を邪魔する薬もウイルスの増殖に効く薬になります．ウイルスのDNA合成酵素（ポリメラーゼ）を邪魔する薬として，アシクロビルを紹介しますね．

　アシクロビルは単純ヘルペスウイルスとサイトメガロウイルス（水痘・帯状疱疹の原因）に効きます．TORCHの「CとH」に効く薬ですね．禁忌は本剤とバラシクロビル塩酸塩に対する過敏症．バラシクロビル塩酸塩も，単純ヘルペスウイルスとサイトメガロウイルスに効く薬です．

　アシクロビルと併用注意などが似ています．とくに高尿酸血症薬プロベネシドと気管支拡張薬テオフィリンに注意しておいてくださいね．

‖インターフェロンアルファ‖

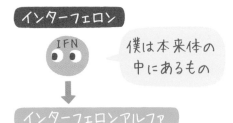

インターフェロン

IFN

僕は本来体の
中にあるもの

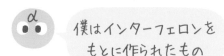

インターフェロンアルファ

α

僕はインターフェロンを
もとに作られたもの

　ウイルスはヒト細胞を利用して増えていきます．ヒトだって，ただやられるだけではありません．ウイルスに感染した細胞を壊す働きがあります．白血球のTリンパ球（Th1）やナチュラルキラー細胞，そしてインターフェロンが「変になった細胞を壊す」担当です．

　インターフェロンをもとに作ったものが，インターフェロンアルファ（スミフェロン）という薬．もともと体内にあったものですから，ヒトの体に悪さをしなければよかったのですが……残念ながら，警告・禁忌・併用注意がかなりの量になります．

▌インターフェロンアルファの禁忌 ▌

　インターフェロンアルファの禁忌はワクチンなど
の生物学的製剤に過敏症の出た人と自己免疫性肝炎の
人．小柴胡湯（しょうさいことう）を飲んでいる人も禁
忌です．インターフェロンアルファは免疫を補強する
ことになりますので，自己を異物として攻撃してしま
う自己免疫性の炎症が悪化する可能性がありますね．
また，ワクチンは原則として異物を体内に入れるもの．
そこで過敏症が出たということは，ウイルスが体内に
ある状態で免疫（「変になった細胞を壊す」）が補強され
たら，過敏症が出てしまうかもしれません．小柴胡湯
というのは漢方ですね．風邪や肺炎，炎症後の肝臓状
態改善に使われるそうです．なぜか小柴胡湯と一緒だ
と間質性肺炎が増えると報告されています．間質とい
うのは，肺胞の外側にある，ほかの肺胞との「間」にあ
たる部分のことですね．

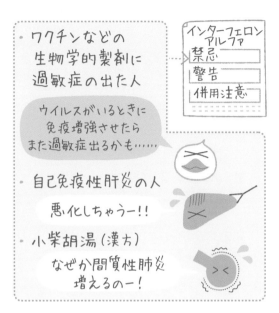

▌インターフェロンアルファの警告・併用注意 ▌

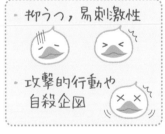

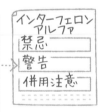

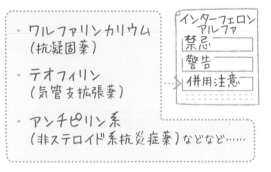

　インターフェロンアルファは禁忌も十分怖いので
すが，抑うつ，易刺激性，攻撃的行動や自殺企図が出
る可能性があるよと警告されています．これらの精神
症状が出たら，インターフェロンアルファは中止です．
抗ウイルス薬の効果が出始めたら（服用から1週間前
後），これらの可能性を意識して，早く気づいてくだ
さいね．

　併用注意には抗凝固薬のワルファリンカリウムや気
管支拡張薬のテオフィリン，抗炎症薬のアンチピリン
などが並んでいます．これらの薬の血中濃度が上がり
やすくなってしまいます．抗炎症薬（非ステロイド性
抗炎症薬）のところで，「ピリン系薬剤」や「ピリン疹」と
いう言葉が出てきます．これらはもう少し先のおはな
し．今は，ウイルスに効く薬のおはなしを続けますよ．

‖ リバビリン ‖

リバビリン
禁忌

- 妊婦，
  妊娠可能性のある人，
  授乳中の人

男性でも精巣や精子に影響！
動物で催奇形性報告
あるから避妊必要！

- 重い肝臓，腎臓障害

- 異常ヘモグロビン症やコントロール
  できていない心疾患

赤血球不足から
症状悪化するかも！

- 自己免疫性肝炎の人

- 重いうつ病や自殺企図のある人
  （あった人も）

ヒト肝炎ウイルスは
A〜Eの型があって……

食べ物　　　　　　　　食べ物

Bと一緒のときのみ

インターフェロンアルファと
リバビリンが効く

医療従事者が要注意
なのはHBV
だからHBVワクチンが大事！

インターフェロン製剤を前提として使う薬もあります．たとえば，リバビリン．ヒト肝炎ウイルスのC型（HCV）に効く薬です．

ウイルスのRNAポリメラーゼを邪魔します．残念ながら，やっぱり禁忌も警告も多いですね．動物での催奇形性や胎児死亡が報告されているので，妊婦・妊娠可能性のある人には禁忌．乳汁移行も動物で報告されているので，授乳中も禁忌ですね．しかも警告にあるように，男性の精子・精巣にも影響が出てきます．催奇形性や精液移行も否定できませんので，避妊が必要になりますよ．

重い肝臓・腎臓障害でも代謝・排泄不十分で血中濃度が高くなる可能性があります．重大な副作用にもいろいろありますが，血球（とくに赤血球）が減る骨髄抑制が大問題．異常ヘモグロビン症やコントロールできていない心疾患では，赤血球不足の貧血から症状悪化の危険性があるので禁忌です．

自己免疫性の肝炎も，インターフェロンアルファと同様に禁忌．重いうつ病や自殺企図のある人（あった人）も，インターフェロンアルファと同様の理由で禁忌になりますね．

＊

ヒト肝炎ウイルスには，A〜Eまでの型があります．A型とE型は飲食物経由なので，地域と飲食物に注意すれば心配無用．残りは主に血液で感染し，D型は単独では問題になりません（主にB型と一緒に発症）．だから医療従事者が注意するのは，B型とC型です．

HCVにはインターフェロンアルファとリバビリンが効きます．でも，HBVにはこれといって効く薬がありません．白血球たちを元気にして，「変になった細胞を壊す」を頑張ってもらうしかありません．白血球たちがフルパワーで働くためにできること……一次応答を終わらせてしまう「ワクチン」のおはなしに移りましょう．

免疫の復習とワクチン

免疫の簡単な復習

‖一次応答と二次応答‖

　ワクチンのおはなしの前に，一次応答と二次応答を簡単に復習しましょう．異物が体内に初めて入ってきたときの体の反応が一次応答．ナチュラルキラー細胞は退治モードに入りますが，その異物はどう取り押さえたらいいのかわかりません．だから出てくる抗体（ガードマン）はIgM．

　IgMは抗原反応部位が5つ（または6つ）ありますので，異物をどれかで捕まえることはできます．でも数は少なく，効率的な免疫とはいえません．ただ，ここでIgMに取り押さえられ，マクロファージに食べられた抗原情報は，Tリンパ球へと伝わります．もし次回以降同じ異物が入り込んできたら，Tリンパ球はBリンパ球に異物に合ったIgGの産生要請ができます．

　IgGは抗原反応部位1つ（1量体）ですが，数で勝負することができます．たくさん作ってたくさん取り押さえれば，細胞に入り込む（または増殖する）異物量が減ります．細胞に入り込まれたとしても，抗原が細胞表面に出た途端にIgGがくっついて，「これを壊して！」と破壊担当白血球にサインを送れます．この効率的な免疫が，二次応答です．二次応答の状態にしておけば，ウイルス侵入対策は一安心．だから私たちは「ワクチン接種（予防接種）」をするのです．

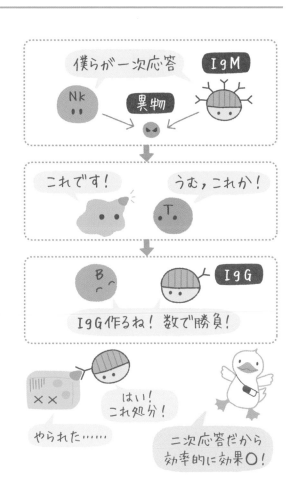

ワクチン（予防接種）

ワクチンの種類

ワクチンの中身が……

- 細菌やウイルスの作った毒素
  →「トキソイド」
- 細菌やウイルスを生きたまま使う
  →「生ワクチン」

ちゃんとヒトに害を加えないように
加工しているけどね……

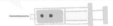

細菌やウイルスを不活化して使う
（増えない状態）

「不活化ワクチン」
→（一般の）インフルエンザ

多くの予防注射は
不活化ワクチンだよ

　ワクチンは大きく2つに分けることができます。「異物本体を使うもの」と「異物が作った毒素を使うもの」です。「異物本体を使うもの」は，さらに2つに分けることが多いですね。異物が増えない（不活性化：死んだ状態？）「不活化ワクチン」と，悪さはしにくいけど異物が生きている「生ワクチン」です。

　異物が作った毒素を使うものは「トキソイド」と呼ばれます。トキソイドはジフテリア菌や破傷風菌予防に使います。

　生ワクチンの代表は結核菌のBCG。あとは水痘・帯状疱疹（サイトメガロウイルス），風疹ウイルス，麻疹ウイルス，おたふくかぜ（ムンプスウイルス），黄熱病（黄熱ウイルス）の予防接種も生ワクチンです。

　不活化ワクチンは一般的なインフルエンザ予防接種をイメージしてください。日本では，一定の菌やウイルスの感染を抑制するために，法律で予防接種をすることにしています。この「定期接種のA類疾病」に入っているものは，かかると重症化し，生命に危険を及ぼし，重い後遺症が残るものだと思ってくださいね。

定期接種（A類疾病）

定期接種（A類）に含まれるものは，ヒブ（インフルエンザ菌b型），肺炎球菌，DPT-IPV，BCG，MR，水痘，HBV，日本脳炎，ロタウイルス感染症，子宮頸がんワクチンです．インフルエンザにはウイルス性だけでなく細菌性のものがあること，これでわかりますね．途中の暗号めいたアルファベットの中で，BCGは結核菌のワクチンということはわかるはず．DPT-IPVは4種混合．ジフテリア菌，百日咳菌，破傷風菌，そしてポリオ（急性灰白髄炎）ウイルスです．MRというのは，麻疹ウイルスと風疹ウイルスのことですね．

「破傷風菌は芽胞を作ると退治が大変だからかな．あれ？　同じように芽胞を作るディフィシルとボツリヌス菌は？」と思う人もいるでしょう．ボツリヌス菌は飲食物で，かつ，空気に触れないところで増える嫌気性菌です．殺菌が不十分だった缶詰や真空パック食品で問題になることはありますが，普段の食事で心配はいらないはず．ディフィシルは腸の中にいますが，ごくマイナーな菌なので，普通は悪さをしません．悪さをするとしたら，腸内菌叢が大変化してしまった，抗生物質による「偽膜性大腸炎」ですね．

子宮頸がんは，現在唯一の「ワクチンである程度予防できる」がんです．原因になるヒトパピローマウイルスのワクチンですね．でも注意．「子宮頸がんは100％ヒトパピローマウイルスのせい」ではありませんよ．このウイルスは，皮膚にできる「いぼ」と粘膜にできるいぼ（尖圭コンジローマなど）の原因でもあります．

*

これらワクチンは，必要に応じて接種することが大事．海外旅行のときには，現地に合ったワクチンの追加接種が必要です．流行の兆しがあるときには，感染すると大問題の医療職従事者は早めにインフルエンザワクチンを接種です．

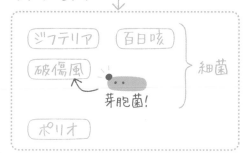

定期接種（A類）の対象は……

- BCG（結核菌）
- MR（風疹ウイルス（R）と麻疹ウイルス（M））
- ヒブ（Hib：インフルエンザ菌b型）
- ロタウイルス
- 肺炎球菌
- HBV（B型肝炎ウイルス）
- 日本脳炎ウイルス
- 水痘ウイルス
- 子宮頸がん（ヒトパピローマウイルス）
- DPT-IPV

ジフテリア　百日咳　破傷風　ポリオ ｝細菌

芽胞菌！

「子宮頸がんは100％ヒトパピローマウイルスのせい」ではないことに注意ね！

忘れちゃいけない！
ワクチンは
「異物を体内に入れること！」
（無料期間が過ぎそうになって
あせって……はダメだよね）

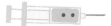

ワクチンの意味と必要性を
理解してね

そして改めて注意．これらワクチンは「異物を体の中に入れる」ことそのものです．だから「現在何かに感染中の人」や体調が悪い人，妊娠中の人はワクチン禁止です．とくに定期接種は無料期間が過ぎそうになると「多少の熱や鼻水ならいいか！」と無理をする接種希望者が増えがちです．でも，体内免疫状態が悪いときに異物が入ってきては，いらぬ大苦戦を強いられる可能性があります．そもそも「ワクチンで体の中は一次応答状態！」になることを忘れてはいけません．

ワクチン（とくに定期接種A類）を受けないことは，とても危険なことです．何のために「副作用があるとわかっていますが，一定期間無料にしますのでワクチンを受けてください」と法律で決めたのか．微生物学や病態学などで，対象になっている菌・ウイルス（や病気）を確認してみてください．そうすれば，ワクチンの意味と必要性が理解できるはずですよ．

＼ まとめ ／

予防接種で人工的に一次応答を終わらせてしまえば，本物の病原微生物が入り込んでもフルパワーの二次応答で対応できます．白血球の活動の結果，炎症が起きると痛いので……次項は消炎鎮痛薬のおはなしです．

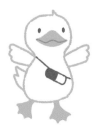

memo

17. 消炎鎮痛薬（痛み止めの薬）・過敏症の薬

本項のポイント

- 消炎鎮痛薬
- 過敏症の薬

　消炎鎮痛薬で一番強い糖質コルチコイドのおはなしは p.190『14.内分泌系（頭から首まで以外）に効く薬』で終わっています．ここでは非ステロイド系消炎鎮痛薬を紹介です．

　「どこに働いているのか（どこを邪魔しているのか）」，「禁忌や併用注意はどうか」に注目してくださいね．とくに母性との関係は要注意！

　免疫系が過敏に反応してしまった過敏症（アレルギー）に効く薬も，ここでおはなしします．

　花粉症では目薬もよく使われますから，点眼薬全体のおはなしも一緒にしてしまいましょう．

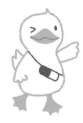

消炎鎮痛薬

ワクチンをはじめ，体内に入り込んだ異物を退治するのは白血球の役目．白血球は仲間を集めるために各種のシグナルや炎症物質を作ります．炎症物質ができると……「炎症」発生ですね．炎症自体は，異物処理のために役立つものですが，やはり痛いのは困ります．そこで，消炎鎮痛薬のおはなしになるのです．一番強い消炎（抗炎症）薬はステロイド薬．これについては内分泌系の副腎パートでおはなししました．ここではステロイドではない消炎鎮痛薬（非ステロイド性消炎鎮痛薬：NSAIDs）を紹介します．

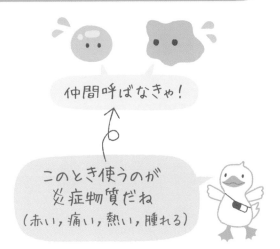

仲間呼ばなきゃ！

このとき使うのが
炎症物質だね
（赤い，痛い，熱い，腫れる）

非ステロイド性消炎鎮痛薬：NSAIDs

‖アセチルサリチル酸‖

NSAIDsは主に炎症物質プロスタグランジンを作る酵素（シクロオキシゲナーゼ：COX）を邪魔する薬．アセチルサリチル酸からスタートしましょう．

アセチルサリチル酸はシクロオキシゲナーゼを邪魔してプロスタグランジンを作らせません．プロスタグランジンが出てこないので，炎症が起こりません．これが「炎症が消えた！（消炎）」ですね．さらに末梢神経の痛みを感じ取る活性を抑えつつ，中枢の痛み担当も抑制します．「痛くなくなった！（鎮痛）」です．また末梢血管を広げるので，体温（体熱）が外に逃げやすくなります．「熱が下がった！（解熱）」ですね．

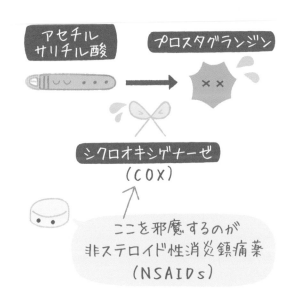

アセチル
サリチル酸　　　　　プロスタグランジン

シクロオキシゲナーゼ
（COX）

ここを邪魔するのが
非ステロイド性消炎鎮痛薬
（NSAIDs）

‖アセチルサリチル酸の禁忌‖

・重い肝臓障害,
　腎臓障害,
　心臓障害

> アセチル
> サリチル酸
> ───────
> 禁忌
> ───────
> 併用注意

・血液異常のある人
　血小板機能異常だけじゃなくて……

（慎重投与欄を見ると
　手術や心臓カテーテル,
　抜歯前1週間以内も！）

・予定日12週以内の妊婦や授乳

動物で催奇形性と
異常出血,胎児の
動脈管収縮……
（↑脳で酸素不足のおそれ）

プロスタグランジン不足で
子宮収縮抑制
↓
妊娠期間延長も……

・消化性潰瘍

　このように便利なアセチルサリチル酸ですが……禁忌は多いですよ．重い肝臓・腎臓・心臓障害や血液異常のある人．消化管潰瘍やアスピリン喘息のある人,予定日12週以内の妊婦も禁忌です．

　注意が必要なのが血液異常と予定日12週以内の妊婦．禁忌の欄には「血小板機能障害」としか書いてありませんが,慎重投与の欄をみると手術や心臓カテーテル検査,さらには抜歯前1週間以内の人も含まれてきます．出血時に出血延長のおそれがあるためですね．同様にアルコールをいつも飲んでいる人も,慎重投与欄では出血延長可能性に含まれてきますよ．

　妊娠中のアセチルサリチル酸使用は,動物実験で異常出血と催奇形性,胎児の動脈管収縮が報告されています．動脈管は出生して,肺に空気が入ったら閉まるもの．不必要に早く閉まってしまうと,全身（とくに脳）で酸素不十分になるおそれがあります．また,プロスタグランジンが抑制されますから,子宮収縮抑制や妊娠期間延長が起こる可能性がありますね．乳汁に移行してしまうので,出産後（の授乳）も禁忌ですよ．

∥アセチルサリチル酸の併用注意∥

　アセチルサリチル酸の併用注意はやたらと多いですね．禁忌からわかるように，（消化管を含む）出血延長の可能性が高くなります．その意味で併用注意に入っているものが，抗凝固薬，抗凝集薬，血栓溶解薬をはじめ，ほかの非ステロイド性消炎鎮痛薬，アルコール，SSRI，ドネペジル塩酸塩使用中の人です．

　SSRIは「選択的セロトニン取り込み阻害薬」のことで，精神分野の薬ですね．ドネペジル塩酸塩も（アルツハイマー型やレビー小体型の）認知症に使う薬．アセチルコリンを邪魔する，中枢・精神パートの薬です．抗コリン系の薬なので，消化器系症状はどうしても出てしまいます．

　またアセチルサリチル酸の併用注意として，腎臓への作用にも注意が必要です．利尿薬の効果を弱めてしまい，腎臓排泄が弱まるせいで効果が増強される薬もあります．糖尿病薬の一部や抗リウマチ薬のメトトレキサートは効果が強く出すぎる薬に入ります．この腎臓に対する作用はアセチルサリチル酸に限ったことではありません．非ステロイド性消炎鎮痛薬（NSAIDs）一般に起こる現象です．これはあとで「サリチル酸中毒」として説明します．

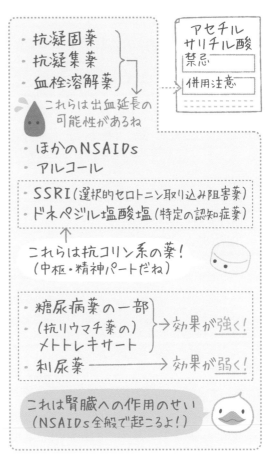

・抗凝固薬
・抗凝集薬
・血栓溶解薬

アセチルサリチル酸
禁忌
併用注意

これらは出血延長の可能性があるね

・ほかのNSAIDs
・アルコール

・SSRI（選択的セロトニン取り込み阻害薬）
・ドネペジル塩酸塩（特定の認知症薬）

これらは抗コリン系の薬！（中枢・精神パートだね）

・糖尿病薬の一部
・（抗リウマチ薬の）メトトレキサート　→効果が強く！
・利尿薬　→効果が弱く！

これは腎臓への作用のせい（NSAIDs全般で起こるよ！）

‖アセチルサリチル酸の慎重投与対象と適応疾患‖

- アスピリン喘息
  （NSAIDsはじめ）消炎鎮痛薬で起こる

強い鼻症状と喘息！
（成人（とくに女性）
喘息患者で
起こりやすいよ
飲み薬以外にも注意！）

- アセチルサリチル酸を
  使う病気「川崎病」
  乳幼児に急な高熱と血管炎

心臓の血管に「瘤」ができると
心筋梗塞の大ピンチ！
（だから炎症を抑えなきゃ！）

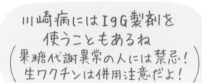

川崎病にはIgG製剤を
使うこともあるね
（果糖代謝異常の人には禁忌！
生ワクチンは併用注意だよ！）

慎重投与対象のところに「アスピリン喘息」，適用疾患に「川崎病」とあるので，補足しておきますね．

アスピリン喘息というのは，NSAIDsに含まれるすべての消炎鎮痛薬で起こりうる過敏症．強い鼻症状と喘息症状が特徴です．成人後の喘息患者（とくに女性）で起こりやすい傾向があります．飲み薬以外でも起こる可能性があることは，覚えておいて損はありません．

川崎病は，乳幼児に多い急な高熱と全身の血管炎を起こす病気．とくに心臓の細胞（心筋）に血液を届ける血管で炎症を起こして，こぶ（瘤）ができてしまうと，幼いうちから心筋梗塞の大ピンチです．だから，炎症を抑えるアセチルサリチル酸の出番なのです．

現在では，免疫グロブリン補充製剤を使うこともありますね．「免疫グロブリン」はガードマンのIgGのことですよ．たとえば，血漿分画製剤としての献血ヴェノグロブリンなどがありますね．川崎病以外にも，多くの病気に使います．重い感染症に対しては，抗生物質と一緒に使って「ガードマン増強！」ですね．献血ヴェノグロブリンでは（添加されているソルビトールの代謝物の）果糖代謝異常の人には禁忌．あと併用注意に生ワクチン（の混合ワクチン）がありますね．IgGを補給したので，3か月（病気によっては6か月）はねらった一次応答が起こる前にウイルスなどが排除されてしまうからです．

‖ サリチル酸中毒 ‖

サリチル酸中毒は，耳鳴りやめまい，嘔吐から始まります．そのまま放っておくと，呼吸性アルカローシスと代謝性アシドーシスが同時に起こり，高熱，錯乱や傾眠といった精神症状，多臓器不全さえも引き起こす怖い中毒です．

きっかけになるのは，アセチルサリチル酸の呼吸中枢刺激．必要以上に二酸化炭素を吐き出すと，呼吸性アルカローシス一直線です．これでは血液pHの恒常性が崩れ，体の細胞は正常な反応ができなくなります．高熱や精神症状は，血液pHが正常域から外れたことで中枢神経系がうまく働かない状態（中枢神経系不全）によるものです．このままでは多臓器不全（MOF）を起こして，生命の大ピンチ！　そこで腎臓が血液pHを正常域に戻すべく，原尿から重炭酸イオン（HCO_3^-）の再吸収を減らし血液中の水素イオン（H^+）を分泌しないようにします．これだけをみれば，血液pHが腎臓のせいで酸性に傾いたので代謝性アシドーシスですね．これは呼吸性アルカローシスを是正しようとして起こった「代謝性の代償（代謝性アシドーシス）」です．痛み止め1つで，大変なことになってしまいましたね．添付文書に「以下の人は医師と相談」，「1日3回まで，4時間以上間をあけて」とあるのは，このような重大副作用を防ぐためだと思ってくださいね．

なお，非ステロイド性消炎鎮痛薬（NSAIDs）共通の副作用として，「腎機能の障害」があります．プロスタグランジンは白血球を炎症部位に到達させやすくするために血管を広げる働きがありました．腎臓でプロスタグランジンが作られないと，腎臓に流れ込む血液量が減る可能性があります．腎血流量が減るということは，尿が作られにくくなるということ．循環血液量が減ってしまったり，腎臓機能がもともと不調だったりすると，急性腎不全が起きてしまうかもしれません．サリチル酸中毒ほどの怖さはありません．が，腎臓の働きを思い出せば，痛み止めの使い過ぎはやっぱり「危険！」なのですよ．

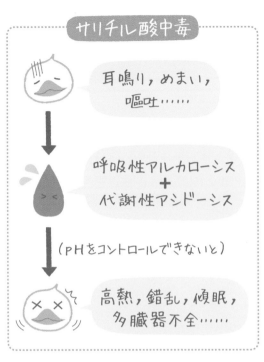

サリチル酸中毒

耳鳴り，めまい，嘔吐……

呼吸性アルカローシス＋代謝性アシドーシス

（pHをコントロールできないと）

高熱，錯乱，傾眠，多臓器不全……

スタートはアセチルサリチル酸の呼吸中枢刺激……

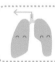
二酸化炭素を出しすぎると呼吸性アルカローシス！

腎臓はバランスをとるためにH^+を尿に捨てない方向へ
（→代謝性アシドーシス）

だから添付文書に回数制限や「医師と相談」ってあるんだね……

ピリン系
＝
「ピラゾロン」グループのこと！

（名前の中に「ピリン」はあっても）
アセチルサリチル酸（アスピリン）は
ピリン系じゃないよ！

今の消炎鎮痛薬の多くは
「非ピリン系」だもんね！

アセチルサリチル酸1つで，ずいぶん長くなってしまいました．だけどもう1つ．「ピリン系」薬剤について補足が必要です．「ピリン系」というのは，「ピラゾロン」と呼ばれる（消炎鎮痛薬の）一群の薬のこと．名前の中に「ピリン」が入っていても，アセチルサリチル酸（アスピリン）は「ピラゾロン」ではないので，「ピリン系」ではありません．ピリン系の薬は発疹（ピリン疹）を起こし，薬疹の代表格でした．そのため「ピリン系」は近年はあまり使われません．現在の消炎鎮痛薬の多くは，「非ピリン系」ですよ．

║ロキソプロフェンナトリウム水和物の禁忌║

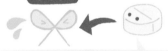

COX

ロキソプロフェンナトリウム水和物も
シクロオキシゲナーゼを邪魔！

アセチルサリチル酸以外にも，炎症物質プロスタグランジンを作らせない薬はありますよ．ロキソプロフェンナトリウム水和物が代表的ですね．これもシクロオキシゲナーゼ（COX）を邪魔します．

禁忌はアセチルサリチル酸で確認した通り．重い肝臓，腎臓，心臓の障害．重い血液異常や消化性潰瘍．アスピリン喘息になったことのある人や妊娠末期の人も禁忌です．アセチルサリチル酸のところでしっかり確認したので，今なら理解も簡単なはずです．

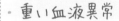

- 重い肝臓障害，腎臓障害，心臓障害
- 重い血液異常
- 消化性潰瘍
- アスピリン喘息になったことのある人
- 妊娠末期

ロキソプロフェンナトリウム水和物
禁忌
併用注意

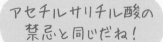

アセチルサリチル酸の
禁忌と同じだね！

‖ロキソプロフェンナトリウム水和物の併用注意‖

　併用注意もほぼ同じですね．非ステロイド性消炎鎮痛薬一般に，腎臓の機能（と利尿薬の効き）が悪くなります．併用すると効果が強く出る一定の薬に含まれるものに，抗凝固薬のワルファリンカリウムと抗菌薬のニューキノロン系が入っていますね．ニューキノロン系はGABAを阻害して，けいれんを起こしやすくしていました．それが増強されるので……もっとけいれんが起きやすくなってしまいます．また，プロスタグランジンの血小板凝集作用がロキソプロフェンナトリウム水和物で抑制されています．そこにワルファリンカリウムまで入ったら，もっと血が固まりにくくなってしまいますね．同様に効果が強く出る可能性があるものに，メトトレキサートと炭酸リチウムがあります．メトトレキサートは抗腫瘍薬であり，免疫抑制剤．炭酸リチウムは精神分野で使う薬です．どちらもこの先出てきます．そのときには「痛み止めとの併用で注意が必要かも……」と思い出してくださいね．

- 非ステロイド系消炎鎮痛薬一般（NSAIDs）

- （腎機能と利尿薬の効きが悪くなるので）効果が強く出る薬
  - ワルファリンカリウム（抗凝固薬）
  - ニューキノロン系（抗菌薬）　けいれんが起きやすく！
  - メトトレキサート（抗がん薬）
  - 炭酸リチウム（精神の薬）

ロキソプロフェンナトリウム水和物
禁忌
併用注意

‖アセトアミノフェン‖

　ほかにも非ステロイド性系消炎鎮痛薬（NSAIDs）に含まれる薬はありますが，ちょっと「別」な痛み止め，アセトアミノフェンを紹介します．

　アセトアミノフェンは，シクロオキシゲナーゼを邪魔しません．働くところは大脳から視床下部までの「中枢」です．視床下部にある体温中枢に働いて，末梢（皮膚）の血管を広げます．これで体温が下がる（「熱が下がった！」）ことになります．そして大脳皮質と視床の「痛い！」と感じるレベルをゆるめて（「痛み閾値を高める」といいます），「痛くない！（鎮痛）」状態にするのですね．

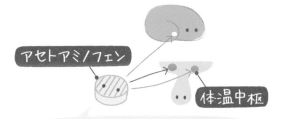

アセトアミノフェン　　体温中枢

視床と大脳皮質の痛みレベルをゆるめて（鎮痛），体温中枢に末梢血管を拡張させる（解熱）！

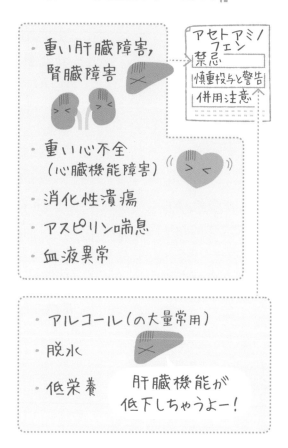

アセトアミノフェンの禁忌は今まで勉強してきた禁忌とかなり重なります．重い肝臓・腎臓障害は薬物代謝でおなじみ．重い心不全（心臓機能異常）も，循環のバランスを失って増悪のおそれがあります．消化性潰瘍やアスピリン喘息にも禁忌ですね．シクロオキシゲナーゼを邪魔する薬ではありませんが，血液異常も出血傾向悪化のおそれがあるので禁忌になります．

慎重投与と警告も，肝臓の働きを悪化させるものですね．アルコールの大量常用や脱水，低栄養状態は肝臓の働き（薬の代謝）に明らかにマイナスです．

‖アセトアミノフェンの併用注意‖

　併用注意に入っている薬も，今までの痛み止めで確認したものが大部分です．肝障害のもとになるアルコール．ほかの薬と相互作用を起こしやすいリファンピシン．併用すると効果が弱まるチアジド系利尿薬や，効果が強まるワルファリンカリウムやリチウム製剤．抗生物質や抗菌薬と一緒だと，過度の体温低下のおそれがあります．痛み止めはとても身近で便利な薬．でも，意外なほど全身に広く影響を及ぼします．そして痛みの原因となった異物の解消には役立たないどころか，むしろマイナスの働きをもっています．痛みが止まっている間に，体の白血球たちが働ける態勢を十分に整えること．可能なら，異物を退治する薬も（併用時注意しながら）一緒に使っておくこと．ステロイド薬のときにもおはなしした「あくまで一時しのぎなんだ」という意識を忘れないでくださいね．

＊

　「ワクチン」，「炎症と抗炎症」と，感染と免疫の境界部のおはなしをしてきました．ここから先は，明らかに免疫（血液）がメインのおはなしになります．次から「正しい異物排除のはずなのに過剰！」な過剰症に使う薬のおはなし．そのあとで体を守るシステム自体が狂ってしまった自己免疫疾患とがん（悪性腫瘍）に使う薬のおはなしです．

・アルコール

・リファンピシン
　（抗結核薬）

・利尿薬

・ワルファリンカリウム（抗凝固薬）

・炭酸リチウム（精神領域の薬）

アセトアミノフェン
禁忌
慎重投与と警告
併用注意

効果が強く出すぎたり，
効果が弱くなりすぎたり……

消炎鎮痛薬は「一時しのぎ」
この意識を忘れないでね

過敏症の薬

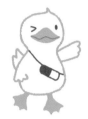

　過敏症は，体を守る働き（免疫系）が過度に敏感になってしまったもの．本来そこまで異物認定しなくてもいいものにまで「異物！　追い出せ！」の働きが行われるものです．Ⅰ型からⅣ型まであること，それぞれに働く白血球の種類が違うことなどは生化学でおはなししましたね．薬自体も過敏症の原因になりえます．消炎鎮痛薬のアスピリン喘息やピリン疹（発疹）が代表ですね．ここでは，よく出会うⅠ型とⅣ型の過敏症に使う薬のおはなしをしますね．

Ⅰ型過敏症に使う薬（内服薬）

スプラタストトシル酸塩・アンレキサノクス

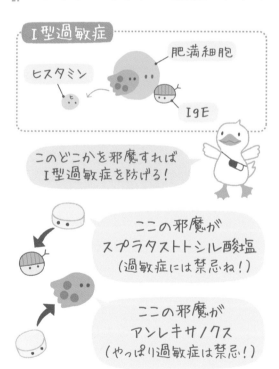

Ⅰ型過敏症

ヒスタミン

肥満細胞

IgE

このどこかを邪魔すれば
Ⅰ型過敏症を防げる！

ここの邪魔が
スプラタストトシル酸塩
（過敏症には禁忌ね！）

ここの邪魔が
アンレキサノクス
（やっぱり過敏症は禁忌！）

　Ⅰ型（即時型）過敏症のキーワードは，抗体（IgE），肥満細胞，分泌顆粒中のヒスタミン．このどれかを邪魔すれば，Ⅰ型過敏症を防げるはずです．

　抗体ブロックの例がスプラタストトシル酸塩．IgEを邪魔するだけでなく，インターロイキン4（IL-4）を邪魔することでBリンパ球増殖抑制作用もあります．禁忌はこの薬自体に過敏症のある人ですね．

　肥満細胞からヒスタミンが出てくるところを邪魔する薬の一例がアンレキサノクス．炎症物質のロイコトリエンを作るところまで抑制してくれます．こちらも，この薬にアレルギーのある人には禁忌です．

▌ケトチフェンフマル酸塩の禁忌・併用注意 ▐

　ヒスタミンが出てきてしまっても，ヒスタミンが
はまるところ（受容体）を邪魔する薬もありますよ．一
例としてケトチフェンフマル酸塩をご紹介．

　ヒスタミン受容体だけでなく，「血小板活性化因子
（PAF）による気道反応」も抑制してくれます．I型過
敏症で怖いアナフィラキシーショックによる気道閉塞
を予防してくれるのですね．ありがたい薬ですが，禁
忌と併用注意に注目．

　薬本体への過敏症に加えて，てんかんの既往歴が
ある人には禁忌です．神経刺激に対する閾値が低下す
る可能性がある（すぐに神経細胞が興奮しやすくなる
かも！）ので，過度の刺激がけいれんにつながってし
まうかも……ということです．併用注意はアルコール，
中枢抑制薬やほかの抗ヒスタミン薬．精神運動の過度
の低下（つまり「眠気が強く出る」）ですね．少なくとも，
車を運転する人にとっては要注意です．

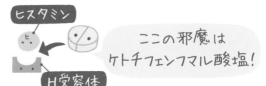

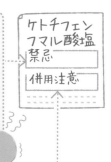

ここの邪魔は
ケトチフェンフマル酸塩！

- 過敏症
- てんかんの既往

刺激の閾値低下の
可能性だ！

- アルコール
- 中枢抑制薬
- ほかのヒスタミンに作用する薬

精神活動過度低下
イコール眠気が強く……
（運転する人はダメだよ……）

▌ プランルカスト水和物 ▐

　ロイコトリエンがくっつくところを邪魔する薬も
ありますよ．たとえばプランルカスト水和物．

　こちらはロイコトリエン作用（気道収縮）を直接邪
魔しますから，I型過敏症のアナフィラキシーショッ
ク予防がわかりやすいですね．もちろん，薬にアレル
ギーがあったら禁忌ですよ．予防しても出てしまった
アナフィラキシーショックには，あわてず騒がずアド
レナリン注射です．

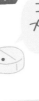

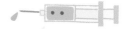

ここを邪魔するのが
プランルカスト水和物
だね．

気道収縮を邪魔するから
アナフィラキシーショック
予防になるのか！

それでもショックなら
アドレナリン注射！

Ⅰ型過敏症に使う薬（点鼻薬・点眼薬）

‖抗アレルギー薬‖

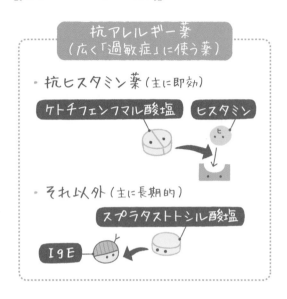

花粉症に代表されるⅠ型過敏症．症状の出る鼻と目に使う薬を確認していきましょう．点鼻薬は抗炎症薬のステロイド薬や抗アレルギー薬だけでなく，鼻水を止める（減らす）ことに特化した薬も使われます．ステロイド薬については内分泌系のところでおはなししています．

「抗アレルギー薬」というのは，アレルギー（過敏症）に使う薬を広くまとめるときの呼び名．その中に抗ヒスタミン薬も含まれます．ヒスタミンをねらって邪魔するケトチフェンフマル酸塩は，抗ヒスタミン薬で，抗アレルギー薬の一種．抗体をブロックするスプラタストトシル酸塩は，抗アレルギー薬ですが，抗ヒスタミン薬ではありません．一般に抗ヒスタミン薬は即効性，それ以外の抗アレルギー薬は長期的使用目的になります．

memo

‖ナファゾリン硝酸塩‖

　鼻水は血行が盛んになると産生量が増えます．「だから鼻周りの血管を収縮させてしまえ！」というのが，ナファゾリン硝酸塩．

　血管にあるアドレナリンα受容体を刺激する薬です．禁忌は薬にアレルギーがある人と，2歳未満の乳幼児．2歳未満の乳幼児では，効果が強く出すぎてショックを起こしてしまう可能性があります．小児では禁忌にあたらずとも過量症状（血圧上昇と臓器虚血）が出る可能性がありますので，よく気をつけてくださいね．

　また，モノアミン（MAO）阻害薬と併用すると，血圧急上昇の危険があるため禁忌になっています．モノアミンは，生理活性アミンの中の「アミノ基が1つついている」グループのこと．神経伝達物質が多く含まれます．これら神経伝達物質は一度使われると酵素によって分解されます．この分解酵素を邪魔するのがモノアミン阻害薬です．アドレナリンもモノアミン．一度出たアドレナリンが何回も使われることになって，しかも受容体が刺激を受けている状態ですから……アドレナリンの血圧上昇が強く出すぎてしまうことになるのですね．

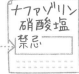

- 過敏症
- 2歳未満の乳幼児

ショックを起こすかも……
小児は禁忌不該当でも
過量症状の危険！

- モノアミン阻害薬

血圧急上昇の危険……

神経伝達物質
（モノアミンはその中の一種）は，
一度使ったら分解！

この邪魔がモノアミン阻害薬！
（アドレナリンもモノアミン……
受容体刺激のせいで
強く出すぎそうだ！）

‖ケトチフェンフマル酸塩の禁忌‖

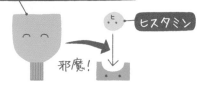

ケトチフェンフマル酸塩

ヒスタミン

邪魔！

ナファゾリン硝酸塩

禁忌に緑内障も
追加しておいて！

点眼薬については，花粉症以外のものもここで紹介してしまいましょう．前半が花粉症（過敏症）用の，後半がそれ以外の点眼薬のおはなしです．花粉症に使われる抗ヒスタミン点眼薬として，ケトチフェンフマル酸塩の点眼薬がありますね．

点眼薬一般に言えることですが，瞼（まぶた）などに触れないように点眼してください．あと，コンタクトレンズが変性する可能性がありますので，ちゃんと外してから点眼薬をつけてくださいね．

これまた鼻と同じく，充血に対してはナファゾリン硝酸塩の点眼薬もありますよ．禁忌にモノアミン阻害薬使用中が含まれていることは，点鼻薬と一緒．緑

アドレナリンで散瞳して，
房水が戻りにくくて
眼圧上昇だね

内障も禁忌に含まれるところには注意が必要ですね．ナファゾリン硝酸塩がアドレナリン受容体を刺激するため，体はアドレナリンが出たかのような反応をします．アドレナリンが出ると，瞳孔が広がります（散瞳）．瞳孔が広がると……房水が戻りにくくなって眼圧上昇につながりますね．これでは緑内障が悪化してしまいます．昇圧薬のところでしたおはなしの復習です．

‖チモロールマレイン酸塩の禁忌‖

アドレナリンβ受容体を
邪魔する薬が，緑内障の薬
チモロールマレイン酸塩

β1　β2

- 過敏症
- コントロール
  できていない
  心不全や不整脈
- 気管支喘息
  （これらはβ受容体を
  ブロックするせいだよ！）

チモロール
マレイン酸塩
禁忌

慎重投与に糖尿病薬の一部や
併用注意がいっぱい……
添付文書を見てね！

緑内障のおはなしが出ましたので，緑内障に効く薬も紹介しますよ．緑内障や眼圧が高いときに使う点眼薬の一例が，チモロールマレイン酸塩．アドレナリンのβ受容体を遮断する働きがあります．

禁忌は薬の過敏症や，コントロールできていない心不全・不整脈の人．気管支喘息の人も，症状が悪化してしまう可能性があるので禁忌です．これら心臓や気管支への影響は，β受容体を邪魔（遮断）してしまうせいですね．β_1受容体は心臓にあって，アドレナリンがはまると心臓の収縮力向上．β_2受容体は気管支にあって，アドレナリンがはまると気管支が広がる働きがありました．

慎重投与に糖尿病の一部（アシドーシスを起こしている人）が入ることや，併用注意薬が多いことも一度見て確認してください．心臓の働きに関係する薬を飲んでいたら，何はなくとも添付文書の確認ですよ！

ゲンタマイシン硫酸塩，ピマリシン，アシクロビル

目のトラブルは緑内障だけではありませんね．感染は，目のまわりでも起こります．細菌が原因なら，たとえばゲンタマイシン硫酸塩．イメージしてほしいのは「ものもらい（麦粒腫）」ですね．

禁忌はその薬に過敏症のある人．抗生物質のバシトラシンフラジオマイシン硫酸塩に過敏症のある人も，禁忌です．

真菌が原因なら，一例としてピマリシン．通常の免疫力がないときには，目にも真菌増殖の危険があります．禁忌は薬そのものに対する過敏症ですね．

ウイルスにもいろいろありますが．たとえば単純ヘルペスウイルスに対しては，アシクロビル眼軟膏．

単純ヘルペスウイルスにはⅠ型とⅡ型があります．Ⅰ型が口唇周辺で，Ⅱ型が性器周辺で発症しますが，どちらも手指経由で目に感染する可能性がありますよ．禁忌は薬自体に対する過敏症と，同じくヘルペスウイルスに対する薬のバラシクロビル塩酸塩の過敏症です．あと，この薬は「目に使う軟膏」なのでコンタクトレンズにへばりついてしまいます．アシクロビル眼軟膏使用中は，コンタクトレンズをお休みして眼鏡をかけてくださいね．

ものもらいには（細菌だから）ゲンタマイシン硫酸塩！

真菌ならピマリシン！ウイルスには（いろいろあるけど）単純ヘルペスウイルスにはアシクロビル眼軟膏

軟膏タイプはコンタクトにつくからコンタクトは中止だ！（メガネだな！）

フラビンアデニンジヌクレオチドナトリウム・コンドロイチン硫酸エステルナトリウム

角膜の傷は，目の感染のきっかけになります．コンタクトレンズをつけている人にとっては，かなり身近な問題ですね．角膜保護に使われる目薬の一例として，フラビンアデニンジヌクレオチドナトリウム・コンドロイチン硫酸エステルナトリウムがあります．やたらと長い名前で頭が痛くなりますが……落ち着いてみてみましょう．「フラビンアデニンジヌクレオチド」はFADのこと．これ，ビタミンB$_2$のことです．ビタミンB$_2$にナトリウムがくっついたものは，ビタミンB$_2$補充薬（たとえばフラビタン）としても使われます．このビタミンB$_2$補充薬は点眼薬以外にも，代謝の補

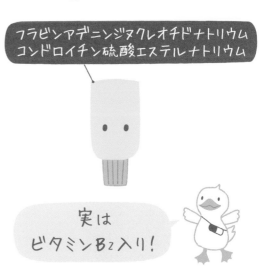

フラビンアデニンジヌクレオチドナトリウムコンドロイチン硫酸エステルナトリウム

実はビタミンB$_2$入り！

酵素として口内炎・口角炎治療や滋養強壮にも使われます．添付文書の下のほう（「薬効」の部分）に，「糖質・脂質・タンパク質代謝」の文字がありますよ．まさに生化学のおはなしとつながっているところですね．

おはなしを点眼薬のほうに戻して．コンドロイチン硫酸エステルナトリウムは，神経線維の補修目的でも使われます．点眼薬として使うときには，水分をたっぷりと含み，角膜が酸素も栄養分も不足しないようにしてくれます．角膜を各種刺激から守りつつ，ついた傷が早く埋まるように代謝を早めてくれる薬が，フラビンアデニンジヌクレオチドナトリウム・コンドロイチン硫酸エステルナトリウムです．

目薬以外にも
口内炎・口角炎治療，
滋養強壮にも役立つよ！

‖ シアノコバラミン ‖

シアノコバラミン

この色はビタミンB12の色！
毛様体筋を
ちょっと手助け！

細胞分裂にも必要だよー
不足したら
巨赤芽球性貧血

忘れちゃいけない
内因子！

点眼薬のビタミンつながりでもう1つ．「目が疲れたー！（眼精疲労）」というときに使う点眼薬に，シアノコバラミンがあります．ほかの目薬とは違う，赤色がかった点眼薬です．その特徴的な色は，ビタミンB12（シアノコバラミン）の色．ピント調節をしてくれる毛様体筋（水晶体の厚みを変える筋肉）の微細な調節を助けてくれます．でも，点眼薬に頼りすぎることなく意識的に遠くを見て毛様体筋をマッサージすることをお忘れなく！　もちろん，点眼薬以外にもビタミンB12が薬として使われることがあります．巨赤芽球性貧血が典型例．赤血球はじめ血球減少でも使われる理由は，「細胞分裂！」をキーワードにして生化学で勉強したはず．「胃切除の内因子不足による貧血」もちゃんと復習しておきましょうね．

||アトロピン，ピロカルピン塩酸塩，ジクロフェナクナトリウム||

白内障の手術をするときには，瞳孔を広げる目薬（散瞳薬）が使われます．たとえばアトロピン．抗コリン作用（アセチルコリンを邪魔）がありますね．

逆に瞳孔を狭める目薬（縮瞳薬）もありますよ．一例がピロカルピン塩酸塩．こちらは緑内障の薬です．

白内障の手術後には非ステロイド性消炎鎮痛薬の点眼薬を使うことがあります．たとえば，ジクロフェナクナトリウム．シクロオキシゲナーゼを邪魔することでプロスタグランジンができませんから，痛みをはじめ炎症が治まります．ただし，角膜炎や角膜潰瘍などの危険はありますので忘れないでくださいね．禁忌はこの薬に過敏症の人です．

＊

過敏症（アレルギー）に使う薬を紹介してきました．今までは，免疫系は働きすぎているものの，体の外の物を「異物！」と認定していました．ここからは，免疫系が自分の体を「異物！」と認定してしまう異常，「自己免疫疾患」に使うお薬の紹介です．

アトロピン
散瞳薬だよ！
（抗コリン作用だね）

ピロカルピン塩酸塩
縮瞳薬だ！
緑内障の薬だな！

ジクロフェナクナトリウム
白内障の手術後に使うよー．
痛みを抑えるからね！

＼ **まとめ** ／

過敏症はあくまで「異物に対しての反応」でした．
残念ながら「自分自身を異物と認定して反応」してしまうのが自己免疫疾患です．
次項は自己免疫疾患に使われる薬をみていきますよ．

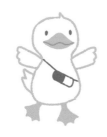

18. 自己免疫疾患の薬・がんの薬

本項のポイント

- 自己免疫疾患に効く薬
- がんに効く薬

　自分の細胞を異物認定して攻撃してしまうのが自己免疫疾患.

　自己免疫疾患に効く薬は, 白血球などの正常細胞の働きを抑制する薬になります.

　一方で, 自分の細胞が増殖し続けるようになってコントロールが効かなくなってしまったものが『がん(悪性新生物・悪性腫瘍)』.

　がんに効く薬は, 自分の正常細胞にも効く薬ですよ.

　禁忌にも副作用にも, いつも以上に注意してくださいね.

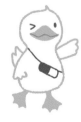

自己免疫疾患に効く薬

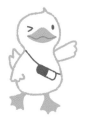

　自己免疫疾患は，現在でも「なぜそうなるのか」「どうすればいいのか」などを研究中です．でも，少なくとも「症状をやわらげる薬（一応効く薬）」があります．ここでは一応効く薬の一部を紹介しますね．

全身性エリテマトーデス（SLE）に効く薬

どうしてー?!

抗体付いてる！

炎症のおはなしとも似てるかも
（内分泌のところでやった）
ステロイド薬のプレドニゾロン！

一緒にシクロホスファミド
水和物もよく使うよ！
（抗腫瘍と免疫抑制）

　自己免疫疾患には多くの種類があります．全部紹介はできませんので，全身性の疾患代表の全身性エリテマトーデス（SLE）と，部分性の疾患代表の関節リウマチ（RA）に効く薬を紹介します．

　まず，全身性エリテマトーデス（SLE）．白血球が自分の体を攻撃し，そのせいで全身に各種症状が出

るものです．白血球の働きで困っている…炎症のおはなしと似ていますね．だから抗炎症薬の親分格，ステロイド薬のプレドニゾロンが使われます．プレドニゾロンのおはなしは，内分泌系（p.190『14. 内分泌系に効く薬』）のところでしましたよ．

シクロホスファミド水和物

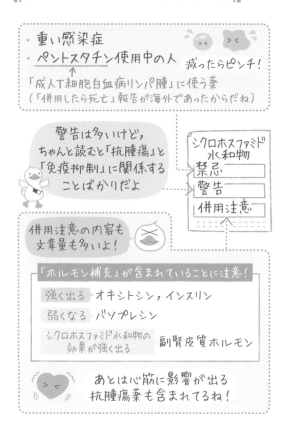

・重い感染症
・ペントスタチン使用中の人
「成人T細胞白血病リンパ腫」に使う薬
（「併用したら死亡」報告が海外であったからだね）
減ったらピンチ！

警告は多いけど，ちゃんと読むと「抗腫瘍」と「免疫抑制」に関係することばかりだよ

シクロホスファミド水和物
禁忌
警告
併用注意

併用注意の内容も文章量も多いよ！

「ホルモン補充」が含まれていることに注意！
強く出る　オキシトシン，インスリン
弱くなる　バソプレシン
シクロホスファミド水和物の効果が強く出る　副腎皮質ホルモン

あとは心筋に影響が出る抗腫瘍薬も含まれてるね！

プレドニゾロンと一緒に使われることが多い薬に，シクロホスファミド水和物があります．

抗腫瘍作用と免疫抑制（骨髄抑制）作用がありますね．「がんや移植前に使われる薬だ！」とわかるはずです．全身性エリテマトーデスに対しては，「体を攻撃してしまう白血球自体を減らす」作用になります．シクロホスファミド水和物の禁忌は重い感染症とペントスタチン使用中の人．感染の真っ最中に白血球が減っては，守れる体も守れません．

ペントスタチンは成人T細胞白血病リンパ腫に使う抗腫瘍薬．ATPを作るところを邪魔する薬です．

ペントスタチンとシクロホスファミド水和物の併用で死亡したとの報告が海外でありました．シクロホスファミド水和物には，もともと心毒性（不整脈・心不全等の心臓への悪影響）があります．そこにペントスタチンが重なることで，心毒性が上がるのではないかと考えられています．警告文の文章量は多いものの，よく読めば「抗腫瘍」と「免疫抑制」に関するものばかりです．

文章量も内容も多いのが併用注意．本来体内にあったホルモン系の補充が併用注意に入っていることは確認しておきましょうね．オキシトシンとインスリンの効果は強く出て，バソプレシンの効果は弱く出ますよ．副腎皮質ホルモンはシクロホスファミド水和物の効果が強く出ます．抗腫瘍薬のアントラサイクリン系は，心筋に影響が出るため要注意ですね．

関節リウマチ(RA)に効く薬

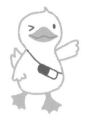

関節リウマチは，白血球の攻撃が関節軟骨や滑膜（滑らかに動くための膜）に向かってしまうもの．軟骨や滑膜がボロボロになると，動かすたびに痛みが出てしまいます．ひどくなると骨の変形も起こり，関節を曲げられなくなってしまうことも！

‖アクタリット‖

まだ早期の関節リウマチに使う薬がアクタリット．

この薬には消炎・鎮痛効果はありません．あくまでTリンパ球が滑膜細胞にくっつくことを防ぎ，白血球を集めて周囲を壊すシグナル〔インターロイキン（IL-1やIL-6）や腫瘍壊死因子（TNF-α）など〕を出すことを防ぐ（邪魔をする）薬です．関節への攻撃が始まらないようにする……そんな役目ですね．

禁忌は妊婦・妊娠可能性のある人と授乳中の人．動物実験で胎児と乳汁への移行が確認されています．慎重投与対象には，肝臓と腎臓に障害がある人と消化性潰瘍のある人が含まれていますよ．

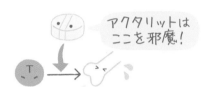

アクタリットはここを邪魔！

Tリンパ球が骨膜にくっつかなければ関節への攻撃は始まらないよ！

・肝臓と腎臓に障害，高齢者

アクタリット
禁忌
慎重投与

・妊婦，妊娠可能性のある人，授乳中の人

動物実験で胎児と乳汁に移行してるよ！

‖メトトレキサート‖

痛みが出てきてしまったときには，メトトレキサートの出番です．

葉酸の働きを邪魔する抗リウマチ薬で，中絶薬・抗悪性腫瘍薬でもあります．「葉酸もビタミンB$_{12}$と同じく細胞分裂に必要！」と思い出せれば，薬の働きをイメージできますね．肝臓と腎臓に重い障害がある

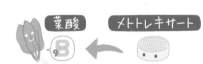

葉酸　メトトレキサート

抗リウマチ薬や中絶薬,抗がん薬でもあるよ！

DNA合成を邪魔！（＝細胞分裂を邪魔！）

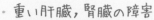

- 重い肝臓，腎臓の障害

悪化しちゃうよー！！

- 活動性の結核

- 骨髄抑制状態

血球
作れないー

- 妊婦，妊娠可能性のある人，授乳中の人

動物で胎児死亡・先天奇形，
母乳への移行あり……

- 胸水，腹水のある人

「肝不全→腹水」は
イメージできるけど，
胸水はほかの原因でも
出るから注意ね！

メトトレキサート
禁忌
併用注意

- （分布の段階で）
メトトレキサートの効果が強まる
テトラサイクリン（抗生物質）
クロラムフェニコール（抗菌薬）

アルブミンから
追い出しちゃうんだね

- （排泄の段階で）
メトトレキサートの効果が強まる
ベンジルペニシリン（抗生物質）
プロベネシド（尿酸排泄薬）

メモメモ……

あとは非ステロイド系
消炎鎮痛薬（NSAIDS）は
腎臓の排泄全体低下で，
胃酸を減らすプロトンポンプ阻害薬は
「なぜか」メトトレキサートを強める……と

｜｜インフリキシマブ｜｜

インフリキシマブ

消化器系のところで出てきたよ！
（乾癬にも使うんだよね）

人が禁忌なのはいつものこと．活動性の結核の人が免疫系を弱められては，症状が悪化してしまうので禁忌．骨髄抑制状態の人は免疫系が弱くなっていますから，ここからさらに免疫系が弱まることも禁忌です．妊婦・妊娠可能性のある人や授乳中の人も禁忌．動物で母乳への移行や胎児死亡・先天奇形が報告されています．さらに胸水や腹水のある人も禁忌です．これ，メトトレキサートが胸水や腹水の中にたまって毒性が強く出てしまうから．腹水は肝障害との関連性が強く，思い出しやすいほうですが，胸水は肝不全以外でも出ることがあります．ちょっと意識しておいてくださいね．

メトトレキサートは併用注意も多い薬です．「分布」の段階で，血中アルブミンから追い出すことでメトトレキサートの効果を強くするのは抗生物質のテトラサイクリンや抗菌薬のクロラムフェニコール．「排泄」の段階で，（メトトレキサートの腎排泄を邪魔して）メトトレキサートの効果を強くするのが抗生物質のペニシリンや尿酸排泄薬のプロベネシド．非ステロイド性消炎鎮痛薬は，腎臓の排泄作用全体を邪魔しますね．胃酸に関係するプロトンポンプ阻害薬も，メトトレキサートの血中濃度を上げて効果を強くしますが……いまいちそのメカニズムはわかっていません．

メトトレキサートで白血球の働きを抑えても，どうしても病気が進行してしまう……．関節リウマチで最終兵器として使う薬の例がインフリキシマブ（遺伝子組換え）です．

消化器系のクローン病や潰瘍性大腸炎のところで出てきた薬ですね．あとは乾癬（乾癬性紅皮症：赤く盛り上がったあと，表皮がぱさぱさ剥がれ落ちる）にも使う薬です．

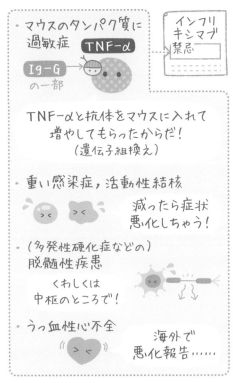

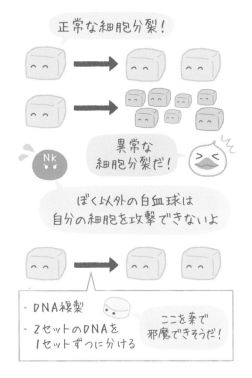

- マウスのタンパク質に過敏症
- TNF-α
- Ig-G の一部

インフリキシマブ禁忌

TNF-αと抗体をマウスに入れて増やしてもらったからだ！（遺伝子組換え）

- 重い感染症, 活動性結核

減ったら症状悪化しちゃう！

- (多発性硬化症などの) 脱髄性疾患

くわしくは中枢のところで！

- うっ血性心不全

海外で悪化報告……

どうしても安全性未確立が多いから「ほかでダメ！」の最終手段……！

正常な細胞分裂！

異常な細胞分裂だ！

ぼく以外の白血球は自分の細胞を攻撃できないよ

- DNA複製
- 2セットのDNAを1セットずつに分ける

ここを薬で邪魔できそうだ！

この薬は腫瘍壊死因子(TNF-α)と抗体(Ig-G)の一部をくっつけて（ここに遺伝子組換え技術使用），マウスの細胞に入れて増やしてもらったものです．だから禁忌に「マウス由来のタンパク質に過敏症」という一文が入っています．ほかの禁忌は，症状が悪化してしまう重い感染症や活動性結核．多発性硬化症のような脱髄性疾患も症状が悪化してしまいます．あと，海外での比較実験で悪化したとの報告があったうっ血性心不全も禁忌に入っていますね．

クローン病や潰瘍性大腸炎のときにもおはなししたことですが，警告や使用注意をみればわかるように，安全性未確立がどうしても多いお薬です．だから「ほかの薬で効果がなかったとき」と明記して，「最後の手段として使ってね！」と注意を呼び掛けているのです．

＊

免疫が異常になってしまうものが自己免疫性疾患．

細胞分裂が異常になってしまうものが，「がん（悪性新生物・悪性腫瘍）」です．正常な細胞分裂は，必要になったときに，1回分裂（1つの細胞が2つの細胞になること）で終わります．異常になると，必要がなくとも，際限なく増え続けます．周りを圧迫し，栄養分や酸素を独り占めし……さらにはもっと栄養や酸素を得るために血管を作り出すこともあります．しかも性質が悪いのは，「もともとは自分の細胞だ」ということ．自分の細胞でも「変！」と気づけばすぐに攻撃するナチュラルキラー細胞は別ですが，それ以外の白血球はなかなか攻撃できません．だから，がん細胞ができるだけ増えないようにして，そのあいだに白血球たちに頑張ってもらいましょう．「できるだけ増えないように」のところには，薬が役に立ちそうですね．

ここで少しだけ細胞分裂のしくみを復習．細胞が分裂する前に，DNAが複製されて2セットになりますね．2セットになったDNAを，どちらの細胞にも1セットずつ入るように細胞の両端に分けて，それから細胞が2つに分かれます．薬はDNAの複製や，分裂そのものを邪魔することができますよ．

がん（悪性新生物・悪性腫瘍）に効く薬

DNA複製や分裂を邪魔する薬

‖ メトトレキサート ‖

DNA合成（複製）の
邪魔はまかせて！

がんに効く薬はDNA複製や分裂そのものを邪魔します．最初にDNAを作るときに必要な葉酸を邪魔する薬．……実はこれがメトトレキサート．先ほど出てきた関節リウマチの薬です．

「ビタミンB$_{12}$と葉酸がないとDNAを作れない」と生化学でおはなししましたね．葉酸を働ける形（活性型葉酸）にする酵素の働きを邪魔しています．禁忌や併用注意は，もう一度目を通しておいてくださいね．

‖ ドキソルビシン塩酸塩 ‖

DNAにくっついて
複製に必要な酵素が
くっつくのを邪魔！

くっつけないと
複製できない！

ほかにも（さっきやった）
シクロホスファミド水和物や
白金製剤も複製の邪魔！

・過敏症
・心機能異常
・妊婦，
　妊娠可能性のある人，
　授乳中の人

ドキソルビシン
塩酸塩
禁忌
警告
併用注意

・一般的な「がん治療」への
　警告文だね

DNAにくっついて複製を邪魔する薬もあります．ドキソルビシン塩酸塩が一例です．

DNAにくっついて複合体を作ってしまうため，DNAを複製するための酵素がくっつけなくなってしまいます．複製を邪魔する薬はほかにもありますよ．全身性エリテマトーデスで出てきたシクロホスファミ

ド水和物や，白金製剤（シスプラチンなど）も複製を邪魔する薬です．

ドキソルビシン塩酸塩の禁忌は薬に過敏症のある人と，心機能に異常のある人．妊婦・妊娠可能性のある人や授乳中の人も禁忌ですね．動物実験で催奇形性が報告され，授乳の安全性は確立されていません．警告文はがんの治療に一般的なものです．読んでみれば「確かにそうだよね」と思えるものばかりですよ．

┃ドキソルビシン塩酸塩の併用注意薬┃

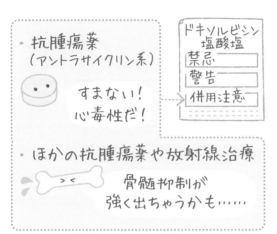

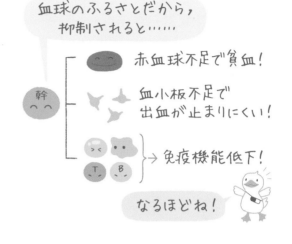

併用注意には，心毒性のある抗腫瘍薬アントラサイクリン系の名前が出てきます．これは禁忌の「心機能異常」と対応させれば難しくありません．

ほかの抗腫瘍薬や放射線治療との併用では，骨髄抑制が強く出てしまう可能性があります．パクリタキセルの名前が個別に上がっていますが，これも「ほかの抗腫瘍薬」の一部ですよ．「骨髄抑制」の文字をみて，血球の分化をイメージできていますか？ 造血幹細胞から赤血球，白血球，血小板ができていく生化学で勉強したあの図です．造血幹細胞のいる骨髄の働きが抑制される（邪魔される）ということは，すべての血球が生まれにくくなるということです．「だから貧血や免疫能力の低下（免疫抑制），出血が止まりにくくなる可能性があるんだね！」と意識していきましょうね．

なお，放射線治療はDNAに直しきれないほどの傷をつけてDNAを正しく複製できなくします．正しく複製ができなければ，がん細胞も増えることができませんね．

細胞分裂を邪魔する薬

┃がんのCHOP療法┃

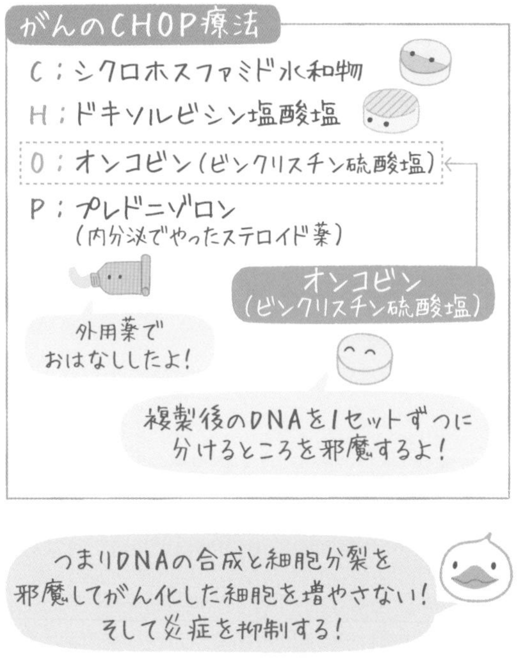

がんのCHOP療法

C：シクロホスファミド水和物

H：ドキソルビシン塩酸塩

O：オンコビン（ビンクリスチン硫酸塩）

P：プレドニゾロン
（内分泌でやったステロイド薬）

外用薬でおはなししたよ！

オンコビン
（ビンクリスチン硫酸塩）

複製後のDNAを1セットずつに分けるところを邪魔するよ！

つまりDNAの合成と細胞分裂を邪魔してがん化した細胞を増やさない！そして炎症を抑制する！

　『がんのCHOP療法』は治療に使用する4つの薬剤の頭文字から名付けられています．「C」は全身性エリテマトーデスで紹介したシクロホスファミド水和物．「H」はついさっき出てきたドキソルビシン塩酸塩（Doxorubicin Hydrochloride）．「O」は細胞分裂の邪魔をする薬の一例であるオンコビン（ビンクリスチン硫酸塩）．「P」は同じく全身性エリテマトーデスで紹介した副腎皮質ホルモンのプレドニゾロンの頭文字です．

　要するに「DNAの合成を邪魔（シクロホスファミド水和物とドキソルビシン塩酸塩）して，細胞分裂も邪魔（ビンクリスチン硫酸塩）！　副腎皮質ホルモン（プレドニゾロン）で炎症を抑える！」ですね．

memo

オンコビン（ビンクリスチン硫酸塩）

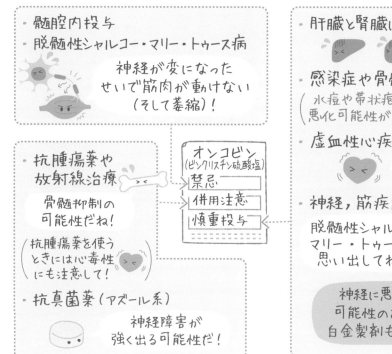

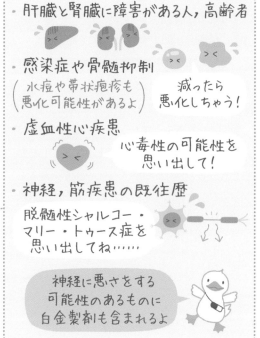

オンコビン（ビンクリスチン硫酸塩）は「細胞分裂前の，2セットのDNAを1セットずつ細胞の両端に分ける」ところを邪魔する薬です．

禁忌に「髄腔内への投与」という場所禁止指令と，「脱髄性シャルコー・マリー・トゥース病」という耳慣れない病名がありますね．脱髄性シャルコー・マリー・トゥース病は，発見者3人の名前が付いた指定難病．なぜ起こるのかはわからないけれど，神経が変になったせいで，筋肉が動かなくなり衰えていってしまう病気（神経原性筋萎縮症）です．

併用注意になっているものは，ほかの抗腫瘍薬や放射線治療．これは骨髄抑制が強く出る可能性があるからですね．ほかの抗腫瘍薬を使うときには，心毒性にも注意です．意外なところとして，抗真菌薬（のアズール系）が入っていますね．オンコビン（ビンクリスチン硫酸塩）の神経障害が強く出てしまうからです．

慎重投与対象も併用注意とかなり重なりますね．肝臓や腎臓に障害がある人，これらの機能が低下しやすい高齢者．感染症や骨髄抑制状態にある人は，症状悪化の可能性がありますね．同じように水痘（水痘・帯状疱疹ウイルスにかかっている人）も症状悪化の可能性があります．虚血性心疾患は心毒性の可能性，神経・筋疾患の既往歴は脱髄性シャルコー・マリー・トゥース病との関連性を思い浮かべてください．あと，神経に悪さをする可能性のあるものとして，白金製剤（抗腫瘍薬のシスプラチンなど）がありますよ．

がん（悪性腫瘍）に効く薬についておはなししてきました．

自分の細胞がおかしくなってしまうと，薬でなんとかするには細胞分裂以外はどうしても狙いにくくなります．そして細胞分裂を狙うと……今度は正常な細胞分裂までも邪魔されてしまうのです．

細胞分裂が盛んなところ，ちゃんと思い出せますか？　胎児はもちろん，成人してからも舌の味蕾，赤血球，小腸上皮細胞はすぐに作り直しが必要でしたね．これらが，がんの治療（薬物療法でも，放射線治療でも）でダメージが出てしまうところです．とくに赤血球は核がなく，自分では細胞分裂できません．骨髄の造血幹細胞から作ってもらう必要がありましたね．骨髄は……がんに効く薬が抑制してしまうところです．だから赤血球不足の貧血はそのまま全身細胞の酸素不足につながってしまい，重大問題となります．しかも味蕾が変で味覚異常，小腸上皮細胞が変で栄養吸収異常では，全身細胞に必要な栄養分まで不足してしまうかもしれません．「薬の働きで全身に何が起きているかを理解していますか？」だから看護師国家試験で『がんに効く薬とその副作用』がよく出題されるのですね．

以上が「体温」に深く関係してくる分野に効く薬のおはなしでした．消化器系，内分泌系，感染・免疫と結構広範囲になりましたね．次項からは，「呼吸」に関係の深いところに効くお薬のおはなしです．

＼ まとめ ／

感染・免疫のおはなし一段落．
これで体温に関係の深い薬のグループが終わりました．
次項からは『呼吸』に関係の深い薬のおはなしになります．
呼吸器系異常に効く薬から始めますよ．

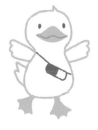

memo

19. 呼吸器系に効く薬，制吐・鎮咳薬

本項のポイント

- 呼吸器系に効く薬
- 制吐・鎮咳薬(吐き気止めと咳止め)

　今回から『呼吸』に関係の深い薬のおはなし.

　呼吸器系の異常に効く薬の前に，前提になる『呼吸に必要なもの』を確認しますよ.

　赤血球に関係する薬も，ここで紹介しますね.

　呼吸には中枢の働きも必要不可欠です.

　中枢に関係する薬として，嘔吐中枢（嘔吐反射）に対する制吐剤（吐き気止め），咳中枢（咳反射）に対する鎮咳薬（咳止め）もみていきましょう.

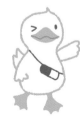

呼吸器系に効く薬

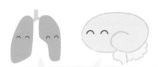

ここからは呼吸と
中枢（と精神）のおはなし！

本項からは「呼吸」に関係が深いおはなし．そのものずばりの呼吸器系と，中枢（と精神）に働く薬ですね．呼吸器系のおはなしを始める前に，呼吸に必要なものを確認しましょう．

気道に効く薬

‖ 呼吸に必要な器官 ‖

呼吸に必要なものは空気の通り道（気道），酸素を交換するところ（肺胞），そして交換のきっかけ（分圧）でしたね．交換のきっかけ（分圧）については，化学や解剖生理学で勉強済み．そして空気を出入りさせるためには胸郭（骨も筋肉も）が必要で，胸郭が動くためには中枢からの命令が必要なことも勉強済みです．あとは，血液中に取り入れた酸素を運ぶために，赤血球と血液の流れ（循環器系）が必要でしたね．

循環器系に効く薬は，「脈・血圧」のところでおはなししましたよ．呼吸器系に効く薬として，最初に気道に効く薬，次に赤血球に関係する薬を紹介します．呼吸の命令をするところに効く薬は，次の「中枢」とのつながりが深いのであとにまわしますからね．

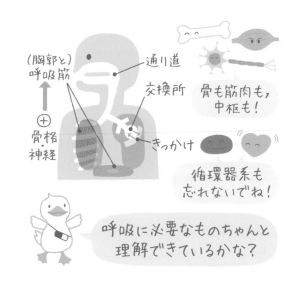

(胸郭と)
呼吸筋

通り道

交換所　骨も筋肉も，
　　　　中枢も！

⊕
骨格
神経

きっかけ

循環器系も
忘れないでね！

呼吸に必要なものちゃんと
理解できているかな？

‖ 気道 ‖

気道（とくに気管・気管支）は空気の通り道．つぶれないように外側を軟骨で補強して，内側には異物を追い出すための繊毛を生やした管でしたね．気管や気管支には平滑筋がついているので，筋肉が収縮すると空気の通り道が狭まります．筋肉が弛緩すれば，空気の通り道が広くなります．交感神経系優位モード（闘

争か逃走か）のときには，気管支の筋肉を弛緩させてたくさんの酸素を取り入れようとします．副交感神経系優位モード（リラックス……）のときには，そこまで酸素は必要ありませんから気管支の筋肉は収縮するのですが……．過度の収縮では，酸素不足になって苦しくなってしまいます．薬の出番のようですね．

気管支拡張薬

‖ツロブテロール塩酸塩‖

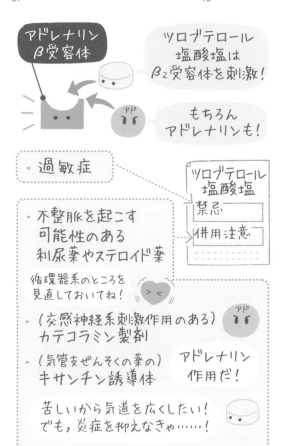

アドレナリン
β受容体

ツロブテロール
塩酸塩は
β₂受容体を刺激！

もちろん
アドレナリンも！

・過敏症

ツロブテロール
塩酸塩

禁忌

併用注意

・不整脈を起こす
可能性のある
利尿薬やステロイド薬

循環器系のところを
見直しておいてね！

・(交感神経系刺激作用のある)
カテコラミン製剤

・(気管支ぜんそくの薬の)
キサンチン誘導体

アドレナリン
作用だ！

苦しいから気道を広くしたい！
でも，炎症を抑えなきゃ……！

気管支拡張薬は，交感神経系のβ受容体を刺激する薬（アドレナリン）がイメージしやすいはず．アナフィラキシーショックの気道閉塞による窒息防止に使う，アドレナリン注射がありましたね．ほかにもシロップ剤やテープ剤として使われるツロブテロール塩酸塩もβ₂受容体刺激薬です．

薬自体の過敏症は禁忌．併用注意には，不整脈を起こす危険のある利尿薬やステロイド薬，交感神経系刺激作用のあるカテコラミン製剤が含まれます．併用注意にあるキサンチン誘導体は，気管支喘息の薬です．

気管支喘息は気管支に慢性的な炎症を起こしてしまったもの．一度炎症を起こしてしまうと，小さな刺激でも腫れて，空気の通り道が狭くなります．呼吸のたびに喘鳴（ゼイゼイ音）が出てしまうのはそのためです．まずは気道を広げて酸素を全身に！　そして炎症も抑えたいところですね．

テオフィリン

　気管支喘息に使われる気管支拡張薬として，テオフィリンを紹介しますね．

　テオフィリンの働きを，少し細かくみてみましょう．テオフィリンはcAMPを分解するホスホジエステラーゼを邪魔する薬．

　cAMPというのは，受容体にはまった水溶性ホルモンの働きを細胞内に伝える第二メッセンジャーでしたね．1度使われたら分解されるはずのcAMPが分解されなくなりますから，受容体が刺激され続けているのと似た状態になります．cAMPが増えた結果，腫瘍壊死因子（TNF-α）と炎症物質ロイコトリエンができにくくなり，気道の炎症は治まる方向へ．これ，間接的な気管支拡張ですね．

　テオフィリンには直接的な気管支拡張作用もあります．先程と同様にcAMPが働くのですが……頭の中に一瞬「？」が浮かんだ人がいるのでは？

　「あれ？　強心薬はcAMPで心筋収縮力が上がったはず……．気管支，狭くなるんじゃないの？」

　前半は，まさにその通り．cAMPを増やして心筋収縮力を上げるのが強心薬でした．でも，後半は心配ご無用．心臓と気管支にあるアドレナリン受容体は，タイプが違いましたね．心臓にあるβ_1受容体にアドレナリンがはまると，心筋の収縮力を上げて拍出量を増やします．気管支や血管壁にあるβ_2受容体にアドレナリンがはまると，平滑筋は緩まり，気管支は拡張する（広がる）のです．同じものがはまっても，受け止め方（受容体）で働きが変わりました．はまったあと出るもの（cAMP）が増えたときも，受け止め方（受容体）次第で働きが変わることを忘れないでくださいね．あと，テオフィリンは心拍を抑制する方向に働くアデノシン受容体に対し，拮抗的に働きます．つまり「心拍数が上がりやすくなる」ということですね．あとで中毒症状を確認するときに，これらの働きをもう1度思い出してくださいね．

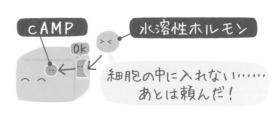

細胞の中に入れない……
あとは頼んだ！

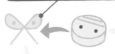

ここを邪魔するのが
テオフィリンなんだ！

1回使ったcAMPは
分解するんだよ！

「受容体が刺激を受け続ける」と
同じになるんだね！

cAMPが働いたときに……

「心筋収縮力↑」　　　気管支を広げる

こっちはβ_1受容体　　こっちはβ_2受容体

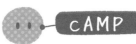

cAMPを受け止めても
「受け止め方」で
働きが違うんだね！

┃テオフィリンの禁忌・慎重投与┃

・過敏症
（テオフィリンだけじゃなく
キサンチン系薬剤もね！）

テオフィリン
→禁忌
→慎重投与
→併用注意

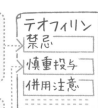

・妊婦，妊娠可能性の
ある人，授乳中の人

本来禁忌でもおかしくないよ！
「本当にやむをえないとき」
と思ってね！

・肝障害のある人，高齢者，
うっ血性心不全

高濃度に
なりやすいからね！

・小児てんかんを起こす人

てんかんを起こしやすいよ！

・甲状腺機能亢進症

カテコラミンのはたらきが
増強されちゃうかも……

テオフィリンの禁忌は，薬自身とキサンチン系薬剤に過敏症のある人．キサンチン系薬剤というのは，テオフィリンと同じく気管支拡張薬です．後から出てくるテオフィリンの中毒症状を起こしやすくなってしまいます．

テオフィリンの慎重投与対象はそれなりに多いですね．妊婦・妊娠可能性のある人や授乳中の人は，「慎重投与」というよりも「禁忌」に入っていてもおかしくないはず．これは「それでも使わないと酸素が……！」というギリギリのときに仕方なく使うよ，という意味ですね．アナフィラキシーショックのアドレナリン注射に似た位置づけと思っておきましょう．

テオフィリンが高濃度になりやすい人として，肝障害のある人と高齢者，うっ血性心不全の人には慎重に．小児やてんかんを起こす人には，てんかんが引き起こされやすいのでより慎重に．あと，甲状腺機能亢進症ではカテコールアミン（アドレナリンやドーパミン等）の働きが増強される可能性がありますから，注意してくださいね．

┃┃テオフィリンの併用注意┃┃

テオフィリンの併用注意がやたらと多いのは，肝臓の代謝酵素がほかでもよく使われるCYP1A2のせい．併用したときにテオフィリンの働きが弱まる可能性があるのは，抗結核薬のリファンピシン，抗HCV薬（抗HIV薬でもある）リトナビル，リラックスできるお茶の成分のセントジョーンズワート．ほかは，基本的にテオフィリンの働きが強まると思ってください．

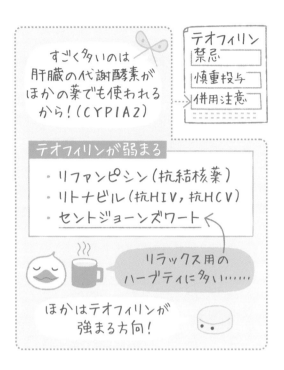

すごく多いのは肝臓の代謝酵素がほかの薬でも使われるから！（CYP1A2）

| テオフィリン |
| 禁忌 |
| 慎重投与 |
| 併用注意 |

テオフィリンが弱まる
- リファンピシン（抗結核薬）
- リトナビル（抗HIV，抗HCV）
- セントジョーンズワート

リラックス用のハーブティに多い……

ほかはテオフィリンが強まる方向！

┃┃テオフィリンの中毒症状┃┃

テオフィリンの働きが強まると怖いのが中毒症状です．軽いものから重いものへと進まず，いきなり重い症状が出ることもあるので，忘れていると大変なことになります．

悪心・嘔吐といった消化器症状．頻脈，心室頻拍，心房細動や血圧低下といった心・血管症状．頭痛，不眠，不安，興奮，けいれん，せん妄，意識障害，昏睡といった精神神経症状も出てきます．ほかにも呼吸促進や電解質異常も出て，体は大パニック状態です．けいれんや不整脈がでたら，すぐに気道を確保して酸素療法を準備．バイタルサインに注意しつつ，水分維持目的の補液も開始されるはずです．錠剤を飲んで1時間以内なら，強制的に吐かせることもあります．吸入だと「あとからどうにかする」が難しいので，とくに小児では要注意ですからね！

テオフィリン中毒
- 消化器系（悪心，嘔吐）
- 心・血管系
　（頻脈，心室頻拍，心房細動，血圧低下）
- 精神・神経症状
　（頭痛，不眠，不安，けいれん，せん妄，意識障害，昏睡……）

呼吸促進や電解質異常も出てくるよ

気管確保して酸素療法準備！補液もスタートになるかもね！

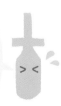

吸入だと「あとからなんとか……」が難しいから，とくに小児は要注意ね！

ステロイド薬

‖ フルチカゾンプロピオン酸エステル ‖

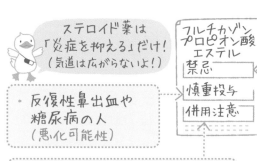

ステロイド薬は「炎症を抑える」だけ！（気道は広がらないよ！）

フルチカゾンプロピオン酸エステル
禁忌
慎重投与
併用注意

・反復性鼻出血や糖尿病の人（悪化可能性）

・リトナビル（抗ウイルス薬）（フルチカゾンプロピオン酸エステルの効果が強く出てクッシング症候群の可能性！）

・過敏症
・（潜在性）真菌症や有効抗菌薬のない感染症

悪化する可能性が！

（禁忌枠内にはないけど、妊婦・妊娠可能性・授乳中も危険だよ！）

気道でも，炎症をしっかり抑えるならステロイド薬．フルチカゾンプロピオン酸エステルなどが使われます．

最初に注意．ステロイド薬は強力に炎症を抑えます．でも，呼吸が苦しいときに気道を広げて呼吸を楽にするものではありません．あくまで「狭くならないように」使う薬ですからね．

禁忌は本剤への過敏症に加えて，症状が悪化する可能性のある（潜在性）真菌症や有効抗菌薬のない感染症の人．禁忌には入っていませんが，妊婦・妊娠可能

性のある人や授乳中の人も危険です．動物実験で催奇形性や発育抑制，乳汁移行が報告されています．

慎重投与対象は症状が悪化する可能性のある反復性鼻出血や糖尿病の人．

併用注意は抗ウイルス薬のリトナビルです．フルチカゾンプロピオン酸エステルの代謝酵素を強く邪魔するため，（フルチカゾンプロピオン酸エステルの働きが強く出て）クッシング症候群が出る可能性がありますよ．

去痰薬

痰は大事！
でも出ないとつらい！

 だから去痰薬の出番だね……

分泌液をたくさん出させるのが
ブロムヘキシン塩酸塩や
アンブロキソール塩酸塩！

 アセチルシステインは
S-S結合を切って
痰を出しやすく(やわらかく)！

気道を通る空気には，異物が混ざっていることもあります．そのまま肺胞に向かってしまっては大変なので，繊毛と粘液でからめとって外に出します．これが「痰」ですね．痰自体は大事な働きですが，出そうで出ない痰はつらいもの．だから薬(去痰薬)の出番です．分泌液をたくさん出して，とにかく異物追い出しを援助する薬がブロムヘキシン塩酸塩やアンブロキソール塩酸塩(塩酸アンブロキソール)．どちらも，薬に対して過敏症が出たら使えません．

分泌液がたくさん出れば，繊毛はどんどん異物を追い出してくれるはずなのですが……．感染などにより膿(うみ：役目を果たした白血球と異物の集まり)が出てしまうと，なかなか出ない痰になることもあります．そんなときには，粘度を下げる(粘り気を減らす)アセチルシステイン．

分泌液の中のS-S結合(ジスルフィド結合)を切ることで，分泌液の変性を起こし，痰をやわらかく出しやすくします．S-S結合の名前は，生化学のタンパク質立体構造のところでおなじみですね．立体構造の維持に必要な，S(硫黄)を含んだ含硫アミノ酸，思い出せましたか？　気道の異物に関係するおはなしとして「せきを鎮める薬(鎮咳薬)」もありますが，そちらは中枢ブロックへ．咳中枢をコントロールするおはなしになります．くしゃみも気道異物の追い出しに役立ちますが，追い出す異物の場所は，鼻腔から咽頭付近ですからね．

赤血球に効く薬

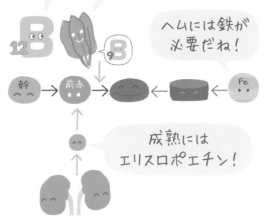

細胞分裂には
葉酸とビタミンB12！

ヘムには鉄が
必要だね！

成熟には
エリスロポエチン！

葉酸補充には
葉酸！

ビタミンB12補充には
コバマミド！

貧血以外にも
出番が多いからね

続いて赤血球に効く薬のおはなし．赤血球は酸素運搬に特化したため核がなく，造血幹細胞からこまめに作る必要がありましたね．ヘモグロビン色素を作るためには鉄（ミネラル：鉄イオン）が必要で，働ける赤血球になるため（成熟するため）には腎臓から出る糖タンパク質のエリスロポエチンが必要でした．

ここまで確認すれば，赤血球が足りないときに補充する必要のあるものはわかりますね．細胞分裂に必要な葉酸とビタミンB12，さらに鉄とエリスロポエチンです．

葉酸補充にはそのものずばり葉酸．ビタミンB12補充にはビタミンB12製剤のコバマミドが使われます．「細胞分裂に必要」な，セットになるビタミンなので，使われる病気（効能・効果）がとても多いですね．

乾燥硫酸鉄

　鉄補給の一例として，乾燥硫酸鉄．禁忌は鉄欠乏状態にない人です．鉄が十分にあるのに薬で補充してしまうと，悪心・嘔吐・肝不全や血圧低下・ショック・昏睡すら起こす過剰症の出る可能性があります．慎重投与対象は消化管通過障害のある人．薬が一部に長期滞在してしまうと，消化管潰瘍を引き起こす可能性があります．高齢者をはじめ嚥下障害，消化性潰瘍，潰瘍性大腸炎のある人．さらに腸管に狭窄や憩室，腸運動機能が低下している人では要注意です．また，溶血（赤血球の細胞膜が破けてしまうこと）を誘発するおそれがあるので，発作性夜間血色素尿症の人には慎重投与になります．

　併用注意になっている薬を確認．鉄剤の吸収が悪くなってしまうのは，タンニン酸含有薬と制酸剤．タンニン酸アルブミンに代表されるタンニン含有薬は消化管の粘膜保護に使われる薬，制酸剤は胃酸を邪魔する薬ですね．鉄剤と一緒に飲むと吸収が悪くなってしまうのが，甲状腺ホルモン製剤とテトラサイクリン系抗生物質，ニューキノロン系抗菌薬．抗生物質や抗菌薬が吸収悪化する理由は，鉄と「キレート」を作ってしまうからです．キレートは，金属イオンを挟み込むかにのはさみのことでしたね．

Fe　鉄の補給には
乾燥硫酸鉄！

・鉄欠乏状態にない人
　過剰症のおそれ
（悪心，嘔吐，肝不全，
血圧低下ショック，昏睡……）

・タンニン酸アルブミン
粘膜保護の薬！

乾燥硫酸塩鉄
禁忌
慎重投与
併用注意

・制酸薬
胃薬だね

・吸収が悪くなる薬
　甲状腺ホルモン製剤
　テトラサイクリン系抗生物質
　ニューキノロン系抗菌薬

キレートを
作るからだね！

・消化管通過障害
潰瘍になっちゃう！
（高齢者や嚥下障害のある人
消化性潰瘍や潰瘍性大腸炎の人
腸に狭窄や憩室のある人や腸の
運動機能が低下していたら要注意！）

・発作性夜間血色素尿症の人
（溶血誘発の可能性が！）

エポエチンアルファ（遺伝子組換え）

エリスロポエチンを
人工的に増やしたのだ！

- 本剤やエリスロポエチン製剤に
  アレルギー（＝過敏性）

ダルベポエチンアルファ
（遺伝子組換え）はエリスロポエチン
受容体の刺激薬のことね！

※妊婦・妊娠可能性のある人，
授乳中の人の安全性は確立されてないよ！

動物では胎児や出生児に
発育遅滞がみられた！

しかも妊娠中の貧血は「鉄欠乏性」が
主だから，鉄剤は出てもエリスロポエチン
は出ないはずだよね……

- アレルギー素因のある人
  薬物過敏症もね！
- 各種梗塞のある人，
  あった人

心臓　脳　肺

- 高血圧症
  血栓塞栓症のおそれある人
- 脳室内（実質脳室内）に
  出血のある未熟児

エポエチンアルファ（遺伝子組換え）	
禁忌	
慎重投与	

腎臓も未熟なまま生まれちゃった！
エリスロポエチン不十分！
だから補充が必要

注意

高濃度酸素
やっと働ける
赤血球ができた！
さあ！酸素運ぶぞ！

未熟児網膜症の出る可能性
としては同じことになるかも

赤血球成熟因子のエリスロポエチンは，腎臓でできる糖タンパク質．これを人工的に増やして薬にしたのがエポエチンアルファ（遺伝子組換え）です．

遺伝子を組み換えて，ハムスターの卵巣細胞に作ってもらっています．禁忌は本剤はじめエリスロポエチン製剤にアレルギーのある人．ダルベポエチンアルファ（遺伝子組換え）というのは，遺伝子を組み換えて作った「エリスロポエチン受容体」の作動薬です．慎重投与対象はアレルギー素因のある人．薬物過敏症の人も含まれますね．また，各種梗塞（心臓・脳・肺）のある人やあった人，血栓塞栓症を起こすおそれのある人にも慎重に．高血圧症の人も慎重投与対象になります．あと，脳室内（または実質脳室内）に出血のある未熟児にも慎重投与になります．「……未熟児？」と思った人，いますよね．エポエチンアルファ（遺伝子組換え）は，未熟児に対しても使われることがあります．ちょっと補足していきますね．

エリスロポエチンは腎臓で作られるので，腎臓が働ける状態にないと赤血球が成熟できません．胎児が体内臓器を完成させる前に生まれてきてしまうと，腎臓が未完成のうちにヘモグロビンの作りかえが始まってしまいます．これではエリスロポエチン不足で，作り直された赤血球は「働けない」ままですね．全身細胞が酸素不足で大ピンチになってしまうので，エリスロポエチンを補充してあげます．胎児体内の鉄貯蔵も不十分なことが多いので，鉄剤も一緒に使うことになります．

あともう1つ．その他の注意のところに「未熟児性貧血にエリスロポエチンを使うと，未熟児網膜症に関係があるかもしれません」と書いてあります．未熟児網膜症というのは，未熟児の血液中酸素濃度が急に上がると，成長が不十分だった網膜に血管がたくさんできて重い視力障害を引き起こしてしまうものです．よく問題になるのは，保育器内の酸素濃度が高すぎたとき．でも，エリスロポエチンの補充で今までより効率

的に酸素を運べるようになると，急に血液中酸素濃度が上がる可能性がありますよね．だから「未熟児網膜症に関係があるかもしれません」なのです．

禁忌や慎重投与のところには何も書かれていませんが，妊婦・妊娠可能性のある人や授乳中の人では，安全性は確立されていません．動物実験では胎児や出生児の発育遅滞が報告されています．そもそも，妊娠中の貧血は主に鉄欠乏性貧血のはず．妊娠経過によって鉄剤が出されることはあっても，エリスロポエチン補充の必要性はないはずです．

＊

以上，赤血球に効く薬のおはなしでした．あとは空気の出し入れがうまくいけば「呼吸」ができそうですね．空気の出し入れには，胸郭が呼吸中枢の命令を受けて動くことが必要．胸郭の動きと空気の動きについては，解剖生理学でおはなししてありますよ．だから，ここでは命令を出すところ「中枢」のおはなしに限定しましょう．「中枢」ブロックの始まりです．

中枢に効く薬（制吐・鎮咳薬）

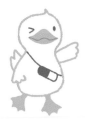

中枢（と精神）のブロックは，とても広い領域を扱うことになります．まずは「今まで勉強してきた働きをコントロールする個々の中枢」に効く薬の紹介から始めましょう．消化器系の嘔吐中枢に効く制吐薬，呼吸器系の咳中枢に効く鎮咳薬のおはなしです．

嘔吐中枢に効く薬（制吐薬）

嘔吐が起こる仕組みを簡単に確認．胃を代表とする消化管粘膜が特定の刺激を受け，その刺激を感覚神経が嘔吐中枢に伝えます．嘔吐中枢がその情報をもとに，「吐け！」と命令して，消化管筋肉の収縮が起こる……これが嘔吐反射です．「反射」ですから，受容器→中枢→効果器で起こる一連の動きですね．だから嘔吐を止めるには，受容器（にある感覚神経）を邪魔するか，嘔吐中枢を邪魔することになります．

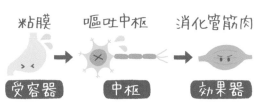

これが嘔吐反射だから……
どこかを止めれば「嘔吐止め！」

オキセサゼイン

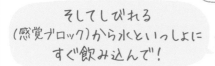

感覚神経ブロックが
オキセサゼイン

・妊婦，妊娠可能性は✗！
・過敏症の人には禁忌！

そしてしびれる
（感覚ブロック）から水といっしょに
すぐ飲み込んで！

受容器の感覚神経を邪魔する薬の一例が，オキセサゼイン.

胃の運動を抑制しつつ，局所麻酔の役割も果たす末梢性制吐剤（中枢以外のところに効く嘔吐止め）です. 食道炎や胃炎，胃・十二指腸潰瘍や過敏性大腸炎で起こる悪心・嘔吐や胃部不快感，疼痛と広く使えますが……. 妊婦・妊娠可能性のある人での安全性は確立されていません. だから「吐き気がする……妊娠かも……」なんてときには使えませんよ. 本剤に過敏症のある人には禁忌です. あと，1か所にとどまるとしびれて（局所の感覚が麻痺）きますので，水と一緒にすぐに飲み込んでくださいね.

メトクロプラミド

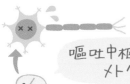

嘔吐中枢を邪魔するのが
メトクロプラミド

（麻痺性イレウスの薬として
消化器系のところで出てきたよ）

・アレルギー（過敏症）
・消化管に出血，穿孔
　器質的閉塞

　悪化危険！

・褐色細胞腫疑い

　急な昇圧発作の
　　　　可能性だね……

メトクロプラミド
禁忌
慎重投与
併用注意

嘔吐中枢を邪魔する薬として，メトクロプラミドを紹介します.

消化管の働きを活発にして，消化器機能異常による悪心・嘔吐，食欲不振や腹部膨満感を解消してくれます. 検査や手術後などにも使われますね. 消化器系のところで，麻痺性イレウスの薬として出てきましたよ. 大事な薬なので，もう1度一緒に確認しましょう. 禁忌は本剤にアレルギーのある人，消化管に出血・穿孔や器質的閉塞のある人，褐色細胞腫疑いのある人. 消化管の働きが活発になる（運動亢進する）と，消化管に出血等のある人では悪化してしまう可能性があります. 褐色細胞腫があると，急な昇圧発作が起きる可能性があるので禁忌です.

‖メトクロプラミドの併用注意‖

　メトクロプラミドの併用注意は，少し多いですね．錐体外路症状を引き起こす可能性があるものが並んでいます．抗アドレナリン薬のラウオルフィアアルカロイド系，ドーパミン拮抗薬のブチロフェノン系，抗精神病薬のフェノチアジン系やベンザミド系薬物のところです．

　「錐体路」というのは，大脳が意識して命じる運動命令の通り道でした．だから「錐体外路（症状）」は，意図していない体の動き（振戦，筋拘縮，顔部の攣縮）のことですね．小児ではとくに錐体外路症状が出やすいので，慎重投与対象．これらの薬では錐体外路症状だけでなく，内分泌機能異常も起こることがあります．プロラクチン亢進によって無月経，乳汁分泌，女性型乳房が出るかもしれませんよ．

　併用注意の中にジギタリス製剤が入っているのは，ジギタリス中毒のサイン（悪心・嘔吐）がわかりにくくなってしまうから．抗コリン薬による消化管抑制作用は，メトクロプラミドの働きと逆方向．逆方向の薬を同時に飲んでは，どちらの効き目も弱くなってしまいますよ．鎮痛薬や抗精神病薬として使われるカルバマゼピンと併用すると，なぜかカルバマゼピンの中毒症状が出やすくなる点にも注意です．

錐体路は大脳が意識して命じる運動命令の通り道！だから「錐体外路」は意図しない動きだよ

 振戦　 筋拘縮　 顔の攣縮……　ピクピク……

錐体外路症状を起こす可能性のあるもの
（抗アドレナリン薬，抗精神病薬ドーパミン拮抗薬の一部……）

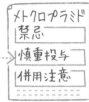
メトクロプラミド
禁忌
慎重投与
併用注意

これらは内分泌機能異常が出る可能性があるよ！

 PL　プロラクチン亢進で無月経，乳汁分泌，女性型乳房が出るのが代表！

・ジギタリス製剤
ジギタリス中毒のサイン（悪心，嘔吐）がわかりにくくなっちゃう！

・抗コリン薬
はたらきが逆な薬を飲んじゃダメ！

・カルバマゼピン（鎮痛薬，抗精神病薬）
なぜかカルバマゼピンの中毒症状が出やすいんだ！

メトクロプラミドの慎重投与対象

- 小児（錐体外路症状出やすい）

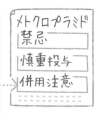

メトクロプラミド
禁忌
慎重投与
併用注意

- 高齢者, 腎障害

うまく排泄できない!

- 脱水を伴う身体的疲弊状態

脱水があると悪性症候群の可能性が!

吐き気止めを安全に飲むには水分や栄養の補給が大事なんだ!
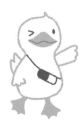

　メトクロプラミドの慎重投与対象は小児と高齢者, 腎障害のある人や脱水を伴う身体的疲弊状態にある人です. 腎臓は排泄に関係して, 高齢者では腎機能が衰えやすいから. 小児では先程確認した錐体外路症状が出やすくなるからですね. 脱水を伴う身体的疲弊があると, 悪性症候群を起こしやすくなります. 悪性症候群は, 高熱や頻脈, 無動, 筋固縮, けいれん, 意識障害などが起こるもの. 腎機能低下と関連して起こることが多いですよ. 制吐剤を安全に飲むためにも, 水分や栄養の補給が大事になってきます. 補液の重要性も確認しておいてくださいね.

咳中枢に効く薬（鎮咳薬）

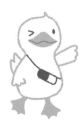

　吐き気の次は咳を止めましょう. 咳を止める薬（鎮咳薬）も, 反射の受容器や中枢を邪魔する考え方は同じです. 受容器に働く薬は, 日本ではあまり使われていません. 日本で鎮咳薬といえば, 中枢を邪魔するコデインリン酸塩水和物が有名です.

コデインリン酸塩水和物

咳止めは中枢を邪魔するコデインリン酸塩水和物が多いね!

ほかの目的でもよく使われる薬だねモルヒネ系鎮痛薬でもあるよ

　コデインリン酸塩水和物の働きは, 鎮咳（咳止め）だけでなく鎮静, 鎮痛, 激しい下痢を止めるときにも使われます. この「鎮静・鎮痛（・下痢の改善）」は, コデインリン酸塩水和物がモルヒネ系鎮痛薬の仲間である証拠. コデインリン酸塩水和物の添付文書を確認し終わったら, 麻薬（麻薬性鎮痛薬）のおはなしをしますので待っていてくださいね.

‖ コデインリン酸塩水和物の禁忌 ‖

コデインリン酸塩水和物の禁忌は，本剤が含まれる一群（アヘンアルカロイド塩酸塩）へのアレルギー．『アヘン』や『アルカロイド』については，次項でおはなししますよ．

禁忌対象は，慎重投与とも深い関係にあります．禁忌（本文中アルファベット大文字：A，B……）と，慎重投与（本文中アルファベット小文字：a，b……）を対応させて読んでくださいね．

咳と一緒に呼吸も抑制してしまうので，慢性肺疾患や重い呼吸抑制状態にある人，急性アルコール中毒の人も禁忌です（A）．気管支の分泌抑制もありますから，気管支喘息の発作中も禁忌（A）．重い肝障害のある人は昏睡危険性から禁忌になっていますね（B）．あと，脊髄での刺激反応性が上がりますので，けいれん状態にある人には禁忌（C）．出血性大腸菌や赤痢のような激しい細菌性下痢では，消化管の動きが止まって治療期間が長引くために禁忌になります（D）．これらに対しては「下痢の自浄作用」が一番有効でしたね．単なる細菌性下痢でも，同じ理由から原則禁忌になりますよ．

禁忌や原則禁忌には含まれていませんが……．妊婦・妊娠可能性のある人，授乳中の人は使えないと思っておいてください．乳汁移行で乳児に呼吸困難や傾眠といった（モルヒネ中毒）症状が出てしまいます．また，動物実験で催奇形性や出生後の呼吸抑制，退薬症候群が報告されています．でも……咳があまりにひどく，血中酸素濃度が下がりすぎてしまうと胎児は苦しくてたまりません．「咳止めの必要性が胎児への悪影響よりも大きいとき（やむにやまれぬとき）」にはコデインリン酸塩水和物を使うことになります．

なお，コデインリン酸塩水和物を使用した場合，授乳はできません．

- アヘンアルカロイド塩酸塩への過敏症（アレルギー）

> コデインリン酸塩水和物
> → 禁忌
> 慎重投与

- 慢性肺疾患

- 重い呼吸抑制状態 急性アルコール中毒

呼吸が抑制されちゃう！

- 気管支喘息発作中

- 重い肝障害

昏睡危険……

- けいれん状態

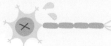

脊髄の刺激反応性 上がるのだ！

- （出血性大腸菌や赤痢の）激しい細菌性下痢

つらいけど……出しちゃうのが一番！

> 消化管の働きが止まったら苦しみが長引くだけ！
> 普通の細菌性下痢も「原則禁忌」だよ

> 妊婦，妊娠可能性のある人，授乳中の人も✕！
> 「やむをえない」ときのみ！
> 授乳はあきらめて！

> 動物で催奇形性，出生後の呼吸困難！
> 退薬症候群と乳汁移行で
> モルヒネ中毒症状も！（呼吸困難，傾眠）

‖ コデインリン酸塩水和物の慎重投与対象 ‖

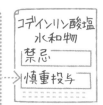

- 「呼吸抑制の危険が
  あるから……」
  →呼吸機能障害，
    脳器質性障害

コデインリン酸塩
水和物
禁忌
慎重投与

ショック状態，衰弱，代謝性アシドーシス
甲状腺機能低下症，副腎皮質機能低下症

- 「呼吸抑制を含む副作用が出やすいから……」
  （無気肺，気管支けいれん，
   麻痺性イレウス，錯乱，依存……）
  →肝臓や腎臓障害，高齢者

- けいれんの出る人（既往歴含む），
  胆嚢障害のある人

  胆石発作（胆汁通過障害）
  起こるかも！

- 「消化管の動きを止めるから……」
  →器質的幽門狭窄，麻痺性イレウス
    最近消化管の手術をした人

  ヒルシュスプルング病
  （巨大結腸症）のこと
  思い出してくれた？

- 「排尿障害が悪化する可能性があるから……」
  →前立腺肥大による排尿障害
    尿道狭窄，尿管手術後

- 薬物依存症の既往歴
  （コデインリン酸塩水和物も
   「麻薬」グループ）

慎重投与対象もたくさんありますが，禁忌との対応で確認していけば難しくありませんよ．

呼吸抑制の危険があるため，呼吸機能障害のある人や脳に器質的障害のある人，ショック状態にある人や衰弱している人，代謝性アシドーシスの人や甲状腺機能低下症，副腎皮質機能低下症（アジソン病）の人には慎重に（a）．

呼吸抑制を含む副作用（無気肺や気管支けいれん，麻痺性イレウスや錯乱，依存）が出やすくなるので，肝臓や腎臓の機能異常がある人や高齢者にも慎重に（b）．

けいれん（既往歴を含む）の出る人や，胆石をはじめとする胆嚢障害のある人にも慎重投与です（c）．胆道でけいれんが起こると，胆石発作のような胆汁通過異常が起こる可能性がありますよ．

あとは消化管の動きを止める（消化管運動を止める）ため，器質的幽門狭窄や麻痺性イレウス，最近消化管の手術をした人も慎重投与対象になっています（d）．

コデインリン酸塩水和物の連用で，これらの人に巨大結腸症が出る可能性があります．巨大結腸症については「中毒性巨大結腸」として，アウエルバッハ神経叢の欠けや不足によるヒルシュスプルング病を紹介しましたね．下痢のロペラミド塩酸塩のところです．また排尿障害が悪化する可能性があるため，前立腺肥大による排尿障害や尿道狭窄，尿管手術後には慎重に……ですね．あとは薬物依存症の既往歴がある人にも慎重に．一応，コデインリン酸塩水和物も「麻薬」グループの一員ですからね．

‖コデインリン酸塩水和物の併用注意‖

コデインリン酸塩水和物の併用注意は抗コリン薬．抗コリン作用による副作用（便秘や尿閉，麻痺性イレウス）が強く出る可能性があります．またコデインリン酸塩水和物自体に呼吸抑制作用があるので，さらに抑制方向を促進する薬と併用すると大変なことになります．抗うつ薬の一部，β遮断薬やアルコール，MAO阻害薬や吸入系麻酔剤（フェノチアジン系やバルビツール酸系）が注意対象です．あとは，なぜかワルファリンカリウムの作用が増強されることも覚えておきましょう．

抑制系を促進する薬と
併用しちゃダメ！
（抗うつ薬の一部，β遮断薬，アルコール
MAO阻害薬や吸入系麻酔剤……）

……そしてなぜか
ワルファリンカリウムは
作用が増強……

＼ まとめ ／

鎮咳薬には麻薬の成分（コデインリン酸塩水和物）が含まれていました．
コデインリン酸塩水和物はモルヒネ系鎮痛薬ですから，次項は麻薬系鎮痛薬のおはなしをしましょう．
各種麻酔薬のおはなしにも入りますからね．

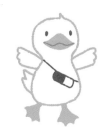

20. 麻酔薬

本項のポイント

- 麻薬系鎮痛薬

　麻薬は正しく使えばとても強い鎮痛薬．だけど医療の世界以外では（日本では）禁止されています．

　その理由を正しく理解して，友達に説明できるようになりましょうね．「麻酔」にはいろいろな種類があります．入れる場所（効かせたい場所）を間違ってはいけません．

　部分的な麻酔（局所麻酔）をみてから，全体的な麻酔（全身麻酔）をみていきますよ．

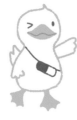

麻薬系鎮痛薬

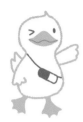

少し後回しにしていた，麻薬のおはなしを始めましょう．できるだけ簡単に麻薬を整理して，それから麻薬が使われる「がんの疼痛治療」のおはなしをしますからね．

麻薬

「麻薬」というのは，ケシから作られた麻薬系鎮痛薬の総称．法律の世界では「禁止している薬物」という意味もありますね．なぜ禁止するのかというと，麻薬の働きには痛みを止めるだけではなく多幸感と習慣依存性があるから．「痛くない！　しかもハッピー！これがなくなったら生きていけない！」……これでは，薬を手に入れるために手段を選ばなくなってしまいますね．それでは困るので，規制をかけて，痛み止めの必要性が高い医療分野では厳しい条件の下で使用を認めているのです．

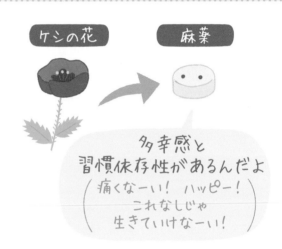

アルカロイドとオピエート・オピオイド

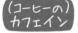

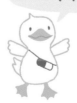

もう少し用語紹介を続けますね．麻薬系鎮痛薬のおはなしには，オピエートやオピオイド，アルカロイドという言葉が出てきます．「アルカロイド」というの

は，植物由来の有機窒素化合物を指す言葉．強い生理活性をもつものが多いので，1つのグループとしてまとめられています．身近なコーヒー豆や茶葉に含まれ

るカフェインをはじめ，ジャガイモの芽のソラニン，タバコのニコチン，コカの葉のコカインなどすべて「アルカロイド」です．抗マラリア薬のキニーネも，キナの皮からとれるアルカロイドですよ．「オピエート」というのは，ケシの中にあるアルカロイドのこと．「ジャガイモの中にあるアルカロイドはソラニン」と対応させると，「ケシの中にあるアルカロイドがオピエート」です．「オピオイド」というのは，オピエートからできたもののこと．モルヒネ塩酸塩水和物，ヘロイン，コデインリン酸塩水和物が「オピオイド」に含まれます．リン酸塩水和物オピエートとオピオイドの語源（オピウム）はアヘンのこと．世界史のアヘン戦争の「アヘン」で，ケシの果汁を乾燥させたものですね．

　だから，オピオイドについて検索してみると……．「オピオイドはアルカロイド及びモルヒネ様活性を有する内在性又は合成ペプチド類の総称」と書いてあります．今までの用語理解から，何を言っているのかわかりますよね．

　「アルカロイドだから，窒素を含んだ生理活性があるもので……．『内在』ってことは体の中でも作られてるってことかな？　『合成』だから，人工的に作ることもあるんだね．『ペプチド』はアミノ酸結合の名前だから，タンパク質の仲間で……ん？　『モルヒネ様活性』は？」

　モルヒネ様活性（モルヒネ様作用）は，オピエート

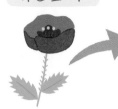

オピエート

ケシの中にある
アルカロイド
（オピエートが鎮痛
陶酔作用のもと！）

「オピオイド」
→オピエートからできたもの
（モルヒネ塩酸塩水和物，
ヘロイン，
コデインリン酸塩水和物）

オピエートとオピオイドの
語源はケシの果汁を乾かした
「アヘン」なんだ！

によって生じる鎮痛・陶酔作用のことですね．過度・過量では呼吸抑制や昏睡を引き起こしたり，依存症を生じたりします．ここで最初の「麻薬とは，ケシから作られる麻薬性鎮痛薬」を見直しましょう．

　「そっか！　オピエートによって鎮痛・陶酔作用が出るんだ！　モルヒネ塩酸塩水和物，ヘロイン，コデインリン酸塩水和物が含まれるんだね！」

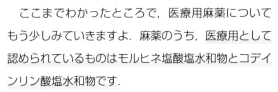

ここまでわかったところで，医療用麻薬について
もう少しみていきますよ．麻薬のうち，医療用として
認められているものはモルヒネ塩酸塩水和物とコデイ
ンリン酸塩水和物です．

ヘロインは，血中濃度が数分で半減してしまい痛
み止めとして長持ちしません．その反面快感と身体・
精神依存は最強クラス．ヘロインは痛み止めの有用性
よりも，害のほうが大きすぎるのですね．だから，が
んの疼痛治療に使われるのはモルヒネ塩酸塩水和物と
コデインリン酸塩水和物になります．この2つの麻薬
は，正しい血中濃度で使えば鎮痛効果を上げつつ，依

存は生じにくい状態に保てます．

「麻薬は怖い！」というイメージ戦略が功を奏し，
多くの人は「麻薬は1度使うとやめられないヤバいも
の」と思っています．病院で痛み止めとして使うとき
には，患者さんに痛みを止める必要性と同時に，むや
みに薬を怖がらないように情報提供してあげてくださ
い．「ヤバい」状態にならないように，医療スタッフが
日々確認しているのですからね．

以上が，「麻薬」についての（できるだけ）簡単なま
とめ．続いて「3段階がん疼痛治療」のおはなしに入り
ましょう．

‖がん疼痛治療3段階‖

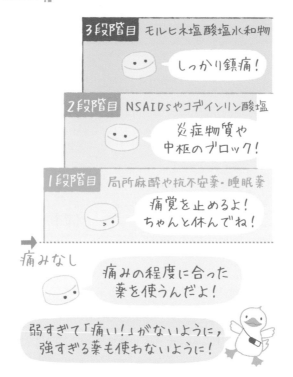

3段階目　モルヒネ塩酸塩水和物

しっかり鎮痛！

2段階目　NSAIDsやコデインリン酸塩

炎症物質や
中枢のブロック！

1段階目　局所麻酔や抗不安薬・睡眠薬

痛覚を止めるよ！
ちゃんと休んでね！

痛みなし

痛みの程度に合った
薬を使うんだよ！

弱すぎて「痛い！」がないように，
強すぎる薬も使わないように！

　がんの一部には，痛みを伴うものがあります．その痛みは病気と闘うときに不要なものです．だから，痛みは我慢せずに鎮めてしまいます．ただし，むやみに強い鎮痛薬を使うのではなく「痛みに必要な強さの薬」を使います．

　1段階目では，鎮痛補助局所麻酔剤．痛みを中枢に伝える痛覚神経を麻痺させてしまいます．追加して睡眠剤や抗不安薬（不安を和らげる薬）も使いますね．

　2段階目では非ステロイド性消炎鎮痛薬やコデイン

リン酸塩水和物．炎症物質自体を減らしたり，中枢を邪魔したりして「痛くない」状態を作り出します．

　3段階目では，モルヒネ塩酸塩水和物を使って痛みを鎮めます．これが「3段階がん疼痛治療」です．

　2段階目の非ステロイド性消炎鎮痛薬やコデインリン酸塩水和物についてのおはなしは終わっていますね．ここでは3段階目のモルヒネ塩酸塩水和物についておはなしします．1段階目の局所麻酔剤については，麻薬の次……「麻酔」のところで紹介しますね．

‖モルヒネ塩酸塩水和物‖

モルヒネ塩酸塩水和物

がん鎮痛だけじゃなく
いろいろなときに使うよ!

薬の働きをみると……

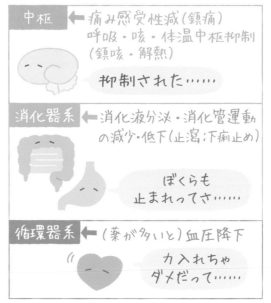

| 中枢 | ← 痛み感受性減(鎮痛) 呼吸・咳・体温中枢抑制 (鎮咳・解熱) |

抑制された……

| 消化器系 | ← 消化液分泌・消化管運動 の減少・低下(止瀉;下痢止め) |

ぼくらも
止まれってさ……

| 循環器系 | ← (薬がタイと)血圧降下 |

力入れちゃ
ダメだって……

ほかにも汗腺以外の
外分泌腺抑制, 瞳孔縮小……

　モルヒネ塩酸塩水和物は, がんに使われる鎮痛効果がある薬(麻薬).

　鎮咳, 麻酔補助, 激しい下痢症状の改善, 手術後の腸管抑制にも使われます. 多岐にわたる働きを整理しておきましょうか.

　中枢に対しては意識・知覚・運動に影響なく, 痛みの感受性を減らします. これが「鎮痛」です. 呼吸中枢や咳中枢を抑制する「呼吸鎮静・鎮咳作用」. 体温調節中枢の抑制作用もあります. 消化器系に対しては消化液の分泌と胃腸管の運動を減少・低下させます. これが「止瀉作用(下痢止め)」ですね.

　循環器系に対しては, 薬が多量になると血圧降下作用. ほかにも汗腺以外の外分泌腺分泌抑制, 瞳孔縮小作用もあるのがモルヒネ塩酸塩水和物です.

┃モルヒネ塩酸塩水和物の禁忌┃

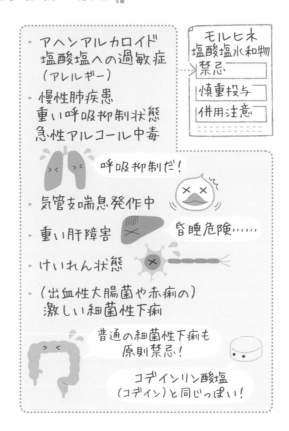

薬の働きを確認したので，禁忌は難しくありませんよ．「モルヒネ塩酸塩水和物」が含まれるアヘンアルカロイドアレルギーの人には禁忌．呼吸抑制をしてしまうので，重い呼吸抑制状態の人や慢性肺疾患による心不全のある人，急性アルコール中毒の人にも禁忌．気道分泌物が減ってしまうので，気管支喘息発作中の人にも禁忌です．

また，腸の動きが止まってしまうせいで治るまでに余計な時間がかかってしまいますから，出血性大腸菌や赤痢等の重い細菌性下痢は禁忌．単なる細菌性下痢も，原則禁忌に入っていますね．重い肝障害は昏睡危険，けいれん状態の人には脊髄刺激効果が出て症状が悪化してしまう可能性があるため禁忌になりますよ．

‖モルヒネ塩酸塩水和物の併用注意と慎重投与 ‖

　併用注意，慎重投与対象はほぼコデインリン酸塩水和物と重なっています。中枢抑制をしてしまう薬は，呼吸抑制危険が高まるから併用注意。どんな薬が含まれるか思い出せますか？　ちょっと思い浮かべてから，コデインリン酸塩水和物の説明を見直してみてください。「なぜそうなるか」も説明できると，なおいいですね。抗コリン薬は麻痺性イレウスを起こしうる便秘や尿貯留の可能性があるから。抗ウイルス薬のジドブジンはモルヒネ塩酸塩水和物が代謝の邪魔をして効果が強く出がち。オピオイド系鎮痛薬のブプレノルフィン塩酸塩は，受容体の競合関係でモルヒネ塩酸塩水和物の効果を弱めてしまいます。そしてワルファリンカリウムの働きはなぜか増強されることになります。

　慎重投与対象は「呼吸抑制危険のある人」「副作用の恐れがある人」「消化管の働きが抑制されている人」「排尿障害がある人」「薬物依存も既往がある人」ですね。具体的にどんな人が当てはまるか，頭の中で考えてみてから添付文書を確認してみましょう。新生児や幼児が呼吸抑制危険に入ることをお忘れなく！

　モルヒネ塩酸塩水和物の使い方としては，坐剤や内服液（もしくはカプセル剤）が基本。坐剤のメリットは，初回通過効果を受けないこと。カプセル剤には薬の放出をコントロールできるものもありましたね。経直腸か経口のどちらも使えないときには注射薬を使うことになります。

併用注意や慎重投与対象もほぼコデインリン酸塩……

モルヒネ
塩酸塩水和物
禁忌
慎重投与
併用注意

ちゃんと
思い出せるかな？
一度考えてみてから，
コデインリン酸塩を確認だ！

- 抗コリン薬
  麻痺性イレウスになりうる便秘や尿貯留の可能性……

- 抗ウイルス薬ジドブジン
  効果が強く出ちゃうの！

- オピオイド系鎮痛薬
  ブプレノルフィン塩酸塩
  ごめん……
  モルヒネの効果弱める……

（そしてなぜかワルファリンカリウムは効果が強まる……）

呼吸抑制危険に
新生児と乳児が
入ることは忘れないで！

局所麻酔薬

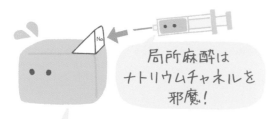

局所麻酔は
ナトリウムチャネルを
邪魔！

「電気ができない」
＝「刺激が中枢に伝わらない」！
〈求心性伝導抑制〉

　がん疼痛治療の1段目にして，「麻酔薬」のグループに入るものが局所麻酔薬．麻酔のおはなしは，局所的に効くもの（術前薬や筋弛緩薬を含む）から，全身に効くものへとすすめましょう．

　局所的に効く麻酔の代表が局所麻酔．リドカインやテトラカイン塩酸塩がよく使われます．どちらも感覚神経のナトリウムチャネルをブロックして，刺激が中枢に伝わらないようにしています（求心性伝導の抑制）．ナトリウムチャネルをブロックされると細胞は電気を作れない．電気ができないと刺激（情報）を伝えることができない……ですね．リドカインについてみてみましょうか．

memo

リドカイン

　禁忌は本剤とアミド型局所麻酔薬にアレルギーの
ある人．これはどの麻酔の方法でも共通です．あとは
局所麻酔薬を硬膜外に入れて使うときに，禁忌が追加
されます．大量出血やショック状態状態の人では過度
の血圧低下が起こる可能性があるから．敗血症や注射
部位（やその周辺）に炎症のある人では，髄膜炎を起こ
す可能性があるから禁忌……ですね．併用注意には抗
不整脈薬のアミオダロン塩酸塩などが含まれています
ね．これは心機能抑制作用が増強されてしまう可能性
があるからです．

　……もう気づいている人はいると思いますが，「リ
ドカイン」は抗不整脈薬としても使う薬です．ただし
「抗不整脈用のリドカイン」と「局所麻酔用のリドカイ
ン」には，含まれるものが違います．逆に使ってしま
うと「効きすぎ！」や「思ったように効かない……」のも
とです．ちゃんとラベルを見て，指示された用途の物
を使ってくださいね．

　なお，禁忌や併用注意には含まれていませんが，
妊婦・妊娠可能性のある人，小児での安全性は未確立
ですよ．

　リドカインの慎重投与対象は，硬膜外麻酔に使う
か否かで変わってきます．硬膜外麻酔以外（表面・浸潤・
伝達麻酔）では，重い肝臓・腎臓障害，高齢者，全身
不良状態，心伝達異常のある人には慎重に投与するこ
とになります．慎重投与対象のイメージは難しくあり
ませんね．

・アレルギー
（本剤とアミド型局所麻酔！）

硬膜外に入れるときには

・大量出血，
　ショック状態の人　＞＜　過度の
　　　　　　　　　　　　　血圧低下危険！

・敗血症や注射部位（周辺）に炎症
　（髄膜炎の危険）

・妊婦，妊娠可能性の
　ある人，小児に対しては
　安全性未確立
　だからね！

```
リドカイン
禁忌
慎重投与
併用注意
```

・重い肝臓，腎臓障害や高齢者

・全身不良状態，心伝達異常

・抗不整脈薬のアミオダロン塩酸塩……

注意　「局所麻酔薬用のリドカイン」と
　　　「抗不整脈薬用のリドカイン」を
　　　間違えないで！

あとは硬膜外に入れるときには
慎重投与対象が増えるよ……

‖伝達麻酔・表面麻酔・湿潤麻酔‖

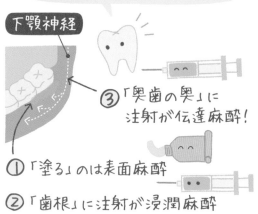

「硬膜外麻酔」以外の理解には
歯の治療や親知らずを抜くときを
イメージするといいかも！

下顎神経

③「奥歯の奥」に
注射が伝達麻酔！

①「塗る」のは表面麻酔

②「歯根」に注射が浸潤麻酔

　「硬膜外麻酔以外」を理解するには，歯の治療時の麻酔を思い出してみましょう．運よく今まで歯の治療時に麻酔を使ったことがない人は，「こんな風に麻酔をかけるんだ……」と思ってくださいね．たとえば，親知らずを抜歯することになったとしましょう．まず，抜歯する部分の歯茎にゼリー状の麻酔を塗ります．これはこれから注射する部分を麻酔する「表面麻酔」．表面麻酔が効いてきたら，あごの骨の中にある神経全体を麻酔する注射をします．骨の中にある神経全体（上あごなら上顎神経，下あごなら下顎神経）に染み込ませるので「浸潤麻酔」です．でも麻酔が染み込みにくい（骨が分厚い）下あご（しかも奥歯：臼歯）では，さらに太い神経近くに注射をして刺激伝達を邪魔します．これが「伝達麻酔」です．奥歯のさらに奥の歯茎に注射をしたら，伝達麻酔だと思ってください．

‖リドカインの硬膜外麻酔での慎重投与‖

　リドカインの「硬膜外麻酔以外」の慎重投与は理解できましたね．硬膜外麻酔での慎重投与対象は以下の人が追加されます．血圧低下の可能性があるので，心血管系に著しい障害のある人．出血しやすく，血腫形成や脊髄障害の可能性があるので，血液凝固障害や抗凝固薬投与中の人．仰臥位性低血圧を起こしやすく，麻酔範囲が広がりやすいので，腹部腫瘤や妊娠中の人．症状悪化の可能性があるので，髄膜炎・灰白脊髄炎，脊髄癆，脊髄・脊椎に腫瘍や結核のある人．麻酔範囲が広がり予測困難になりうることと脊髄や神経板損傷のおそれがあるため，脊柱に著明な変形のある人にも慎重に投与する必要があります．

　……急に気をつける対象が増えましたね．「硬膜外麻酔」とは何かを確認してみましょう．

（硬膜外麻酔のときに追加される）
慎重投与

・髄膜炎，灰白脊髄炎，脊髄癆
　脊髄や脊椎に腫瘍や結核のある人
　（脊髄まわりの異常は
　悪化しちゃう可能性！）

・脊髄に著明な変形のある人

　ねらったところ以外まで麻酔？！
　脊髄損傷のおそれ？！

・血液凝固障害や
　抗凝固薬投与中の人

　血腫ができて，
　脊髄を障害しちゃうかも……

・妊娠中（中～後期），腹部腫瘤
　（麻酔範囲広がるかも！
　側臥位性低血圧の危険も……）

・心血管系に著しい障害

　血圧急変（とくに低下）
　しちゃうかも……！

‖硬膜外麻酔‖

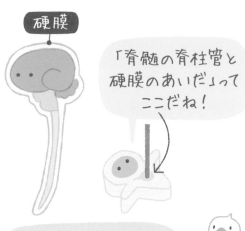

硬膜

「脊髄の脊柱管と硬膜のあいだ」ってここだね!

「細いチューブを入れる」ってことは「それより太い穴」が必要だよね

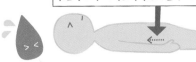

胎児や腹部腫瘤による圧迫

あっ! 心臓に戻る血液が減っちゃう! これじゃ仰臥位性低血圧症候群に!
(頻脈, 悪心, 嘔吐, 冷汗, 顔面蒼白 ⇒ ショック)

「硬膜外」の位置がわかると, 追加された慎重投与対象も理解できる!

脊髄を覆う膜が硬膜. 脳のパッキング材(外側から硬膜, くも膜, 軟膜)でも使われていた硬膜です. この硬膜の外側にある空間(脊椎の脊柱管と硬膜のあいだ)に麻酔薬を入れるのが, 硬膜外麻酔です. あらかじめ硬膜外に細いチューブを固定しておいて, 手術後に痛みに応じた痛み止めを追加注入するときに使います. 特定の範囲(胸, 腹, 両足など)を限定して麻酔できる, 便利な麻酔です.

さて「細いチューブ」を入れるためには, それより太い穴をあける必要があります. そこでの出血が止まりにくいと……血腫等の危険につながります. また麻酔範囲をコントロールできることが長所ですが, 背骨(脊柱)が通常と違う形をしていたら, 麻酔のとどまる場所が変わってしまう可能性がありますね. 脊椎や脊髄, またはその周辺に穴や炎症があるときには, 「穴をあける」行為自体で症状が悪化する可能性があるのです. そして妊娠中の人(とくに中期から後期)や腹部腫瘤のある人は, 硬膜外麻酔を特定の場所に効かせるために仰臥位(あおむけ)になって手術台の上にいると, 仰臥位性低血圧症候群を起こしやすい状態です.

仰臥位性低血圧症候群とは, 仰臥位でいることで子宮や腫瘍によって下大静脈が圧迫されて, 心臓に戻る血液が減ったために低血圧を起こしてしまうもの. 頻脈, 悪心, 嘔吐, 冷汗や顔面蒼白から始まり, ショック状態におちいってしまうこともあり, 目的とした手術どころではありません. 仰臥位性低血圧症候群を起こさないように姿勢を変えると, 今度は麻酔のとどまる場所が変わってしまう可能性があります. そうでなくとも血圧急変(とくに血圧低下)の可能性がある, 心血管系に著しい障害のある人に注意が必要なことはいうまでもありません. ……ここまで読めば, 硬膜外麻酔のときに慎重投与対象が増える意味はわかるはず. もう一度, 落ち着いて読み直してみてください. 今度は「なるほどね! だからか!」と納得できると思いますよ.

‖テトラカイン塩酸塩‖

リドカインと同じく局所麻酔のテトラカイン塩酸塩.

こちらもナトリウムチャネルをブロックすることで麻酔作用が出るため，基本的にリドカインと共通部分が多くなります．ただ，効果を長持ちさせるために血管収縮薬（アドレナリンやノルアドレナリン）を併用して使うことがあります．そのときには血管収縮薬のアレルギーや末梢神経障害を起こして壊死可能性のあるところ（耳，指，陰茎等）や，悪化可能性のある血管系異常に対しては禁忌になることに注意．慎重投与対象に不整脈の出やすいハロゲンを含む吸入麻酔使用中の人や，心血管系作用が増強される三環系抗うつ薬服用中の人も入ってきますからね．テトラカイン塩酸塩は，脊椎麻酔（腰椎麻酔・脊髄くも膜下麻酔）として使うこともあります．

これはくも膜下腔に麻酔液を入れるため，もっと麻酔の効きが良くなります．ただ，血圧が下がりやすくなるため，こまめな血圧チェック（最初の1分は1回/1分）の必要性があります．脊椎麻酔として使うときには，血管収縮薬との併用はしませんよ．

＊

局所麻酔が一段落したので，全身麻酔に行きたくなりますが……ちょっと待って．全身麻酔をかけてしまうと，舌根沈下を起こして気道がふさがってしまう可能性があります．

ただ寝ているだけなら，「いびきをかいて，途中で苦しくなって姿勢を変えるか，目が覚める」で済みますが．全身麻酔コントロール下では，姿勢も変わらず覚醒もしません．……気道の閉塞で，呼吸ができなくなってしまいますね．それは困るので，あらかじめ気管内に管を入れておきます（気管内挿管）．でも，普段の状態（通常覚醒状態）では，異物感や各種反射のせいで管を入れられたものではありません．だから，術前投薬・筋弛緩薬が必要になってくるのです．次は，術前薬のおはなしです．

テトラカイン塩酸塩は効果を長持ちさせるために血管収縮薬と一緒のことも！

そのときの禁忌は「血管系異常（悪化可能性）」と「血管収縮薬（アドレナリンなど）へのアレルギー」「壊死可能性ある耳，指，陰茎等への使用」！

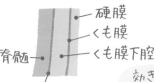

テトラカイン塩酸塩慎重投与対象には吸入麻酔の一部（不整脈出やすい）三環系抗うつ薬（心血管系の作用増加）！

硬膜
くも膜
脊髄
くも膜下腔

（軟膜は脊髄に密着！）

効きはいいけど……血圧低下しやすいので要注意！

毎分測定必要だよ！

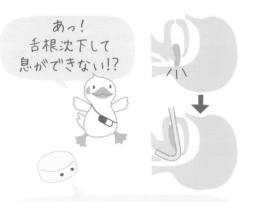

あっ！舌根沈下して息ができない!?

ハ

だから管を入れる必要があって，そのためには術前投薬と筋弛緩薬が必要なんだ！

術前薬

アトロピン硫酸塩水和物（抗コリン薬）

アセチルコリンの働きを邪魔するから……
→消化液分泌抑制
→気道内分泌物も抑制
（出すぎると管を入れるときに
　つまっちゃうと困るからね）
→散瞳（→輪郭ぼやける……）

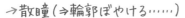

目の検査のあとは
しばらく運転しちゃダメだよ！

・アレルギー（過敏症）
　・緑内障
　・麻痺性イレウス
　・前立腺肥大に
　　よる排尿障害

全部抗コリン作用で
悪化しちゃうよね！

アトロピン
硫酸塩水和物
禁忌
慎重投与
併用注意

術前薬の例として，アトロピン硫酸塩水和物を紹介しますね．

消化液の分泌を抑制する抗コリン薬です．副交感神経性の反射を少し抑えて，気管内挿管をするときに出すぎてつまると困ってしまう気道内分泌物を抑えるためです．目の瞳孔を開かせる（散瞳させる）薬でもありますね．輪郭がぼやけて見えるようになりますので，効果が消えるまでは車の運転などはできませんよ．術前薬として使ったときには心配無用（そのあとは手術）ですが，目の検査のために使ったときには要注意です．

禁忌は本剤にアレルギーのある人．緑内障の人，麻痺性イレウスのある人，前立腺肥大で排尿障害のある人も禁忌です．「抗コリン作用」で悪化してしまうところばかりです．

慎重投与対象は徐脈や心室頻拍・心室細動の起こる可能性のある重い心疾患の人．抗コリン作用のせいで発汗が抑制されてしまうので，高温環境下や甲状腺機能亢進症の人にも慎重に．同じく抗コリン作用によって悪化する前立腺肥大の人や，中毒性巨大結腸のおそれのある潰瘍性大腸炎の人もアトロピン硫酸塩水和物を使うときには慎重な対応が要求されます．

併用注意は，抗コリン作用を強めるもの（ほかの抗コリン作用薬やMAO阻害薬）．ジギタリスの効果が強く出ますので，ジギタリス併用時はジギタリス中毒

・重い心疾患
　徐脈や心室頻拍，
　心室細動の可能性！

・高温環境下，甲状腺機能亢進症
　　汗が抑制されちゃうよ！
・前立腺肥大
　　悪化するね！

・潰瘍性大腸炎

中毒性巨大結腸の
おそれが！

・（抗コリン作用が強く出る）
　ほかの抗コリン薬
　MAO阻害薬

モノアミン分解酵素の
ことだね

・ジギタリス製剤

効果が強まるから
中毒に注意！

・プラリドキシムヨウ化メチル
（アトロピンの効果が
出るまでに時間が……）
有機リン（＝農薬）の
中毒の解毒薬だよ！

に要注意です．あと，有機リン剤中毒解毒薬のプラリドキシムヨウ化メチルと併用するとアトロピン硫酸塩の効果が出るまでに時間がかかるようになります．「有機リン」は，農薬（除草薬）の主成分ですね．

▌スキサメトニウム塩化物水和物（筋弛緩薬）▌

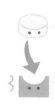
スキサメトニウム塩化物水和物は
筋肉収縮を抑えるんだ！

アセチルコリン受容体
（のナトリウムチャネル反応変化）

・妊娠中や妊娠可能性の
　ある人には安全性未確立！

・アレルギー（過敏症）
・緑内障（眼圧亢進作用があるせいだ！）
・ジギタリス中毒の既往や
　最近ジギタリスを使った人
　（ジギタリス製剤自体が
　　原則併用禁止なんだよ）

・重いやけど，尿毒症，
　四肢麻痺，広範囲の
　挫滅性外傷

スキサメトニウム
塩化物水和物
禁忌
原則禁忌
併用注意

筋肉のナトリウム
移動に変化！
（ナトリウム-カリウムポンプを
思い出すと……）

血液中にカリウムが増えると
心停止の危険だ

続いて，筋弛緩薬のおはなしに入ります．一例として，スキサメトニウム塩化物水和物のご紹介．

こちらは筋細胞のアセチルコリン受容体に働いて，ナトリウムチャネルの反応を変化させることで筋肉収縮を抑える薬．手術前（の気管内挿管時），骨折・脱臼の整復時，精神科での電撃療法時や腹部腫瘍の診断にも使われます．腹部に炎症（虫垂炎等）があると，軽く手のひらで押すと腹壁が緊張し（筋性防御），徐々に手のひらで圧迫してから急に手を離すとはっきりとした痛みを感じるブルンベルグ徴候が出ましたね．そのときに使われるのがスキサメトニウム塩化物水和物です．

禁忌は本剤にアレルギーのある人．原則禁忌は，本剤に眼圧亢進作用があるので緑内障の人．ジギタリス中毒の可能性がありますから，ジギタリス中毒の既往がある人や最近ジギタリスを使った人も原則禁忌です．ジギタリス製剤が原則併用禁止に入っていることもみてくださいね．また，重いやけどや尿毒症，四肢麻痺の人や広範囲性挫滅性外傷の人にも原則禁忌になります．これはスキサメトニウム塩化物水和物のせいで筋肉でのナトリウム移動に変化が起こるのですが，これらの人ではとくに血中カリウムイオン増加から心停止の危険があるからです．妊娠中や妊娠可能性のある人に対しては，安全性が確立されていません．

併用注意の多くは，本剤の働きを増強してしまうものです．同じ筋弛緩薬や止血剤（アプロチニン），全

・（スキサメトニウム塩化物水和物の
　働きを強める）
・筋弛緩薬　　シクロホスファミド
・止血剤　　　水和物もだね
・全身麻酔
・催眠鎮痛薬　など

同じ抗悪性腫瘍薬でも
イリノテカン塩酸塩水和物は
スキサメトニウム塩化物水和物の
働きを弱めちゃうよ！

・抗生物質は……
アミノグリコシド系　呼吸抑制が強く出る
リンコマイシン系　筋弛緩が強く出る

ちゃんと事前準備しておかないと
人工呼吸が間に合わないよ！

身麻酔(デスフルラン)や催眠鎮静薬(エスゾピクロン)，抗悪性腫瘍薬(シクロホスファミド水和物)などがここに含まれます．同じ悪性腫瘍に効く薬でも，本剤の働きを弱めるもの(イリノテカン塩酸塩水和物)があることには注意ですね．あと，抗生物質にも注意しておきましょう．アミノグリコシド系とリンコマイシン系抗生物質は，スキサメトニウム塩化物水和物と同

様に神経遮断作用があります．アミノグリコシド系は呼吸抑制が，リンコマイシン系は筋弛緩性が強く出がちです．

スキサメトニウム塩化物水和物の呼吸抑制は，あっという間に始まります．添付文書の警告にも書いてありますが，事前準備をしっかりしておかないと人工呼吸が間に合わなくなってしまいますよ！

全身麻酔

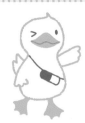

気道確保に関係する問題が一段落しましたので，全身麻酔のおはなしに入りましょう．ここでは亜酸化窒素(N₂O)とプロポフォールを紹介しますね．

‖ 亜酸化窒素(N_2O) ‖

亜酸化窒素(N_2O)は「笑気ガス」と呼ぶことも……

・妊娠中は「やむをえぬ」ときのみ！
動物で催奇形性報告！

亜酸化窒素
慎重投与
併用注意

・ビタミンB₁₂欠乏の人，造血機能障害の人
副作用が造血機能障害！

・耳管閉塞，気胸，腸閉塞などのある人
空間の気圧変化の可能性だ！

併用注意は麻酔導入薬のプロポフォール！
どっちも効果が強く出て，血圧低下や心拍出量低下の可能性……

亜酸化窒素(N_2O)は笑気ガスとも呼ばれます．

麻酔作用自体はあまり強くありませんが，視覚・聴覚・触覚・痛覚を抑制しますので麻酔導入時にはよく使われます．歯の治療時のように局所麻酔と一緒に使われることもありますよ．体の中に入る気体中の酸素濃度が20％以上になるように，「酸素と併用必須！」であることはお忘れなく！

禁忌はありませんが……妊娠中は「やむをえないとき」だけに使うはず．動物で催奇形性が報告されていますからね．

慎重投与対象はビタミンB₁₂欠乏の人と造血機能障害がある人．副作用の造血機能障害が出る可能性があるからですね．また，耳管閉塞・気胸・腸閉塞等がある人にも慎重に．これは閉じた空間の気圧変化が起こる(閉鎖腔内容量変化)可能性があるからです．「普段入らないガスが体内に！　血液中のぎゅうぎゅう度合いが変化したら，閉じたところに影響？」と考えれば難しくありませんね．

併用注意対象は，次におはなしするプロポフォール．双方の効果を高めるため，血圧低下や心拍出量低下に注意してくださいね！

‖ プロポフォール ‖

　プロポフォールは麻酔導入だけでなく全身麻酔の維持や，集中治療中(人工呼吸器を付けているとき)の鎮静にも使います．

　本剤にアレルギーのある人には禁忌．あと，禁忌の欄に「小児」とありますね．これは海外で人工呼吸器を付けていたときに死亡例が報告されたからです．その機序(どうしてそうなったのか)が不明なので，念のために「小児」に使用すること全体を禁止しているのです．妊娠中や妊娠可能性のある人，授乳中の人では「やむをえない」ときのみの使用だと思ってください．乳汁の移行や，出生後に児に呼吸抑制などが出てしまいますからね．

　慎重投与対象は本剤にアレルギーのある人や薬物依存のある人．肝臓や腎臓に障害がある人や高齢者では，呼吸・循環作用が抑制されたり(無呼吸や低血圧)，気がつくまでに必要以上の時間がかかったりします(覚醒遅延)．衰弱した人でも呼吸・循環作用が抑制されやすいため慎重投与対象です．「ASA」とあるのは，アメリカの麻酔学会による全身状態区分のこと．ASAⅢは運動不可能ではないものの高度全身疾患，ASAⅣは日常生活不可能な生命を脅かす全身疾患があるという意味です．これらの区分は全身麻酔後の覚醒や予後に関係がある……とされますが，「衰弱状態にあったら，無呼吸・低血圧になりやすい！」で十分ですよ．てんかんの既往歴がある人は，発作の可能性があるので注意．あと，脂質異常の人では血中脂質濃度が上がる可能性があるために慎重投与対象になっています．これは薬の中に脂質が含まれているせいですね．

　併用注意は，麻酔・鎮静効果を増強して血圧や心拍出量を低下させる薬たちです．中枢神経抑制薬(抗精神病薬のベンゾジアゼピン系や抗てんかん薬のバルビツール系)，局所・全身麻酔，降圧薬，抗不整脈薬(β_1ブロッカー)などですね．「全身麻酔」の薬として，ハロタンやデスフルランに代表されるハロゲン系吸入麻

Zzz… 全身麻酔の維持や鎮痛にも……

- アレルギー(過敏症)
- 小児 ← (海外で機序不明の死亡例があったから)
- 妊婦，妊娠可能性のある人，授乳中の人は「やむをえない」だからね！

出生後の児に呼吸抑制！乳汁移行も！

- 薬物依存
- 肝臓，腎臓に障害，高齢者

プロポフォール
禁忌
慎重投与
併用注意

目が覚めるのが遅い！無呼吸や低血圧も！

- てんかんの既往
発作出るかも！

- 脂質異常
薬に脂質が含まれる……だから血中濃度上がるかも……

- 衰弱した人
呼吸・循環が抑制

ASA(アメリカの全身状態区分)
(ASAⅢは全身疾患(高度))
(ASAⅣは生命を脅かす全身疾患)

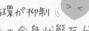

これらにあたったら，全身麻酔の覚醒や予後に関係する……とされているよ！

- 麻酔や鎮痛効果を増強させて血圧や心拍出血量を低下させる……

- 中枢神経抑制薬 (抗てんかん薬や抗精神病薬の一部)
- 局所・全身麻酔
- 降圧薬
- 抗不整脈薬

中枢以外は今までやってきたところ！

酔もありますが.薬の効果域と中毒域があまりに近く,肝毒性等の副作用が出やすいため,近年ではあまり使われていませんね.今まで,麻酔の薬を紹介してきました.とくに全身麻酔は意識を失わせるものなので,かなり「眠剤(睡眠薬)」に近い存在ですね.

次項は,精神の分野とも関係の深い睡眠薬のおはなしに入りましょう.

麻薬と向精神薬

総論のところ(p.20『2.注射をはじめとする薬の吸収,薬の濃度(薬の分布)』)で毒薬と劇薬のおはなしをしました.「ヒトの生命に悪影響を及ぼす可能性があるから,特定のマークを付けて取り扱いに注意」でしたね.毒薬はほかの薬剤と区別して,鍵をかけて保管.劇薬はほかの薬剤と区別して,ひとまとめにして保管でした.必ずしも鍵をかけなくてよいのが毒薬との違いです.これらは医薬品医療機器等法(旧,薬事法)によって定められていました.

同様に取り扱いに注意しなくてはいけないのが麻薬と向精神薬です.こちらは「麻薬及び向精神薬取締法」に定めがありますよ.麻薬はほかの薬剤と区別して,鍵をかけた堅固な設備内(イメージは金庫)に保管.向精神薬は医療従事者が盗難防止に十分な注意を払える場合以外は,鍵をかけて保管です.麻薬が毒薬よりも厳格な管理を要求していることが分かりますね.

麻薬施用者は医師,歯科医師,獣医師のみ.看護師は麻薬施用者になることはできません.そして薬剤部などの麻薬管理者が常に使用量や残量を帳簿で厳重管理しています.だから薬の残りが出たときにそのまま廃棄してはいけません.廃棄のためには都道府県知事に(品名,数量,廃棄方法を)届け出て,その職員の立ち会いの下で実施する必要があります.紛失や流出でも届出が必要ですよ.だから残薬が出たときにはアンプルごと麻薬管理者のもとに戻してください.

麻薬と向精神薬に該当する薬品に対し,「麻薬及び向精神薬取締法」では「別表に定めるもの」としか書いてありません.しかも数が多いため,看護学生としては「どんなものが含まれるのか」のイメージがわかれば十分です.麻薬に当てはまるものはアヘンアルカロイド(モルヒネ,ヘロイン,コデインなど)やその人工合成物.覚醒剤もここに含まれます.アヘンそのものは「あへん法」で取り締まりますので,ここには含まれませんよ.

向精神薬に当てはまる薬の多くは中枢に働く薬.精神看護領域で出てくる薬ですね.抗てんかん薬や鎮痛薬,食欲抑制薬の一部もここに入ってきます.

麻薬や向精神薬にもマークはありますが,「麻」や「向」の文字を(色の指定なく)丸で囲むだけです.毒物や劇物のように「看護学生が頭に入れないといけない!」ものではありません.

麻薬を毒薬より厳重に取り扱わなくてはいけない理由は,本文でおはなしした通り.看護師国家試験でも,麻薬の取り扱いについては何回か出題されています.「なぜそこまで厳重な取り扱いが必要か」を,「麻薬の作用」と関連づけつつ頭に入れておいてくださいね.

毒薬は黒地に
白枠白字!

劇薬は白地に
赤枠赤字!

麻薬と向精神薬は
(色の指定なく)
丸で囲むだけ!

麻薬の
取り扱いについては
整理しておこうね!

> ＼＼ **ま と め** ／／
>
> 全身麻酔は意識を失わせるので，睡眠薬にかなり近い存在です．
> その睡眠薬は抗不安薬とかなり重なりますよ．
> 次項は睡眠薬のおはなしから，精神分野のおはなしに入りましょう．

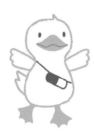

memo

21. 睡眠薬・てんかんの薬

本項のポイント

- 睡眠薬
- てんかんの薬

　「睡眠薬」は効き始めと効く時間によって種類分けされていますが，どの薬でも翌日の運転などはできないことに注意です．

　そして中枢と関係の深い精神分野は「てんかん」の薬からスタート．

　ここから先は，神経伝達物質が主役になってきますからね．

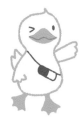

睡眠薬

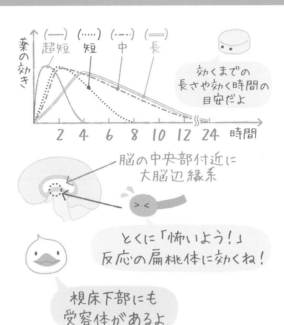

薬の効き

(—)超短 (‥‥)短 (‑‑)中 (=)長

効くまでの
長さや効く時間の
目安だよ

2 4 6 8 10 12 24 時間

脳の中央部付近に
大脳辺縁系

とくに「怖いよう!」
反応の扁桃体に効くね!

視床下部にも
受容体があるよ

　睡眠薬は効くまでの長さや効く時間によって「超短時間」「短時間」「中間」「長時間」と分けられます．すぐ効き出して（ピークは1時間以内），4時間くらい効く「超短時間」．ピークは飲んでから2時間くらいで，6〜10時間ほど効く「短時間」．ピークは飲んでから2時間くらいだけど，24時間くらい効く「中間」．ピークが飲んでから4時間くらいにあって，24時間くらい効く「長時間」……です．もちろん時間は目安ですから，数時間単位でのずれは起こると思ってください．

　いずれのタイプも，視床下部や大脳辺縁系にあるベンゾジアゼピン受容体に働いて，不安や緊張といった情動異常を改善してくれます．大脳辺縁系といえば海馬や扁桃体．とくに「怖いよう！」反応の扁桃体によく効く薬です．そしてどのタイプの薬を飲んでも，（翌日の）車や機械などの運転には要注意ですからね！不安や緊張がなくなるだけでなく，鎮静（全身麻酔の効果の1つでした）を引き起こすこともお忘れなく．

超短時間型の睡眠薬

トリアゾラムの禁忌

超短時間の
トリアゾラムだよ！

トリアゾラム
禁忌
原則禁忌

- 妊婦，妊娠可能性の
ある人，授乳中や小児
では使えないからね……

- アレルギー（過敏症）
- 緑内障
- 重症筋無力症 ｝ 副交感神経系優位で
悪化だったね！

- 同じ酵素で代謝される（併用禁止）
薬を使っている人

分解追いつかない！
トリアゾラムの効果が
強く出ちゃう！

- 呼吸機能が高度に低下している人
ぜんそくや肺気腫だとCO₂
ナルコーシスを起こしやすいよ！

「超短時間」の例として，トリアゾラムを紹介します．

禁忌は本剤にアレルギーのある人，緑内障の人，重症筋無力症の人．緑内障や重症筋無力症は，副交感神経系優位状態で悪化してしまうことはおはなししましたね．あと，抗ウイルス薬（抗HIV薬）のリトナビルをはじめ，同じ酵素で代謝される薬（併用禁止薬）を使っている人には禁忌です．トリアゾラムの効果が必要以上に強く出てしまいますよ．

原則禁忌はCO₂ナルコーシスを起こしやすい呼吸機能が高度に低下している人．ぜんそくや肺気腫などの人ですね．妊婦・妊娠可能性のある人や授乳中の人，小児では使えないと思ってください．小児では安全性が未確立．乳汁に移行してしまうので，授乳は禁止．動物実験で催奇形性や新生児の黄疸や仮死，離脱症状などの出現も報告されていますよ．

‖トリアゾラムの慎重投与・併用注意‖

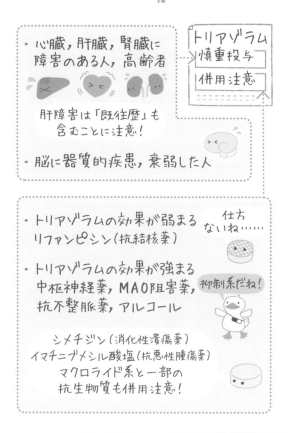

　慎重投与対象は，心臓・肝臓・腎臓に障害のある人や高齢者．脳に器質的疾患のある人や衰弱した人が含まれています．とくに肝障害が「既往歴」も含んでいることに注意してくださいね．

　併用注意には本剤の効果を弱める抗結核薬のリファンピシンがあります．他の併用注意薬は「トリアゾラムの効果を強めてしまうから」です．中枢抑制薬，MAO阻害薬，抗不整脈薬(ジルチアゼム塩酸塩)，ア

ルコールが含まれるところまではいいですね．H₂受容体に効く消化管潰瘍薬のシメチジン，抗悪性腫瘍薬のイマチニブメシル酸塩，抗生物質のマクロライド系(エリスロマイシン，クラリスロマイシン，ジョサマイシン)も併用注意薬です．併用注意に並ぶキヌプリスチン，ダルホプリスチンというのも抗生物質の名前ですよ．

短時間型の睡眠薬

エチゾラム（デパス）

短時間の
エチゾラムだよー

禁忌は妊婦・妊娠可能性の人，
授乳中の人や小児に対しては
トリアゾラムと同じだ！

慎重投与に（トリアゾラムの原則禁忌）
「呼吸機能の低下」が入るよ！

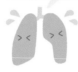

併用注意にある
「フルボキサミンマレイン酸塩」は
精神の薬だからね

「短時間」睡眠薬の例として，エチゾラム（デパス）のご紹介．

禁忌は妊婦・妊娠可能性のある人や授乳中の人，小児に対する扱いはトリアゾラムと同じです．トリアゾラムの原則禁忌だった呼吸機能の低下がある人は，慎重投与対象に含まれています．

他の慎重投与対象は肝臓や腎臓に障害のある人，高齢者，小児，衰弱している人や脳に器質的障害のある人ですよ．これらは薬物の一連の代謝や，呼吸抑制が起こったら大変なことになりそうな人たちです．小児は慎重投与対象内ですが，安全性は未確立ですからね．

併用注意には本剤の効果が強く出る中枢抑制薬，MAO阻害薬，アルコールに加えてフルボキサミンマレイン酸塩の名前があがっています．これは選択的セロトニン再取り込み阻害薬（SSRI）と呼ばれる精神の薬．もう少し先で選択的セロトニン再取り込み阻害薬は出てきますからね．

長時間型の睡眠薬

フルラゼパム塩酸塩

長時間の
フルラゼパム塩酸塩！

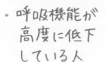

- 妊婦・妊娠可能性
  授乳や小児
- アレルギー（過敏症）
- 緑内障，重症筋無力症
- 同じ酵素で代謝される
  （併用禁止）薬を使っている人

ベンゾジアゼピン系の薬
（精神の薬）も含むんだよ！

- 呼吸機能が
  高度に低下
  している人

- 心臓，肝臓，
  腎臓の障害，
  高齢者

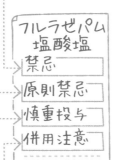

フルラゼパム
塩酸塩
→ 禁忌
→ 原則禁忌
→ 慎重投与
→ 併用注意

- 効果が強まる……
  中枢抑制薬，MAO阻害薬，
  アルコール，鎮痛薬（麻酔薬など）
  シメチジン

「長時間」の例としてはフルラゼパム塩酸塩を紹介しましょう．

妊婦・妊娠可能性のある人や授乳中の人，小児への取り扱いは他の睡眠薬と共通しています．でも，禁忌がちょっと増えますよ．緑内障と重症筋無力症が含まれるのは，もう大丈夫ですね．本剤に対するアレルギーのある人も禁忌ですが……アレルギー対象に「ベンゾジアゼピン系の薬」も含まれていますね．ベンゾジアゼピン系の薬は，リラックスモードに関係するGABAを増強する働きのある精神の薬．「短時間」のエチゾラムのところで出てきたフルボキサミンマレイン酸塩同様，もう少し先の主役になる薬です．あと，抗ウイルス薬（抗HIV薬）のリトナビルも同じ酵素を使うため，過度の呼吸抑制が起こる可能性があります．だからトリアゾラムと同様に禁忌ですね．原則禁忌は喘息や肺気腫のように呼吸機能が高度に低下している人．呼吸抑制のせいでCO_2ナルコーシスが起こりやすいからですね．

慎重投与対象は心臓・肝臓・腎臓の障害がある人と高齢者．併用注意はフルラゼパム塩酸塩の効果を高めてしまう中枢抑制薬，MAO阻害薬，アルコール，鎮痛薬．あとはH$_2$受容体に拮抗する消化管潰瘍薬のシメチジンもここに含まれてきます．麻酔と睡眠薬のおはなしは，これで一段落です．

基本的に睡眠薬で
注意することは
同じなんだね……

てんかんに効く薬

脳と精神に効く薬

ここからは脳に効くおはなし！

　麻酔と睡眠薬のおはなしが終わりましたが．落ち着いて振り返ってみると，「中枢抑制薬」や「MAO阻害薬」といった単語が繰り返し出てきましたね．これらは主に中枢（とくに脳）に効く薬で，精神分野で使われる薬でもあります．ここから先は，中枢ブロックの中でも脳と精神に効く薬のおはなしになります．薬の紹介の順番は，まずは神経細胞の過度興奮（てんかん）に効く薬から．次は神経細胞間の情報伝達物質と関係の深いパーキンソン病に効く薬．それから統合失調症に効く薬（メジャートランキライザー，マイナートランキライザー）．うつや双極性障害に効く薬はそのあとになりますね．

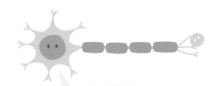

てんかんやパーキンソン病に効くおはなしをしてから……統合失調症やうつ，双極性障害に効く薬のおはなしだ！

　他の本とは，かなり紹介順序が異なるはず．でも脳や精神の働きが「個々の神経細胞の活動の集合体」であることを意識するには，このほうが紹介しやすい運びなのです．「わかりやすいところから理解していく」．これがとらえにくい脳や精神の働きを勉強していくときのコツですよ！

てんかんとは

　脳や精神の働きを理解するスタートは「てんかん」に効く薬です．私たちの脳や精神の働きは，神経細胞の働きの集合体です．神経細胞は特徴的な形をしていましたね．核のある細胞体があって，細い軸索の部分があって，隣の細胞に情報を伝えるための終末（末端部）がありました．1つの細胞の中は，電気で情報を伝えています．情報が漏れないように，周りが感電しないように．グリア細胞が取り囲む理由も解剖生理学で説明しましたよ．そんな神経細胞が過度の興奮状態におちいって，不要な筋収縮情報が出たせいで体がこわばる……これが「てんかん」です．

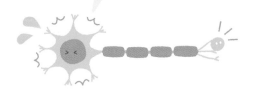

てんかんは過度の興奮だ！

クロナゼパム

てんかんには部分的なものと全身に起こるものがあります．部分性てんかんに使う薬として，クロナゼパムをご紹介．

GABA（γ-アミノ酪酸）の受容体を刺激する，ベンゾジアゼピン系の薬です．GABAはリラックス担当なので，その受容体を刺激するということはリラックス効果を強める方向．ベンゾジアゼピン系に対するアレルギーは，「長時間」睡眠薬のフルラゼパム塩酸塩の禁忌に入っていましたね．

禁忌は本剤に対するアレルギーと緑内障，重症筋無力症．緑内障は抗コリン薬のせい．重症筋無力症は筋弛緩作用のせいで悪化可能性があるからです．妊婦・妊娠可能性のある人や授乳中の人では「治療上の有益性が上回るとき」のみ．やむをえぬ……ぐらいの扱いですね．乳汁に移行するので授乳禁止．動物実験で催奇形性も認められています．小児に対しては，安全性未確立ですよ．

クロナゼパムの慎重投与対象は，肝臓・腎臓に高度障害のある人．衰弱している人や脳に器質的障害のある人，呼吸機能が低下している人にも慎重に使わないと……神経の情報伝達抑制が悪い影響を及ぼすかもしれません．

併用注意には，他の抗てんかん薬や中枢抑制薬，MAO（モノアミン）阻害薬やアルコールが含まれますね．GABA自体はモノアミンではありませんが，神経伝達物質が多く含まれるモノアミンの働きが邪魔されることで，GABAの働きが強く出る可能性があります．あと「バルプロ酸ナトリウム」という名前がありますね．これは抗てんかん薬としても使われますが，そう病（または双極性障害のそう状態），片頭痛にも使われる薬です．「これは頭痛薬だから併用注意に入っていないし大丈夫……」と見逃さないよう，注意しておいてくださいね．

クロナゼパムはベンゾジアゼピン系！
（「長時間」睡眠薬の禁忌にいるよー）

GABA受容体を刺激
（⇒リラックスモードへ！）

クロナゼパム
禁忌
慎重投与
併用注意

- アレルギー（過敏症）
- 緑内障
- 重症筋無力症

筋弛緩薬のせいだね

- 妊婦，妊娠可能性のある人，授乳中の人は「治療上の有益性が上回るとき」のみ

つまり「やむをえぬ」ってこと！
動物実験で催奇形性があって，乳汁に移行するので小児には安全性未確立！

- 中枢抑制薬，MAO阻害薬，アルコール
　バルプロ酸ナトリウム

これ，抗てんかん薬（中枢抑制薬）だけど片頭痛でも使う薬！要注意！

- 肝臓，腎臓に高度障害

- 呼吸機能が低下している人
　衰弱している人
　脳に器質的障害がある人

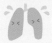

情報伝達抑制で
呼吸が……

ゾニサミド

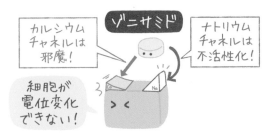

カルシウムチャネルは邪魔！

ナトリウムチャネルは不活性化！

細胞が電位変化できない！

部分的てんかんにも全身性てんかんにも使われるのがゾニサミド.

サルファ系と呼ばれる一群で，ナトリウムチャネルを不活性化し，カルシウムイオンの流れ込みも抑制します．ナトリウムとカリウムの面から細胞の電気発生・伝達を抑制するのですね.

禁忌は本剤に対するアレルギー．妊婦・妊娠可能性のある人や授乳中の人には「やむをえぬとき」のみですね．乳汁移行と動物での催奇形性報告があります．小児に対しても，安全性が確立されていませんよ．慎

・禁忌はアレルギー（過敏症）をした人で妊婦，妊娠可能性のある人や授乳中の人には「やむをえぬとき」のみ

動物での催奇形性報告と乳汁移行！小児の安全性未確立！

・慎重投与はほかの抗てんかん薬や抗うつ薬の一部……

ゾニサミドの血中濃度が上がっちゃうからだね……

重投与対象はゾニサミドの血中濃度を上げてしまう他の抗てんかん薬（フェニトインも抗てんかん薬）や，抗うつ薬の一部（三環系・四環系）が含まれます.

バルビツール系

昔は「バルビツール系てんかん薬」も使われていたんだけど……効果濃度と中毒域が近すぎて「使いにくい」からね……

しかも急に薬をやめると「けいれん重積」（もっとひどいけいれん）が！

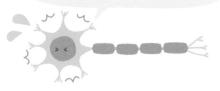

てんかんの薬としてクロナゼパムとゾニサミドを紹介しました．以前は使われていた薬として，フェノバルビタールに代表されるバルビツール系てんかん薬があります．「中枢抑制薬」と呼ばれる大ブロックの1つ「バルビツール系」ですね．GABA受容体に作用するてんかん薬，麻酔の術前薬として使われてきました

が，近年はあまり使う機会はありません．その理由は，薬の効果濃度と副作用の出る濃度が近すぎるから．すぐに副作用や依存症が出てしまう「使いにくい」薬なのです．とくに抗てんかん薬として使ったときに，急に薬を中止するとけいれんがひどくなる「けいれん重積」が起こる可能性があります.

フェノチアジン系

「中枢抑制薬」のもう1つの大ブロックであるフェノチアジン系は抗精神病薬と呼ばれます。「精神の病気に抗(あらが)う薬」そのままなのですが……わかったようなわからないような変な感じですね。もう少し具体的に言うと,おもに統合失調症(昔の「精神分裂病」),うつ病や双極性障害(昔の「躁うつ病」)などに効く薬の集まりです。次におはなしするパーキンソン病の終わりのところで(フェノチアジン系)プロメタジンメチレンジサリチル酸塩,プロメタジン塩酸塩を,もう少し先では統合失調症に効く(フェノチアジン系)クロルプロマジンを紹介しますね。

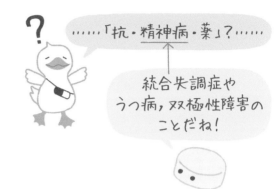

……「抗・精神病・薬」?……

統合失調症やうつ病,双極性障害のことだね!

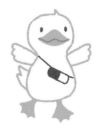

＼ まとめ ／

てんかんに効く薬で,脳の働きと神経伝達物質の関係が少しわかってきたはず。次項はパーキンソン病についてみていきましょう。薬が「どこに働く」せいで「どんな副作用が出るのか」に注目ですよ。

22. パーキンソン病の薬

本項のポイント

- パーキンソン病の薬

　パーキンソン病で問題になる神経伝達物質はドーパミン.

　神経伝達物質の不足分を補えばよさそうに思いますが, 神経伝達物質は多すぎも少なすぎも問題ですよ.

　どこにどんな問題が出る可能性があるのか理解できれば, 実習時に注意するところがみえてくるはず!

　複数の薬を飲む可能性が多いところですから, 併用注意もちゃんとみてくださいね.

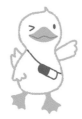

パーキンソン病に効く薬

パーキンソン病とは

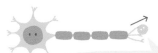

神経伝達物質の
おはなしスタートだよー！

やばい，足りない！
パーキンソン病！？

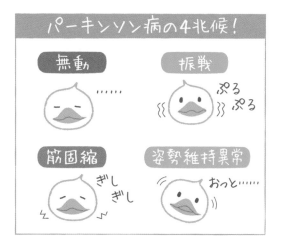

神経細胞内の情報伝達手段（電気）のおはなしから，神経細胞間の情報伝達手段（神経伝達物質）のおはなしへ．神経伝達物質にはモノアミンをはじめたくさんの種類があります．神経伝達物質の働きが変になると，情報伝達が変になり，病気になってしまうこともあります．その一例として，パーキンソン病とパーキンソン病に効く薬についておはなしします．

パーキンソン病で変になってしまった神経伝達物質はドーパミン．体内で作られるドーパミンが減ると，ドーパミンで情報を伝達していた線条体や中脳黒質がうまく働けません．そこが担当していたのは，意図的に身体を動かすときの運動の統合．いざ歩き出そうとするとき，「足を動かせ」だけでは歩くことはできませ

ん．片方の足を上げ，体の重心を少し前に傾け，転ぶ前に上げた足を前方に着地させて，もう片方の足で蹴り返すことが必要です．……いちいち個別に命令していたら大変ですね．これら筋肉の運動命令を目的通りに動けるようバランスをとってくれるのが，小脳であり，大脳基底核の線条体や中脳黒質なのです．

ドーパミン不足でパーキンソン病になってしまうと，無動，筋固縮，振戦，姿勢維持反射の異常がみられます．運動統合命令がうまくいかなかった結果ですね．この4つの症状が，パーキンソン病の4兆候です．自分でコントロールできない錐体外路症状の代表でもありますね．

レボドパ

レボドパの禁忌

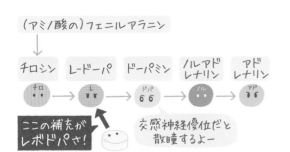

（アミノ酸の）フェニルアラニン
↓
チロシン　L-ドーパ　ドーパミン　ノルアドレナリン　アドレナリン
チロ → L → ドパ66 → ノル → アド

ここの補充が
レボドパさ！

交感神経優位だと
散瞳するよー

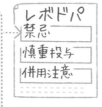

・妊婦
　妊娠可能性のある人
　授乳中の人
　➡「使用しないことが
　　　望ましい」
　　動物で胎児に毒性が！
　　乳汁にも移行したよ！

・本剤へのアレルギー（過敏症）

・緑内障　あっ！
　　　　　緑内障悪化だ！

レボドパ
禁忌
慎重投与
併用注意

パーキンソン病でおかしくなってしまった神経伝達物質はドーパミン．不足したせいで病気になってしまったのなら，薬として補充してあげればよさそうですね．ドーパミン補充薬のおはなしから始めましょう．

まずは，レボドパを紹介します．

レボドパはドーパミンそのものではなく，ドーパミンの1歩手前（前駆物質）を入れるお薬です．禁忌は本剤に対するアレルギーと緑内障の人．緑内障の人では眼圧が上がる可能性があるからですが……少々補足しますね．ドーパミンはフェニルアラニンから作られます．必須アミノ酸の，フェニルアラニンですね．そこからチロシンを経由して，L-ドーパが作られます．L-ドーパはドーパミンの前駆物質．まさにレボドパのことですね．そしてL-ドーパからドーパミンが作られ……ここで終わりではありません．一部の神経細胞ではさらに形を変えてノルアドレナリンやアドレナリンになってから働くのです．そして瞳孔散大は交感神経系伝達物質のアドレナリンによって起こります．抗コリン薬による「抗コリン作用」ばかりが，瞳孔散大ではありませんからね．だから，レボドパを体内に入れると瞳孔散大が起こり，房水がせきとめられて眼圧が上がるので，緑内障の人では禁忌になるのですね．

妊婦や妊娠の可能性のある人，授乳中の人には「使用しないことが望ましい」と書いてあります．乳汁に移行するので授乳は禁止．動物実験では胎児に毒性があることが報告されています．

‖レボドパの慎重投与対象‖

　慎重投与対象は薬物代謝に直接関係する肝臓や腎臓に障害のある人，重い心疾患や肺疾患のある人，気管支喘息や内分泌異常の人，胃・十二指腸潰瘍の人や糖尿病の人も含まれていますね．これはドーパミンからアドレナリン(交感神経系情報伝達物質)の流れを思い出せばイメージしやすくなりますよ．

　あとは眼圧上昇の可能性があるので禁忌につながりうる緑内障のおそれがある人や，自殺傾向などの精神症状がある人は悪化の可能性がありますから慎重に……ですね．

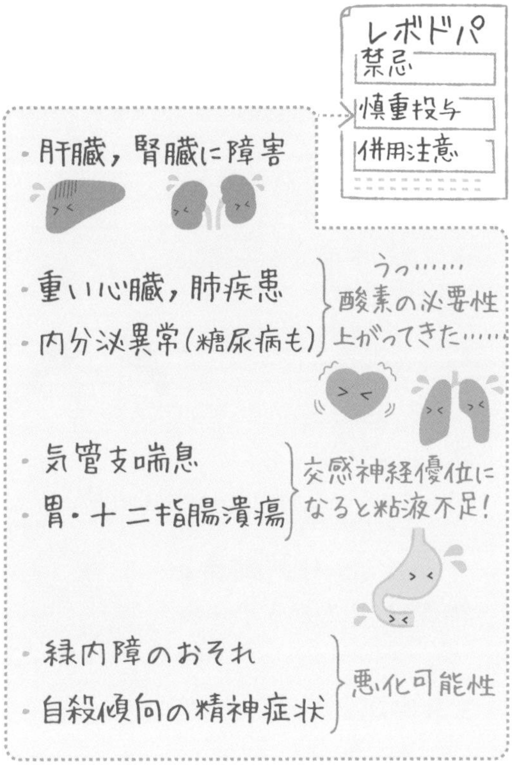

レボドパ
禁忌
→慎重投与
併用注意

・肝臓，腎臓に障害

・重い心臓，肺疾患
・内分泌異常(糖尿病も)
　うっ……酸素の必要性上がってきた……

・気管支喘息
・胃・十二指腸潰瘍
　交感神経優位になると粘液不足!

・緑内障のおそれ
・自殺傾向の精神症状
　悪化可能性

memo

- ドーパミンを減らしちゃう！
 →不随意運動
  治療薬

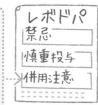

- ドーパミンの受容体を
 ブロックしちゃう！
 →抗精神病薬の一部
  血管収縮・鎮痙薬
  (パパベリン塩酸塩)

  鉄剤
  (↑キレートを作るせいだ！)

- あとはビタミンB₆
 (ピリドキシン塩酸塩)はとりすぎ禁止！

 ドーパミン分解酵素の
 補酵素でもあるからね！

- 全身麻酔の一部 (ハロタン)

 ドーパミン受容体の感度↑で
 不整脈の可能性

 ほかのパーキンソン病薬と併用は
 精神・神経への作用が強まり，
 血圧を下げる薬は
 なぜか効果が強まる……と

 レボドパの効果が
 強く出るものとして
 「NMDA受容体拮抗薬」に
 注意ね！

 認知症の薬だよ！

併用注意として，レボドパの働きを弱めてしまうものがいくつかありますね．ドーパミンそのものを減らす不随意運動治療薬テトラベナジンやピリドキシン塩酸塩．ドーパミンの受容体をブロックしてしまう抗精神病薬(フェノチアジン系，ブチロフェノン系)や血管収縮・鎮痙薬のパパベリン塩酸塩．レボドパとキレートを作って吸収を減らしてしまう鉄剤です．

ピリドキシンというのは，ビタミンB₆のこと．ビタミンB群は補酵素の一群ですが，ビタミンB₆はドーパミンを分解する酵素の補酵素としても働きます．そのため，あまりに多く体内に入れてしまうと，レボドパを飲む意味がなくなってしまいます．食事からの摂取だけなら気にする必要はありませんが，清涼飲料水やサプリメントからは摂りすぎ禁止ですよ！

抗精神病薬のフェノチアジン系やブチロフェノン系については，次の統合失調症のところで出てきますからね．ほかのパーキンソン病薬と併用すると，精神・神経に対する作用が強く出てしまいます．

全身麻酔薬の中にはハロタンなどのようにドーパミン受容体の感受性を高めるものがあり，レボドパとの併用で不整脈などが出てしまう可能性がありますね．血圧降下薬の一部は，レボドパと併用するとなぜか血圧降下作用が強く出てしまいます．

レボドパの効果が強く出る併用注意薬として，NMDA受容体拮抗薬(メマンチン塩酸塩)があります．NMDAというのは，N-メチル-D-アスパラギン酸のこと．NMDA受容体拮抗薬は，アルツハイマー型に代表される認知症の薬です．認知症にはさまざまな型があります．そのうちの1つ，アルツハイマー型認知症の本当の原因は現在研究中です．仮説の1つとして，「グルタミン酸によるNMDA受容体への刺激が強すぎるから，神経細胞が抜け落ちてしまうんだ」というものがあります．それを邪魔するための薬が，NMDA受容体拮抗薬です．

エンタカポン

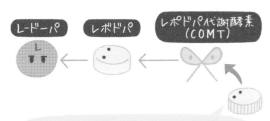

最初から「レボドパと併用する」ことを前提とした薬もありますよ．エンタカポンは，レボドパの代謝酵素(COMT)を邪魔することで，レボドパの効きを強める(血中半減期増加，中枢神経到達量増加)薬です．

エンタカポンはここを邪魔して
レボドパの効きをよくするんだ！

‖エンタカポンの禁忌・慎重投与‖

妊婦や
妊娠可能性のある人，
授乳中の人，小児は
「やむをえぬときのみ」
だよ！

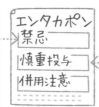

エンタカポン
禁忌
慎重投与
併用注意

動物で骨化遅滞と
乳汁移行！
小児安全性未確立！

・アレルギー(過敏症)
・悪性症候群や横紋筋融解症の
既往がある人

これ，クラッシュシンドローム
だけじゃないよ！ 熱中症でも起こる
可能性あるからね！

・肝障害のある人

　　既往も含むから注意！

・褐色細胞腫の人

　　多すぎになっちゃう！

禁忌は本剤アレルギーに加えて，悪性症候群と横紋筋融解症の既往がある人．横紋筋融解症の原因としてすぐに思いつくのは災害・事故後などの「クラッシュ症候群(クラッシュシンドローム)」かもしれませんが……．熱中症をきっかけに横紋筋融解症が起こることもありますよ．既往歴を聞くときには，ちゃんと意識しながら確認してくださいね．妊婦や妊娠可能性のある人，授乳中の人は禁忌に含まれていませんが，扱いとしては「やむをえぬときのみ」ですね．乳汁移行があり，動物実験で胎児の骨化遅滞が報告され，安全性は確立されていません．小児についても，安全性未確立ですよ．

慎重投与対象は肝障害のある人と褐色細胞腫の人．肝障害には既往も含まれますので，ご注意を．

‖ エンタカポンの併用注意 ‖

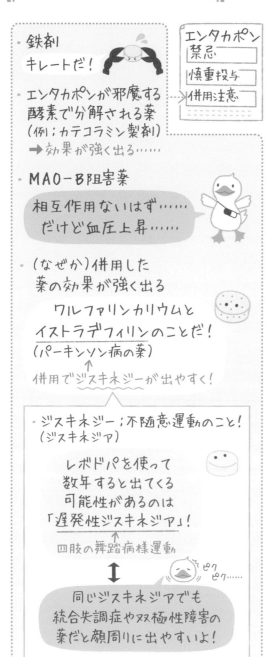

・鉄剤
　キレートだ!

エンタカポン
禁忌	
慎重投与	
併用注意	

・エンタカポンが邪魔する
　酵素で分解される薬
　(例;カテコラミン製剤)
　→効果が強く出る……

・MAO-B阻害薬

　相互作用ないはず……
　だけど血圧上昇……

・(なぜか)併用した
　薬の効果が強く出る
　ワルファリンカリウムと
　イストラデフィリンのことだ!
　(パーキンソン病の薬)
　併用でジスキネジーが出やすく!

・ジスキネジー;不随意運動のこと!
　(ジスキネジア)
　レボドパを使って
　数年すると出てくる
　可能性があるのは
　「遅発性ジスキネジア」!
　↑
　四肢の舞踏病様運動
　↕
　同じジスキネジアでも
　統合失調症や双極性障害の
　薬だと顔周りに出やすいよ!

　キレートを作ってエンタカポンの吸収を邪魔する鉄剤は併用注意. エンタカポンが邪魔する酵素で代謝される薬を併用していたら, 併用薬の効果が強く出てしまいますね. カテコラミン製剤は効果が強く出て, 血圧・心拍数変動や不正脈が出てくる可能性があります. MAO阻害薬のうち, 選択的にモノアミン酸化酵素-Bを邪魔する(選択的MAO-B阻害)薬(セレギリンなど)を併用すると血圧上昇のおそれから併用注意になっていますね. モノアミン酸化酵素は, 1回使ったモノアミンを分解する薬. そこを邪魔するのですから, モノアミンの使い捨て防止になり, モノアミンの作用が強く出ることになります. 本来の作用は選択的ですが, たくさん使うと邪魔をする対象が非選択的になってしまいますよ.

　作用不明ですが, 併用した薬の作用が強く出るものとしてワルファリンカリウムとイストラデフィリンがあります. イストラデフィリンは, エンタカポンと同じパーキンソン病の薬. 併用するとジスキネジーが出やすくなります. ジスキネジーは, 「ジスキネジア」のこと. 不随意運動の1つですね. レボドパ治療開始から数年して出てくる遅発性ジスキネジアは四肢の舞踏病様運動(踊っているような動き)が出やすく, このあとおはなしする統合失調症や双極性障害の薬によるときには顔周り(口唇や舌の動き, 歯のかみしめなど)に出やすい傾向があります.

ドーパミンの働きとパーキンソン病の原因

　ジスキネジアが出る理由は，パーキンソン病の原因に関係しています．パーキンソン病の始まりは，ドーパミンが不足して，ドーパミンで情報伝達をしていた線条体や黒質がうまく働けなくなるからでした．不足したドーパミンを補充しているうちに，過剰になってしまうことがあります．過剰になったときに，線条体や黒質の受け止めるところ（受容体）が（今度は不要に）働きすぎてしまうと……不随意運動（ジスキネジア）になってしまうのです．線条体のある大脳基底核は，情動（とくに「怖い！」）に関係が深いと解剖生理学で勉強しましたね．そして運動の統合にも関係が深いことは，パーキンソン病に効く薬の最初でおはなししたとおりです．

　運動をうまく統合するため，大脳基底核は運動命令を2つのルートでコントロールし，情報をループさせている（運動ループモデル）と考えられています．どちらのルートにも複数の受容体があって，伝える情報が異なる点は，アドレナリンと受容体の関係に似ていますね．ドーパミンが不足したパーキンソン病では，2つのルートがどちらも「運動抑制！」でループしてしまいます．ドーパミンが過剰になると，1つのルートはうまく働かず，もう1つのルートは勝手に運動を促進し続ける……これがジスキネジアです．なお，過剰なドーパミンは幻覚や妄想（統合失調症の陽性症状）にも深い関係があります．幻覚や妄想を止めるためにドーパミンを邪魔する薬を入れると……効きすぎて今度はパーキンソン病のような症状が出てきてしまうのです．

　ここでわかってほしいこと．神経伝達物質は，多すぎも少なすぎもよろしくありません．「崩れたバランスをもとに戻そうとすると，逆側にバランスが崩れることはよく起こる」ことを覚えておいてくださいね．

少なすぎると
パーキンソン病（様症状），
多すぎると不随意運動（ジスキネジア）や
幻覚や妄想
（統合失調症の陽性症状）！

ドパ
66

神経伝達物質は（とくに）
多すぎも少なすぎも
よろしくないんだよ！

ドロキシドパ

前駆体（1つ手前の形）で
補充するのがドロキシドパだよ

パーキンソン病に効く薬として，ドーパミンではなく，ノルアドレナリンの前駆体を補充する薬もあります．ドロキシドパは，パーキンソン病や起立性低血圧に使う薬．こちらは交感神経系神経伝達物質の，もっと直接的な補充になりますね．

 ドーパミン ノルアドレナリン アドレナリン

ドロキシドパの禁忌

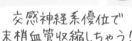

- アレルギー（過敏症）
- 緑内障
- カテコラミン製剤や
  ハロゲン系吸入麻酔
  使用中

ドロキシドパ
禁忌
原則禁忌
慎重投与
併用注意

これは併用禁止
でもあるね

- 重い末梢病変のある
  血液透析中の人

交感神経系優位で
末梢血管収縮しちゃう！

- 妊婦，妊娠可能性のある人

 授乳も禁止だし
小児安全性未確立！

- 心室性頻拍のある人
- コカイン中毒の人

コカインはノルアドレナリンの
働きを強めちゃうんだ！

禁忌は本剤に対するアレルギーと緑内障に加えて，妊婦，妊娠可能性のある人，重い末梢病変のある血液透析中の人，カテコラミン製剤やハロゲン系吸入麻酔を使っている人．カテコラミン製剤とハロゲン系吸入麻酔は，併用禁止でもありますね．授乳中の人を禁忌対象にしていませんが，乳汁に移行するので授乳は禁止です．また，小児に対する安全性は確立されていませんよ．

原則禁忌は，心室性頻拍のある人とコカイン中毒の人．コカインがノルアドレナリンを含むカテコラミンの取り込みを邪魔するためノルアドレナリンの働きが強く出てしまうからです．ノルアドレナリンの働きが強く出すぎると……興奮モード持続で疲れてしまいますね．

▌ドロキシドパの慎重投与 ▌

　慎重投与対象は，昇圧や頻脈，末梢循環障害が悪化してしまうと大変な人たちです．重い肝臓・腎臓障害はいつものとおり．あとは緑内障や高血圧，動脈硬化症の人，甲状腺機能亢進症をはじめとする内分泌疾患の人，糖尿病を合併している透析中の人．心臓や肺に重い疾患（含む，気管支喘息）のある人も慎重投与対象です．

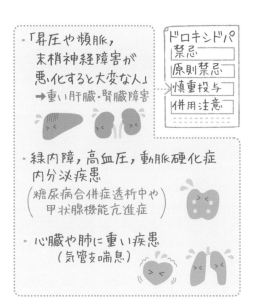

▌ドロキシドパの併用注意 ▌

　併用注意は，本剤の働きを弱めるものとして抗精神病薬（フェノチアジン系，ブチロフェノン系），鉄剤，α受容体ブロッカー，レセルピン．レセルピンはアドレナリンで働く神経を邪魔する抗精神病薬（統合失調症の薬）かつ高血圧の薬です．

　本剤の働きを強めて血圧急上昇を起こしうる併用注意には，MAO阻害薬や三環系抗うつ薬，アメジニウムメチル硫酸塩，抗ヒスタミン薬，オキシトシンのような分娩促進薬があります．抗ヒスタミン薬と分娩促進薬は，どちらも末梢血管収縮作用のある薬．それとドロキシドパの効果が重なると……すごく末梢血管が細くなり，血液を巡らせるためにかなりの圧力が必要になってしまいます．アメジニウムメチル硫酸塩は低血圧の薬．昇圧薬ですから……血圧上昇効果が重なってしまいますね．

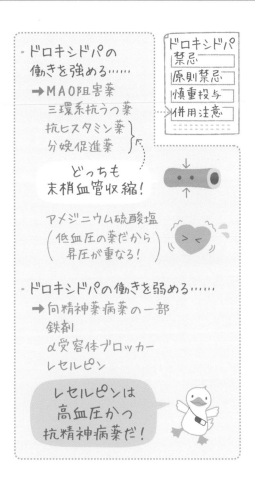

アマンタジン塩酸塩

放出促進薬もあるけど……
（前提は「産生不足」だよ）

ドーパミンが不足してしまってパーキンソン病になってしまうなら，ドーパミン放出を促進させる方法もありますね．たとえば，アマンタジン塩酸塩．だけど，体内での産生不足が前提になっている以上，促進できる量にも限界がありそうですね．だから「そこに効く薬もあるよね」ぐらいの理解でいいですよ．

ペルゴリドメシル酸塩

ドーパミンの受容体を刺激することも，パーキンソン病に効く薬になります．ペルゴリドメシル酸塩がその一例ですね．

ペルゴリドメシル酸塩の禁忌

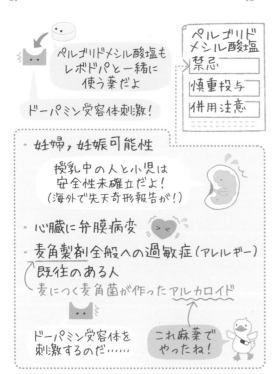

この薬もエンタカポンと同様，レボドパと一緒に使います．禁忌は本剤をはじめとするアレルギーの人と，心臓に弁膜病変のある人．「麦角製剤」とは，麦角アルカロイドのこと．麦や稲につく麦角菌が作った，アルカロイド（植物由来の有機窒素化合物）ですね．麦角アルカロイドは，線条体や黒質にあるドーパミンの受容体（D1，D2）を刺激します．妊婦，妊娠可能性のある人，授乳中の人，小児に対する安全性は未確立．授乳は禁止ですし，外国のおはなしですが一部で児に先天奇形が報告されています．

ペルゴリドメシル酸塩の慎重投与

　慎重投与対象は肝臓・腎臓に障害のある人や高齢者．末梢神経障害が悪化する可能性があるので，レイノー病の人も慎重に．期外収縮や洞性頻脈の可能性がありますから，不整脈のある人も慎重投与対象です．悪化可能性があるので，胸水や心膜炎などの既往がある人にも注意してくださいね．もちろんドーパミン受容体に作用（刺激）しますから，統合失調症の幻覚や妄想が悪化する可能性はありますね．現在発症している人だけでなく，既往のある人も慎重投与対象ですよ．

- 肝臓，腎臓に障害
  高齢者
- レイノー病
  末梢神経障害が
  悪化するかも……

　　　　　ペルゴリド
　　　　　メシル酸塩
　　　　　禁忌
　　　　　慎重投与
　　　　　併用注意

- 不整脈
  　　　期外収縮や
  　　　洞性頻脈かも！

- 胸水や心膜炎などの既往のある人
  （悪化可能性）

- 統合失調症の幻覚や妄想のある人

　　既往を含めて
　悪化の可能性が……　

ペルゴリドメシル酸塩の併用注意

　併用注意はドーパミン拮抗薬や降圧作用薬，タンパク質結合に影響する薬です．ドーパミン拮抗薬とペルゴリドメシル酸塩は働きが逆方向で薬の効果が弱まり，降圧作用薬とペルゴリドメシル酸塩は働きが同方向で薬の効果が強く出るからですね．ペルゴリドメシル酸塩は血中タンパク質（アルブミン）と最初に大部分が結合します．タンパク質結合に影響する薬があると，非結合型のペルゴリドメシル酸塩が血液中に増えて，薬の効果が強く出すぎる可能性がありますね．総論の「分布」のところをもう1度見直してくださいね．

- ドーパミン拮抗薬
  働きが逆の薬だ！
  効果弱まっちゃう！
  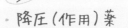

　　　　　ペルゴリド
　　　　　メシル酸塩
　　　　　禁忌
　　　　　慎重投与
　　　　　併用注意

- 降圧（作用）薬
  こっちは同じ作用
  強く出ちゃうよ……　

- タンパク質結合に影響する薬

  　アルブミンの結合
  イコール「分布」のおはなし！
  （効果が強くなりすぎる
  　可能性があるよ）

トリヘキシフェニジル塩酸塩

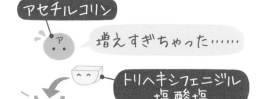

アセチルコリン

増えすぎちゃった……

トリヘキシフェニジル塩酸塩

アセチルコリン受容体邪魔も
パーキンソン病の薬！

今までパーキンソン病を「ドーパミン不足」の側面からみてきました．実は，パーキンソン病ではアセチルコリンが増えていることがわかっています．この増えすぎたアセチルコリンが悪さをしている可能性がありますね．だからアセチルコリンの受容体を邪魔する薬も，パーキンソン病の薬です．ここでは，トリヘキシフェニジル塩酸塩を紹介しますね．

‖ トリヘキシフェニジル塩酸塩の禁忌 ‖

・アレルギー（過敏症）

・緑内障

・重症筋無力症

抗コリン剤の
禁忌代表組だ！

トリヘキシフェニジル塩酸塩
禁忌
慎重投与
併用注意

・妊婦，妊娠可能性のある人

授乳中の人と小児は
安全性未確立！

禁忌は本剤アレルギー，緑内障と重症筋無力症．抗コリン薬の禁忌，代表格ですね．妊婦，妊娠可能性のある人，授乳中の人，小児に対する安全性は未確立です．

トリヘキシフェニジル塩酸塩の慎重投与

　慎重投与対象は肝臓や腎臓に障害のある人，高齢者．不整脈がある人や高血圧の人，前立腺肥大や胃腸管閉塞疾患の人は，抗コリン作用で悪化してしまいますね．精神系の副作用が出やすいので，動脈硬化症やパーキンソン病の人も慎重投与対象です．脱水や栄養不良などの疲弊・高温環境下では悪性症候群が出やすくなりますので，要注意ですよ！

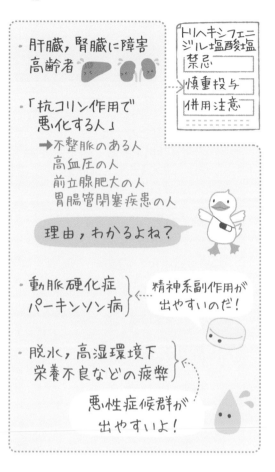

トリヘキシフェニジル塩酸塩の併用注意

　併用注意薬は抗パーキンソン薬，抗コリン薬，中枢抑制薬．抗コリン薬は麻痺性の腸閉塞を起こしやすくなりますね．抗パーキンソン薬は神経系の副作用が増強されやすいからで，中枢抑制薬はトリヘキシフェニジル塩酸塩の働きが増強されやすいからですね．

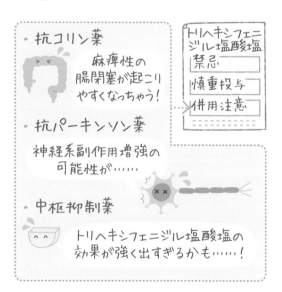

不随意運動（ジスキネジア）

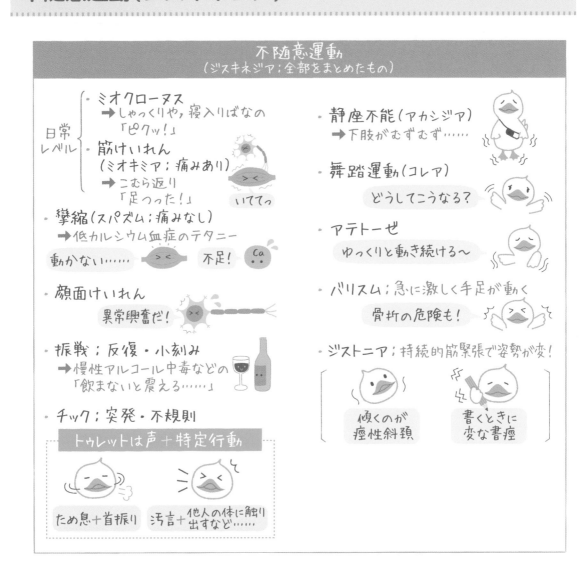

不随意運動
（ジスキネジア：全部をまとめたもの）

日常
レベル
- ミオクローヌス
  → しゃっくりや，寝入りばなの
  「ピクッ！」
- 筋けいれん
  （ミオキミア：痛みあり）
  → こむら返り
  「足った！」
  いててっ

- 攣縮（スパズム：痛みなし）
  → 低カルシウム血症のテタニー
  動かない……　　　不足！　Ca

- 顔面けいれん
  異常興奮だ！

- 振戦：反復・小刻み
  → 慢性アルコール中毒などの
  「飲まないと震える……」

- チック：突発・不規則
  トゥレットは声＋特定行動
  ため息＋首振り　汚言＋他人の体に触り出すなど……

- 静座不能（アカシジア）
  → 下肢がむずむず……

- 舞踏運動（コレア）
  どうしてこうなる？

- アテトーゼ
  ゆっくりと動き続ける〜

- バリスム：急に激しく手足が動く
  骨折の危険も！

- ジストニア：持続的筋緊張で姿勢が変！
  傾くのが痙性斜頸　書くときに変な書痙

パーキンソン病に効く薬のおはなしをしてきましたが……．途中で飛ばしてしまったところがあります．不随意運動（ジスキネジア）のところです．不随意運動は中枢・精神に効く薬を使うと，かなりの確率で出てきます．しかも聞きなれない言葉が多く，混乱しやすいところです．簡単に整理しておきましょう．

不随意運動とは，文字の通り意識的（随意的）ではない運動のこと．動かそうと思わないのに，勝手に出てきてしまう動きのことです．周囲から見て「何あれ？変なの……」と思われるだけでなく，本人も「思ったよ

うに動けない……」と困っていることが多いですよ．多種多様な不随意運動を全部まとめて，「ジスキネジア」と呼びます．

日常起こりうる不随意運動が「ミオクローヌス」や「筋けいれん（ミオキミア）」．

ミオクローヌスは急に起こる，すばやい，中枢神経由来の不随意運動．寝入りばなに手足がピクッ！と動くのはミオクローヌス．しゃっくりも横隔膜のミオクローヌスです．

筋けいれんは，末梢神経の異常興奮による筋肉の異常収縮で痛みがあるもの．「足がつった！（こむら返り）」が代表ですね．痛みのない筋けいれんが「攣縮（スパズム）」．代表は低カルシウム血症で出るテタニーです．顔担当の末梢神経（顔面神経）異常興奮は「顔面けいれん」ですよ．

あまりお目にかからないはずの不随意運動の例として，「振戦」「チック・トゥレット」「静座不能（アカシジア）」「舞踏運動（コレア）」「アテトーゼ」「バリスム」「ジストニア（ジストニー）」があります．

振戦というのは，反復性のあるリズミカルな運動．プルプル，ブルブルといった小刻みな動きで，安静時に出るとわかりやすいですね．運動時（動かそうとしたとき）に出ることもありますよ．たとえば慢性アルコール中毒の人で「飲まないと手が震える……」のが振戦です．小刻みな動きという意味で近いのが「チック」．チックは突発的かつ不規則な，体の一部が素早い動き

（や発声）を伴うもの．チックの中でも声と特定行動が主に出るものを「トゥレット」と呼びます．ため息のような静かなものから，相手に聞こえるうなり声，汚言症（シネ，バカなど）まであります．行動もしかめ面のような表情変化から他人に触ることまでも含み，結構多種多様です．手足に不随意運動が出る例として，下肢がむずむずして座っていられない「静座不能（アカシジア）」．まるで踊っているかのような「舞踏運動（コレア）」．たこの足のようにゆっくりと動き続ける「アテトーゼ」などがあります．とくに激しく手足を投げ出してしまう「バリスム」は，骨折の危険があるので要注意！　あとは，持続的な筋肉の緊張で姿勢が変になってしまう（そして反復性運動が出る）ものが「ジストニア（ジストニー）」．首が片方に傾いてしまう痙性斜頚や，書くときだけ姿勢が変になり変な力が入る書痙などがありますよ．これらの不随意運動を一言でまとめてしまうと，「ジスキネジア」になります．

パーキンソン症候群にも使える薬

パーキンソン症候群

ドーパミン受容体がブロックされるとパーキンソン症候群！（主に薬と中毒のせいだ！）

中毒なら即時曝露中止！（一酸化炭素（CO）も含まれるよ……（不完全燃焼）

不随意運動の簡単なまとめ，一段落．パーキンソン病とそこに効く薬の理解が深まったところで，パーキンソン症候群のおはなしです．パーキンソン病は神経伝達物質のドーパミンと深い関係がありました．ドーパミンは，他の病気の薬によって影響を受けてしまうことがあります．たとえば，この次に出てくる統合失調症の薬の一部は，ドーパミンの受容体をブロッ

クします．すると「ドーパミンが不足した」のと同じ状態になりますから……パーキンソン病に似た症状が出てくることがあります．これがパーキンソン症候群です．細かい分類は，今は気にする必要はありません．まずは「薬のせい（薬物性）と中毒のせい（中毒性）で起こりうるんだ……」とわかってくれればいいですからね．

薬物性だと，薬を止めると
元の病気のコントロールが……

そんなときこそ
（出すぎのアセチルコリンをねらった）
抗コリン薬！

パーキンソン症候群が起こったとき，原因が中毒性なら解決方法は「即時曝露中止」です．一酸化炭素中毒や二硫化炭素中毒，マンガン中毒が主原因です．職業的に曝露危険があるものだけでなく，日常的に生じうる不完全燃焼も含まれることをお忘れなく！

原因が薬物性のとき……原因の薬を中止できればいいのですが．薬を中止すると元の病気をコントロールできないこともありますね．そんなときには抗コリン薬を使うことになります．アセチルコリンの働きを邪魔する薬も，パーキンソン病の薬でしたからね．先に紹介したトリヘキシフェニジル塩酸塩や，プロメタジンメチレンジサリチル酸塩，プロメタジン塩酸塩の出番です．

プロメタジンメチレンジサリチル酸塩，プロメタジン塩酸塩

プロメタジンメチレンジサリチル酸塩，
プロメタジン塩酸塩は抗ヒスタミン薬
かつ抗パーキンソン薬だよ！

プロメタジンメチレンジサリチル酸塩，プロメタジン塩酸塩は抗ヒスタミン薬かつ抗パーキンソン薬．フェノチアジン系の薬です．動物実験のおはなしですが，振戦を抑える効果はトリヘキシフェニジル塩酸塩の数倍に及びます．

プロメタジンメチレンジサリチル酸塩, プロメタジン塩酸塩の禁忌・慎重投与・併用注意

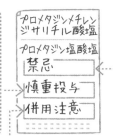

- 肝障害のある人
- 脱水, 栄養不良を伴う身体的疲弊のある人
（悪性症候群を起こしやすい！）

プロメタジンメチレンジサリチル酸塩
プロメタジン塩酸塩

| 禁忌 |
| 慎重投与 |
| 併用注意 |

- アルコール, 中枢神経抑制薬
中枢抑制作用が強く出る……
- 降圧薬
これも降圧作用重なっちゃうね……

- 抗コリン作用のある薬
三環系抗うつ薬や（同じ系の）フェノチアジン系薬物でも抗コリン作用が重なって麻痺性腸閉塞の危険！

ほかにも便秘や尿閉, 水中毒だって重大異常！

精神看護ではよく出てくる大問題だ！

- フェノチアジン系全般へのアレルギー
（プロメタジンメチレンジサリチル酸塩, プロメタジン塩酸塩はフェノチアジン系……）

- 緑内障
- 前立腺肥大による尿路閉塞 ｝ 抗コリン作用で悪化！

- 昏睡状態
- 全身麻酔などの中枢抑制剤影響下 ｝ 増強・悪化のおそれ……

- 2歳未満の乳幼児
外国で致死的呼吸抑制報告！

（2歳以上でも安全性未確立！妊婦・妊娠可能性のある人にも未確立だよ！）

　禁忌はフェノチアジン系全般のアレルギー. 緑内障や前立腺肥大による尿路閉塞などのある人も, 抗コリン作用で悪化してしまうので禁忌ですね. 昏睡状態や全身麻酔などの中枢抑制薬の強い影響下にある人も, 悪化・増強のおそれがあるため禁忌ですよ. あと, 2歳未満の乳幼児も禁忌です. 外国で致死的な呼吸抑制の報告がありました. ……2歳以上であっても, 小児に対しては安全性未確立. 妊婦・妊娠可能性のある人に対しても安全性未確立ですからね.

　慎重投与対象は肝障害のある人. そして悪性症候群を起こしやすい脱水・栄養不良などを伴う身体的疲弊のある人です.

　併用注意は中枢神経抑制が重なるアルコールや中枢神経抑制薬. 降圧薬も降圧作用が重なって, 効果が強く出てしまいます. そして抗コリン作用のある薬. 三環系抗うつ薬や同じ系に属するフェノチアジン系薬物と一緒だと, 抗コリン作用が重なり, 麻痺性腸閉塞の危険があります.

以上，パーキンソン病に効く薬からパーキンソン症候群にも使える薬を紹介してきましたが．併用注意のところに，やたらと「抗コリン作用（により麻痺性腸閉塞の危険）」が出てきましたね．抗コリン作用で警戒しなくてはいけないのは，麻痺性腸閉塞だけではありませんでした．「口渇から水中毒」だって生命を危険に及ぼします．便秘や尿閉も，重大な異常であることはもうわかっていますよね．精神看護の世界では，これらすべてに注意する必要がありますよ．出発点になる神経伝達物質からたどっていけば，難しい話ではありません．自分で，一度落ち着いてまとめてみてくださいね．

まとめ

パーキンソン病の理解で神経伝達物質にも慣れてきたはず．
それならば精神領域の主役級へとおはなしを進めても大丈夫ですね．
次項は統合失調症に使う薬のおはなしです．

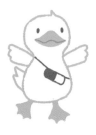

memo

23. 統合失調症の薬

本項のポイント

・統合失調症の薬

　「統合失調症のとき，神経伝達物質レベルで何が起こっているのか」をイメージできると，患者さんの状態がつかみやすくなります．

　統合失調症に効く薬は「不足を補い，過剰を抑える」ものですが，やっぱり「多すぎ・少なすぎ」が出てきてしまいますよ．

　「どうして飲む薬が多くなってしまうのか」の理由も正しく理解して，併用注意まで意識することをお忘れなく！

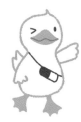

統合失調症の薬

精神領域の主役級分野にようやく到着. ここからは統合失調症に効く薬です. 統合失調症にはドーパミンの過剰とGABAの不足が関係していると考えられています. 「リラックスモード担当が不足で神経はずっと興奮モード. ドーパミン過剰で幻覚・妄想が出ちゃって, 心も体も大パニック！」まずはこのイメージ, いいですよね. だから多すぎを減らして, 少なすぎをフォローしてあげましょう.

出すぎちゃった……

足りなーい！

神経が興奮しすぎて幻覚・妄想……心も体も大パニックだ！

メジャートランキライザー

ドーパミン受容体をブロックして, 幻覚や妄想を止める薬がメジャートランキライザー. GABAの受容体を刺激して不安やけいれんを止め, 筋肉の力を抜き, 鎮静・催眠作用のある薬がマイナートランキライザーです. 「トランキライザー」とは, 遮断薬という意味. 「パニックになっている神経の過剰な情報伝達を遮断する（止める）」ですね.

メジャートランキライザーは, 統合失調症の陽性症状（幻覚や妄想）を止める薬. フェノチアジン誘導体の一群が代表ですね. たくさんありますが, ここではクロルプロマジン塩酸塩とハロペリドールを紹介します.

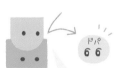
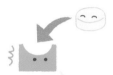

ドーパミンの受容体をブロックするのがメジャートランキライザー！

GABA受容体を刺激するのがマイナートランキライザー！

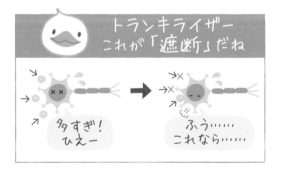

トランキライザー これが「遮断」だね

多すぎ！ひえー

ふう……これなら……

メジャートランキライザーはフェノチアジン系の薬！

クロルプロマジン塩酸塩

ハロペリドール

クロルプロマジン塩酸塩

クロルプロマジン塩酸塩の禁忌・原則禁忌・併用禁忌

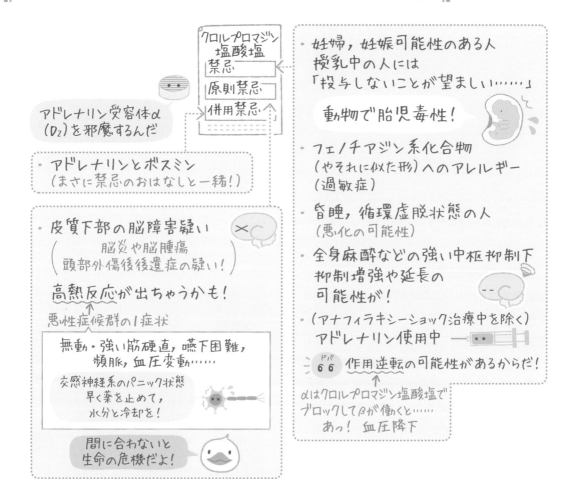

クロルプロマジン塩酸塩はフェノチアジン誘導体の一員．ドーパミン受容体2（D₂受容体）を邪魔（遮断）する薬です．

禁忌はフェノチアジン系化合物やその類似物質に対するアレルギー．アナフィラキシーショック治療以外でアドレナリンを使っている人や，昏睡・循環虚脱状態の人，全身麻酔などの強い中枢抑制下の人も禁忌です．全身麻酔などの強い中枢抑制下では，その抑制の増強・延長可能性があるから，昏睡や循環虚脱状態では，その状態が悪化する可能性があるからです．

アドレナリン使用中が禁忌になるのは，作用逆転の可能性があるからですね．アドレナリンの受容体にはαとβがありました．そのうちα受容体がクロルプロマジン塩酸塩でブロックされます．

本来，アドレナリンは血圧を上げるために使うもの．それなのにα受容体をブロックされて，β受容体の作用が優位になってしまうと，血圧が急降下（作用逆転）！　これでは薬を使う目的と効果が逆になって一大事です．だからアドレナリンとボスミン（どちらも昇圧薬）は併用禁止ですよ．

原則禁忌は皮質下部の脳障害疑いのある人．具体的には脳炎や脳腫瘍，頭部外傷後後遺症の疑いのある人のことです．これらの人では高熱反応が出るおそれがありますよ．以前，悪性症候群のおはなしをしましたね．無動，強い筋硬直，嚥下困難や頻脈，血圧変動がみられたら，すぐに薬を止める必要がありますよ．そして十分な水分を補給し，必要に応じて全身を冷やしてください．薬の中止が遅れると，発汗と高熱が出てきます．これが高熱反応です．放置していると脱水，循環虚脱，急性腎障害を起こし，意識障害や呼吸困難につながって死亡することすらあります．とても怖い症候群ですから，「もしかしたらこんな症状が出るかも……」と常に気にしていてください．

妊婦，妊娠可能性のある人や授乳中の人は「投与しないことが望ましい」ですね．動物実験での胎児毒性から，禁忌だと思っておいたほうがよさそうです．

クロルプロマジン塩酸塩の併用禁忌は，アドレナリンやボスミンです．

‖クロルプロマジン塩酸塩の慎重投与‖

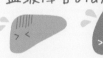

- 肝臓障害, 高齢者 血液障害のある人

クロルプロマジン 塩酸塩 慎重投与

- 小児 （ジスキネジアが出やすいよ……）

- 高温, 脱水 栄養不良などを伴う身体的疲弊 （悪性症候群の危険が！）

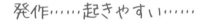

- てんかん

発作……起きやすい……

- 褐色細胞腫, 動脈硬化 心疾患のある人

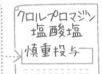

ドパ 66

作用逆転の 可能性があるからだよ

- 喘息, 肺気腫呼吸器感染症

一応呼吸抑制の 作用もある！

慎重投与対象は肝臓障害や血液障害のある人，高齢者．小児は禁忌や原則禁忌相当の対象ではありませんが，ジスキネジアを起こしやすいため慎重に．高温や脱水・栄養不良などを伴う身体的疲弊にあると，悪性症候群を起こしやすくなります．てんかんのある人では閾値が下がって，てんかんを起こしやすくなるた

め慎重に．褐色細胞腫，動脈硬化，心疾患のある人も慎重対象です．これらはアドレナリンほどではないにせよ，作用逆転現象を起こす可能性があるから．クロルプロマジン塩酸塩は呼吸抑制作用もありますから，喘息や肺気腫，呼吸器感染症の人にも慎重に使うことが要求されます．

ハロペリドール

どっちも抑制するのが
ハロペリドール！

抑制

抑制

ドーパミン
作用系

ノルアドレナリン
作用系

だから統合失調症の
陽性症状にも躁病にも
使うんだね

クロルプロマジン塩酸塩に続いて，ハロペリドールのご紹介です．

ブチロフェノン系と呼ばれる薬で，ドーパミン作用系とノルアドレナリン作用系を抑制します．統合失調症の陽性症状にも，躁病にも使われる薬ですね．

‖ハロペリドールの禁忌・併用禁忌‖

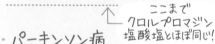

ハロペリドール
禁忌
併用禁忌

- （本剤とブチロフェノン系に対する）
  アレルギー（過敏症）
- （アナフィラキシーショック
  治療中を除く）
  アドレナリン使用中
- 昏睡，重い心不全
- 中枢抑制の強い影響下

ここまで
クロルプロマジン
塩酸塩とほぼ同じ！

- パーキンソン病
  錐体外路症状悪化の可能性
- 妊婦，妊娠可能性のある人，
  授乳中の人

動物で催奇形性と出生後に
錐体外路症状と離脱症状！
乳汁にも移行したよ！

- アドレナリンと
  ボスミン　作用逆転の
  可能性だったね

禁忌はクロルプロマジン塩酸塩とほぼ同じ．本剤を含むブチロフェノン系の薬に対するアレルギー，アナフィラキシーショック治療以外のアドレナリン使用中，昏睡や重い心不全，中枢抑制の強い影響下にある人です．追加されているのはパーキンソン病．これは錐体外路症状悪化の可能性があるから．そして動物実験での催奇形性や出生後の児に離脱症状や錐体外路症状が報告されたため，妊婦，妊娠可能性のある人では禁忌になっています．乳汁にも移行するので，授乳禁止ですからね．

ハロペリドールの併用禁忌はアドレナリンとボスミン．これは作用逆転の可能性があるからでしたね．

・肝臓障害, 高齢者

・小児

・てんかん(既往を含む)や
悪性症候群を起こしやすい人

脳の障害を
思い出してね!

ほかにも高温, 脱水
栄養不良などを伴う
身体的疲弊……

・一般的な薬アレルギー

・甲状腺機能亢進症
(錐体外路症状が出やすいよ!)

・低カリウム血症
QT延長のある人
(薬のせいも含む)

結構広いよ!
注意して!

心血管系疾患の人
低血圧(疑い含む)

ハロペリドール
慎重投与
併用注意

・(ハロペリドールの効果が弱まる)
抗てんかん薬のカルバマゼピン
抗結核薬のリファンピシン

代謝する酵素を
誘導するからだね

・(ハロペリドールの効果が強まる)
統合失調症の薬のクロルプロマジン塩酸塩
抗真菌薬のイトラコナゾール

代謝酵素が邪魔される!

・中枢抑制薬
(アルコール, 抗てんかん薬のバルビツール誘導体……)
(同じ方向で強すぎ)

・抗コリン作用のある薬

・抗不安薬(タンドスピロンクエン酸塩)
(錐体外路症状が!)

・制吐薬・消化機能改善薬の
ドンペリドンやメトクロプラミド

これも錐体外路症状や
内分泌機能調節異常の
可能性だったね……

・炭酸リチウム
(「そう」の薬だけど, 怖い副作用いっぱい!)

　慎重投与対象も, クロルプロマジン塩酸塩とかなり重なります. 肝臓に障害のある人, 高齢者, 小児, てんかん(既往を含む)を起こす人や悪性症候群を起こしやすい人. 悪性症候群を起こしやすい人に「脳に器質的障害のある人」が含まれていることは確認しましょう. そこに追加して薬剤アレルギーのある人. 甲状腺機能亢進症の人も, 錐体外路症状が出やすいため慎重に. あとは心臓・血管系疾患の人や低血圧の人(疑いを含む), 心電図のQT延長のある人(QT延長効果のある薬を飲んでいる人を含む)や低カリウム血症の人も慎重投与対象になりますよ.

　併用注意は, 本剤の効果を弱めてしまう抗てんかん薬のカルバマゼピンや抗結核薬のリファンピシン. どちらも本剤の代謝酵素を誘導するからですね.

　逆に本剤の効果を強めてしまうのは, 同じ統合失調症の薬クロルプロマジン塩酸塩や抗真菌薬のイトラ

コナゾール. イトラコナゾールは「本剤の代謝酵素を邪魔するから」です. 中枢神経抑制薬を併用すると, 抑制効果が強く出てしまいます. 抗てんかん薬のバルビツール酸系やアルコールは毎度おなじみ. 制吐薬としても使われる抗ドーパミン薬(ドンペリドンやメトクロプラミド)には注意が必要でしたね. 抗不安薬として使われるタンドスピロンクエン酸塩では, 錐体外路症状が出やすくなりますよ. そして抗コリン作用のある薬も, 効果が強く出うるので要注意. 炭酸リチウムも, 重い錐体外路症状をはじめ, 怖い副作用(悪性症候群や脳障害)が出る可能性がありましたよね.

非定型抗精神病薬

ドーパミン受容体をブロックすると
パーキンソン症候群……

そこで抗コリン薬を使うと
抗コリン作用で大変……
使いにくいなぁ……

だからできたのが
「非定型抗精神薬」！

↕

陽性症状注目は
「定型抗精神病薬」
（クロルプロマジン塩酸塩や
ハロペリドール

今まで，陽性症状（幻覚や妄想など）に効く薬を見てきましたが．ドーパミン（や受容体）を遮断（邪魔）するということは，少し効きすぎると（薬物性）パーキンソン症候群が出るということでもあります．それは困るので抗コリン薬を使うと……今度は抗コリン作用で大変なことになりますね．

それでは困ってしまうので，改良の末にできたのが「非定型抗精神病薬」．陽性症状に一定程度効きつつ，副作用の錐体外路症状は出にくく，かつ，意欲欠如や感情平板化といった陰性症状にも効く便利な薬です．先ほどまでの「陽性症状の効果」に注目した薬は，「非定型抗精神病薬」との比較で「定型抗精神病薬」とも呼びますよ．

非定型抗精神病薬の例として，リスペリドンとオランザピンを紹介していきます．

リスペリドン

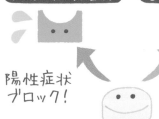

ドーパミン受容体　セロトニン受容体

陽性症状　陰性症状
ブロック！　ブロック！

 セロ

セロトニンは
自律神経系と
覚醒状態に関係！

抑制系の
セロトニン受容体を
ブロックすれば覚醒
（ちゃんと起きてるよ！）だね

状にも効く薬です．

セロトニンは自律神経系のコントロールと覚醒状態（起きている状態）に関係の深い神経伝達物質．受容体には興奮系と抑制系があります．抑制系の受容体をブロックすれば，覚醒状態抑制情報は伝わりません．受容体にはまらなかったセロトニンのせいで，興奮系情報が伝達されると「ちゃんと起きている」状態につながります．これなら「意欲欠如」に代表される陰性症状も改善できそうですね．

リスペリドンは，セロトニン受容体とドーパミン受容体に対する拮抗薬．ドーパミン受容体ブロックで陽性症状に効き，セロトニン受容体ブロックで陰性症

リスペリドンの禁忌・慎重投与・併用禁忌・併用注意

・肝臓・腎臓に障害, 高齢者, (5歳以上)小児

・「悪性症候群を起こしやすい人」
脱水, 栄養不足を伴う身体的疲弊

・パーキンソン病
レビー小体型認知症
この追加には注意してね!

・糖尿病(およびその危険因子;肥満など……)

血糖値上がっちゃうかも!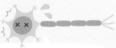

・てんかん
(既往含む)

てんかんを起こしやすく……

・不整脈, QT延長(薬の作用を含む)
心血管疾患, 低血圧
(疑いも含む)

・アドレナリン, ボスミン
(作用逆転が怖いね!)

リスペリドン
禁忌
慎重投与
併用禁忌
併用注意

・アレルギー(過敏症)
［本剤と(本剤が代謝された)
パリペリドンが対象!］

・(アナフィラキシー治療以外の)
アドレナリン使用中(作用逆転!)

・昏睡状態や中枢神経抑制薬の
強い支配下(悪化や増強……)

・妊婦, 妊娠可能性のある人, 授乳中の人

小児は「使えない」と
思っておいた方がいいよ……

・(リスペリドンの効果が弱まる) 代謝酵素誘導!
・ドーパミン作動薬(逆作用だ!)
・リファンピシン(抗結核薬)

・(リスペリドンの効果が強まる)
・中枢抑制薬
・代謝酵素を邪魔する薬

パロキセチン塩酸塩水和物は
うつに効く薬だよ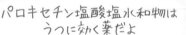

　禁忌は本剤とパリペリドンにアレルギーのある人. パリペリドンは本剤の代謝産物です. アナフィラキシーショック治療以外のアドレナリン使用中の人は, 作用逆転の可能性があるから禁忌. 昏睡状態や中枢神経抑制薬の強い支配下にある人も悪化や増強の可能性があるため, 禁忌になります.

　5歳未満の小児に対する安全性は未確立です. 妊婦, 妊娠可能性のある人に対しても, 安全性未確立ですね. 乳汁移行と妊娠後期の使用で離脱症状や錐体外路症状が報告されていますので, 「使えない」と思っておいたほうが間違いなさそうです.

　慎重投与対象は肝臓や腎臓に障害のある人や高齢者. 5歳以上の小児も慎重投与対象です. 悪性症候群を起こしやすい対象が, 「脱水・栄養不良などを伴う身体疲弊」だけでなく「パーキンソン病やレビー小体型認知症」まで含まれることには注意ですね. 血糖値が上がる可能性があるので, 糖尿病やその危険因子がある人も注意してください. また, 刺激に対する閾値が下がってしまいますから, てんかんを起こす人にも慎重に. 既往歴も含まれることを確認しましょう. 細胞の電気発生に関連して, QT延長の可能性がある人(QT延長作用のある薬を使っている人), 不整脈のある人も慎重に使わないといけない薬です. そして一過性とはいえ血圧降下の可能性がありますから, 心血管疾患のある人や低血圧の人(疑いを含む)にも慎重に!

　併用禁忌はアドレナリンやボスミン. キーワードは「作用逆転」でしたね.

併用注意は，本剤の効果を弱めるドーパミン作動薬と抗結核薬リファンピシンなど．ドーパミン作動薬と本剤の働きは逆同士だから，リファンピシンは本剤の代謝酵素を誘導してしまうからですね．

本剤の効果を強めるのは，中枢抑制薬や本剤の代謝酵素を邪魔する薬．代謝酵素を邪魔する薬に抗真菌薬のイトラコナゾールや抗てんかん薬のカルバマゼピンが入ることはハロペリドールと同じですが……．パロキセチン塩酸塩水和物という薬も含まれていますね．パロキセチン塩酸塩水和物は選択的セロトニン再取り込み阻害薬（SSRI）と呼ばれる，うつに効く薬です．

抗うつ薬は，もう少し先で主役になりますよ．

オランザピン

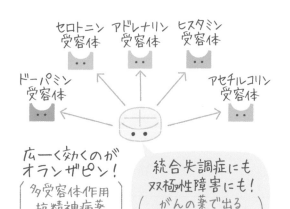

セロトニン受容体　アドレナリン受容体　ヒスタミン受容体　ドーパミン受容体　アセチルコリン受容体

広ーく効くのがオランザピン！
（多受容体作用抗精神病薬（MARTA））

統合失調症にも双極性障害にも！
（がんの薬で出る消化器症状にも使うよ！）

オランザピンの紹介に入りますね．

オランザピンは多受容体作用抗精神病薬（MARTA）の1つ．ドーパミン，セロトニン，アドレナリン，ヒスタミン，アセチルコリンなどの受容体に広く効く薬です．

統合失調症だけでなく，双極性障害にも効きます．悪性腫瘍に効く薬の消化器症状（悪心，嘔吐）に効く薬としても使われますね．

‖ オランザピンの禁忌 ‖

オランザピン
→禁忌

- アレルギー
  （過敏症）

- （アナフィラキシー治療以外の）
  アドレナリン使用中の人
  （作用逆転しちゃう!!）

- 中枢神経抑制薬の強い影響下に
  ある人（悪化や増強……）

- 糖尿病（既往含む）

著しい血糖値上昇!?
ケトアシドーシスや
昏睡で死の危険!

危険サインは口渇からの
多飲・多尿・頻尿!

- 妊婦，妊娠可能性のある人
  授乳中の人
  小児は「やむをえぬ」だよ!

安全性未確立だ

禁忌はアレルギーのある人，アナフィラキシーショック治療以外のアドレナリンを使用中の人，中枢神経抑制薬の強い影響下にある人．そして糖尿病（既往歴も含む）の人も禁忌になります．理由は……警告文に書いてありますね．著しい血糖値上昇を起こし，糖尿病性ケトアシドーシスや糖尿病性昏睡から死にいたる可能性があるからです．

だから慎重投与対象には糖尿病の家族歴のある人や肥満などの糖尿病危険因子のある人が含まれています．そんな人たちが口渇から多飲，多尿，頻尿を起こしたら危険なサインですよ！

小児に対しては安全性未確立．妊婦，妊娠可能性のある人や授乳中の人に対しても「やむをえぬとき……」ぐらいの扱いです．乳汁に移行するので授乳禁止．安全性未確立で，離脱症状や錐体外路症状が報告されていますからね．

マイナートランキライザー

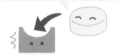

リラックスモードにするのが
マイナートランキライザー!
（代表はベンゾジアゼピン系）

GABA受容体

注目が「心」なら
抗不安薬，「眠り」なら
睡眠薬ってことだね!

短時間のエチゾラムは
おはなししてあるよー

長時間の
ジアゼパムもよろしく!

　今まで，統合失調症に効く薬を紹介してきました
が．統合失調症は神経伝達物質の異常とともに，心も
体も大パニックになっている状態でした．心と体，な
んとかして休めてあげたいところですね．そこを助け
てくれる（そこに効く）薬が，マイナートランキライ
ザー．リラックス担当のGABA受容体の機能を促進
してくれる，ベンゾジアゼピン誘導体が代表格です．
「GABA」「眠り」と耳にして，「……それって，催眠剤
（睡眠薬）じゃ?」と思った人はいますよね．大正解．
マイナートランキライザーは，かなりの部分で睡眠薬

と重なります．同じ薬でも「眠り」に注目すると睡眠薬
になり，「心の働き」に注目すると「抗不安薬」と呼ばれ
るのはそのためです．

　マイナートランキライザーは効く速さと効く時間
によって「短時間」「中間」「長時間」「超長時間」に分ける
ことができます．短時間としてエチゾラム，長時間と
してジアゼパムがよく使われます．エチゾラムは，短
期睡眠薬としておはなしが終わっていますね．

　ですから，ここではジアゼパムを紹介することに
しますよ．

ジアゼパム

ジアゼパムの禁忌・慎重投与

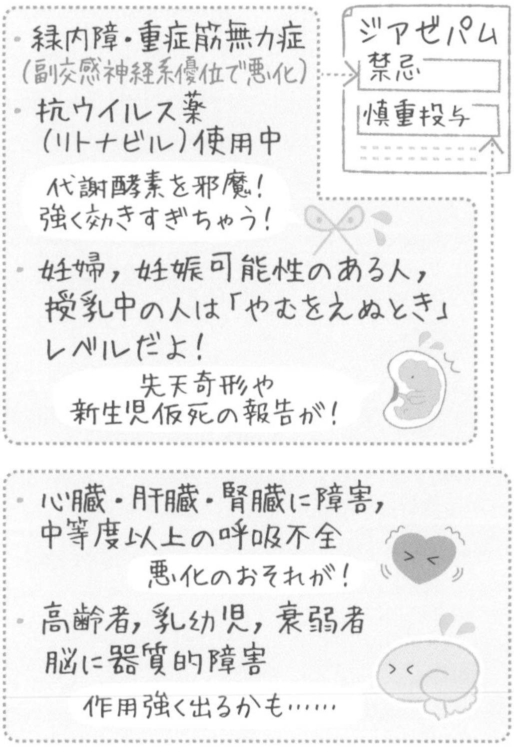

- 緑内障・重症筋無力症
  （副交感神経系優位で悪化）
- 抗ウイルス薬
  （リトナビル）使用中

  代謝酵素を邪魔！
  強く効きすぎちゃう！

- 妊婦，妊娠可能性のある人，
  授乳中の人は「やむをえぬとき」
  レベルだよ！

  先天奇形や
  新生児仮死の報告が！

ジアゼパム
禁忌
慎重投与

- 心臓・肝臓・腎臓に障害，
  中等度以上の呼吸不全
      悪化のおそれが！
- 高齢者，乳幼児，衰弱者
  脳に器質的障害

  作用強く出るかも……

　ジアゼパムは大脳皮質や大脳辺縁系のGABA受容体に働き，過剰反応を抑制してくれます．

　禁忌は緑内障，重症筋無力症．そして抗ウイルス薬のリトナビルの使用中です．リトナビルはジアゼパム代謝酵素を競合的に邪魔して，ジアゼパムの血中濃度を大幅に上げてしまうからですね．

　慎重投与対象は作用が強く出うる高齢者，乳幼児，衰弱している人や脳に器質的障害のある人．症状が悪化するおそれのある心臓，肝臓，腎臓に障害のある人や，中等度以上の呼吸不全がある人にも慎重に．なお妊婦，妊娠可能性のある人に対しては「やむをえぬとき」レベルの使用になります．乳汁に移行するので授乳禁止．妊娠中使用で先天奇形や新生児仮死，離脱症状や錐体外路症状が報告されていますからね．

∥ジアゼパムの併用注意∥

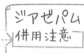

- **中枢神経抑制薬**
  （全身麻酔やアルコール，MAO阻害薬，抗てんかん薬のフェノチアジン系）

　　　　抑制強く出すぎる

あとはマプロチリン塩酸塩（抗うつ薬）は
抑制が強まるだけではなく急に
減らすとけいれんの可能性も！

- **筋弛緩薬（ダントロレンナトリウム水和物）**
  弛緩効果が強く……

- **ジアゼパムの効果が強くなる**
  - 消化器系潰瘍薬の
    シメチジン，オメプラゾール
  - キノロン系抗菌薬
    シプロフロキサシン塩酸塩水和物
  - 抗うつ薬の一部
    フルボキサミンマレイン塩酸……

覚えきれないから
ちゃんと添付文書を見よう！

併用注意は抑制作用が強く出すぎる可能性のある中枢神経抑制薬．全身麻酔や抗てんかん薬のフェノチアジン系，MAO阻害薬やアルコールですね．抑制作用が強まるだけでなく，急に減量するとけいれんを起こす可能性のあるマプロチリン塩酸塩は，抗うつ薬の一種（SNRI）です．筋弛緩効果が強まってしまうので，筋弛緩薬（ダントロレンナトリウム水和物）との併用にも注意．

あとは，本剤の血中濃度が高くなって効果が強く出やすい消化器系潰瘍薬のシメチジンやオメプラゾール，キノロン系抗菌薬のシプロフロキサシン塩酸塩水和物，抗うつ薬の一種（SSRIのフルボキサミンマレイン酸塩）との併用にも注意ですよ．

＼ まとめ ／

精神領域で忘れてはいけない「うつ・双極性障害」に使われる薬が残っていますね．
どちらも「うつ状態（うつエピソード）」が共通しています．
これも神経伝達物質の過不足に注目していきますからね．

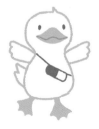

memo

24. うつ・双極性障害の薬

本項のポイント

- うつの薬
- 双極性障害の薬

精神分野の統合失調症に並ぶ主役級「うつ・双極性障害」に使われる薬のおはなしです.

どちらにも共通する「うつ状態（うつエピソード）」に効く薬は，改善されるごとに名称（総称）が変わります．「（改善を必要とする）どんな不具合があったのか」，「今はどんな薬が主に使われるのか」を一連の流れで理解してくださいね．

もちろん禁忌や併用注意をちゃんとみることも忘れずに！

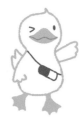

うつ・双極性障害に効く薬

うつと双極性障害

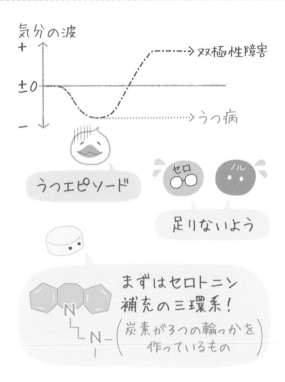

いよいよ精神分野のもう1つのメインブロック,「うつ(鬱)病と双極性障害」に効く薬の紹介に入ります. 2つの病気が一緒に並んでいるのは,どちらも「うつ状態(うつエピソード)」がある点で共通しているから. 気分が下向きで,なんにも興味が沸かない状態が一定期間以上続いたものが「うつエピソード」. 1回でも上向きになる(上向きになりすぎて歯止めが利かず大変なことになる)なら,そうエピソードとうつエピソードが必要な双極性障害.

つまり,気分が上向きにならずにずーっと下向きならうつ病ですね.

「うつ」も,神経伝達物質の異常と深く関係しています. セロトニンとノルアドレナリンの双方が不足していることが多いですね. そこで「不足しているセロトニンを何とかすればうつに効く薬ができるはず……」これがうつに効く薬の始まりになります. 最初に作られた抗うつ薬は,炭素で3つの環状構造を作ったものだったので,「三環系(抗うつ薬)」と呼ばれます. イミプラミン塩酸塩を紹介しましょう.

イミプラミン塩酸塩

┃イミプラミン塩酸塩の禁忌┃

禁忌，多いよ!!

イミプラミン
塩酸塩
禁忌

- 三環系にアレルギー
- 緑内障，尿閉のある人
- MAO阻害薬使用中
  （中止後2週間以内含む）
- 心筋梗塞（初期回復期）
- QT延長（症候を含む）

アレルギーはいいとして
あとは「心臓（心電図）」と
「神経伝達物質系」だね！

　禁忌は添付文書を見ればわかりますが……結構多いです．本剤を含む三環系にアレルギーのある人，緑内障や尿閉のある人，MAO阻害薬の使用中（中止後2週間以内を含む），心筋梗塞の（初期）回復期，QT延長（症候）のある人です．

　大きく分けてみると……「アレルギー」「心電図が変」「神経伝達物質系（抗コリン作用で悪化，またはMAO阻害薬）」になりますね．

memo

....

....

....

....

....

....

....

....

....

....

....

....

....

‖三環系抗うつ薬の働き‖

　アレルギー以外の2つを理解するために，イミプラミン塩酸塩に代表される三環系抗うつ薬の働きを確認しましょう．三環系抗うつ薬は，セロトニン，ノルアドレナリンの神経細胞間での分解（再取り込み）を邪魔します．すると，使い捨てだったセロトニンやノルアドレナリンが分解されずに神経細胞間に残るので，あたかも「神経伝達物質が増えた！」ようになりますが，ある程度たまらないと効果が出てこないので，どうしても効くまでに時間（1〜2週間）がかかってしまいます．そして，神経伝達物質受容体への働きには，あまり選択性がありません．

　結果，ヒスタミン（H₁受容体），ドーパミン（α受容体），アセチルコリン（M（ムスカリン）受容体）までも邪魔されてしまいます．だから心電図への影響（α受容体が邪魔された）や，抗コリン作用（M受容体が邪魔された）が出てしまうのです．なお，モノアミン酸化酵素阻害薬（MAO阻害薬）もモノアミンの分解を邪魔するので，同様の働きをしています．

　モノアミンはセロトニン，ヒスタミン，ドーパミン，アドレナリン，ノルアドレナリンのこと．ドーパミン，アドレナリン，ノルアドレナリンは「カテコールアミン（カテコラミン）」ともいいましたね．パーキンソン病に効く薬のところでは紹介できませんでしたが，ドーパミンの分解だけを邪魔する（セレギリン塩酸塩（エフピー）のような）MAO-B阻害薬は抗パーキンソン薬として使われます．

　同じような働きをする薬が重なったら……必要以上に効果が強く出すぎてしまいますね．だから，MAO阻害薬使用中（中止後2週間以内）は禁忌なのです．MAO阻害薬は，本剤と併用禁止になりますよ．

三環系抗うつ薬の働きは……

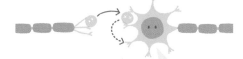

使い捨てだった神経伝達物質が
分解されにくくなるんだよ
（⇒「増えた！」と似たことに！）

たまるまでに時間が
必要だから効き出すのが
遅くなるね……

ヒスタミン受容体	ドーパミン受容体	アセチルコリン（ムスカリン）受容体

H₁　　α　　M

うわー！
邪魔されたー！

α受容体：心電図への影響
M受容体：抗コリン作用

MAO-B阻害薬はドーパミン分解だけを
邪魔するパーキンソン病の薬だけど……
一緒に使ったら作用強すぎ！
だからMAO阻害薬使用中が禁忌なんだ！

‖イミプラミン塩酸塩の慎重投与‖

・「心電図に影響が……！」

心疾患
甲状腺機能亢進症
低カリウム血症
副腎髄質腫瘍
低血圧

イミプラミン
塩酸塩
慎重投与

電気刺激という意味で
てんかんの人も慎重投与対象！

・「抗コリン作用が……！」

重い肝臓・腎臓障害
高齢者
排尿困難者
慢性便秘（高度）
眼内圧亢進

・4歳以上小児

・「精神症状増悪しちゃう……！」

自殺念慮，自殺企図がある人
衝動性高い併存障害，
脳の器質的障害
統合失調症素因

そして双極性障害も慎重対象！

（一気に「そう転」して
自殺企図の危険が！）

・妊婦，妊娠可能性のある人には
「使わないことが望ましい」

動物実験で催奇形性や
乳汁移行してるよー！
4歳未満小児は安全性未確立！

慎重投与対象は禁忌の分類から考えるとイメージしやすくなりますよ．心電図が変になる可能性のある人ということで，（心不全，心筋梗塞，狭心症，不整脈といった）心疾患のある人や甲状腺機能亢進症の人．

低カリウム血症もQT延長の危険因子と考えられますので，慎重に．

心臓に限らず電気刺激に変化が生じるという意味で，けいれんの出る可能性のあるてんかんの人も慎重投与対象です．

心臓（循環）に関係がある，高血圧発作の可能性が考えられる副腎髄質腫瘍のある人や，高度血圧低下の危険性ゆえに低血圧の人に対しても慎重に使う必要がありますよ．

抗コリン作用で悪化しうる排尿困難，眼内圧亢進，高度な慢性便秘の人も慎重対象．重い肝臓や腎臓障害のある人や高齢者も，抗コリン作用が出やすくなりますね．

4歳未満の小児に対しては安全性は未確立です．4歳以上の小児は，慎重投与の対象です．なお，妊婦・妊娠可能性のある人に対しては「使わないことが望ましい」とはっきり添付文書に書いてあります．乳汁への移行と，動物実験での催奇形性，離脱症状が報告されていますね．

あとは精神症状増悪が出現する危険性がありますので，自殺念慮・企図のある人や衝動性高い併存障害のある人，脳の器質的障害や統合失調症の素因のある人にも慎重に使う必要があります．とくに忘れてはいけないのが，双極性障害の人が慎重対象に入ること．本剤で「うつ」が一段落する……だけならよかったのですが，一気に「そう転（躁転：そう状態に入ってしまう）」して自殺企図に向かう危険性があるからですよ．

‖イミプラミン塩酸塩の併用禁止・併用注意‖

併用禁止は，禁忌で確認したMAO阻害薬．

併用注意は……これまた多いですね．大まかに分けて，「併用した薬の効果が弱まる」「併用した薬の効果が強まる」「本剤の効果が弱まる」「本剤の効果が（ものによっては併用薬の効果も）強まる」の順でおはなししていきます．ほかの薬と比べて「本剤の効果が強まる」対象が多いことが注目点ですよ！

併用した薬の効果が弱まるのは，降圧薬のグアネチジン硫酸塩や副交感神経刺激薬のピロカルピン塩酸塩．これらは本剤と逆作用だからですね．

併用した薬の効果が強まるのは，抗てんかん薬のフェニトイン，抗血栓薬のワルファリンカリウム，インスリン．フェニトインは薬の代謝阻害の関係上，残

り2つはほかの三環系抗うつ薬で効果が強まった報告があったためですね．

本剤の効果が弱まるのは，抗てんかん薬のフェニトイン，カルバマゼピン，抗けいれん薬のバルビツール酸誘導体，抗結核薬のリファンピシンです．どれも代謝酵素を誘導するため，ですね．

併用注意薬のうち本剤の効果が強まるものの多くは，本剤同様，中枢（精神）に効く薬です．中枢神経抑制薬として，全身麻酔，抗不安薬（アルプラゾラム），

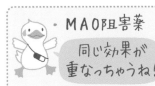

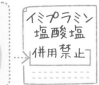
イミプラミン塩酸塩 → 併用禁止

イミプラミン塩酸塩 併用注意

併用注意 これも多いよ！

・「併用した薬が弱くなる」
- 降圧薬
  グアネチジン硫酸塩
- 副交感神経刺激薬
  ピロカルピン塩酸塩

 働きが逆だから……

・「併用した薬が強く出る」
- 抗てんかん薬フェニトイン

 酵素の代謝阻害だ！

本剤（イミプラミン塩酸塩）の働きも弱まるよ！
- ワルファリンカリウム，インスリン
（ほかの三環系抗うつ薬で効果が強まった報告があったよ）

・「本剤（マプロチリン塩酸塩）が弱くなる」
- 抗てんかん薬：フェニトイン
- 抗結核薬：リファンピシン
- 抗けいれん薬：
  バルビツール酸誘導体
代謝酵素誘導だね

・「本剤（イミプラミン塩酸塩）が強く出る」
- 中枢神経抑制薬
（サリドマイドは今でもがんやらい病の薬として使われてるよ）

抗不安薬アルプラゾラム
選択的セロトニン
再取り込み阻害薬（SSRI）……

あと，セロトニン・ノルアドレナリン再取り込み阻害薬（SNRI）もあるね
SSRIもSNRIも
セロトニン症候群に注意！

・自律神経症状
  発汗・高血圧，心拍数増加
  緊張感，吐き気，下痢
・精神症状
  興奮，頭痛，混乱，錯乱
・神経筋肉症状
  ミオクローヌス，振戦，反射亢進……

（次のページにも続くよ➡）

（前のページから続き）

・アドレナリン作動薬

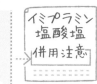

イミプラミン
塩酸塩
併用注意

心血管作用が強く出る！

・抗コリン薬
（抗コリン作用はけっこう怖い）

・フェノチアジン系（統合失調症の薬）
（抗コリン作用に鎮静作用も……）

ほかにも本剤効果が強く出るもの
・抗不整脈薬キニジン硫酸塩水和物
・消化性潰瘍薬シメチジン
・黄体・卵胞ホルモン製剤の一部

・「QT延長かも……」
四環系抗うつ薬の一部
・抗がん薬スニチニブリンゴ酸塩

・「てんかん，けいれんが……」
・デスモプレシン酢酸塩水和物

低ナトリウム血症の
けいれんだね！

・ゾニサミド
（抗けいれん抗パーキンソン病の薬
だけど循環や筋肉神経障害の
危険……）

電気ショック療法も
併用注意だ！

アルコール……サリドマイドの名前まであ りますね．
　サリドマイドは先天奇形を引き起こすことで，過去 に大きな問題を起こした薬です．警告文にちゃんとそ の歴史が反映されています．現在でも悪性腫瘍（多発 性骨髄腫）の薬や，らい病による結節性紅斑の薬とし て使われますよ．同じセロトニンに効く選択的セロト

ニン再取り込み阻害薬（SSRI）やセロトニン・ノルアド レナリン再取り込み阻害薬（SNRI）との併用では，セ ロトニン症候群が起こってしまうかもしれません．
　セロトニン症候群は，セロトニンの過剰で起こる 自律神経症状・精神症状・神経筋肉症状のこと．体温 が上昇し，発汗して，高血圧とともに心拍数が上がり 緊張感，吐き気，下痢を伴うのが自律神経症状．精神 症状としては興奮・頭痛，混乱や錯乱が出てきます． そして神経筋肉症状としてはミオクローヌスや振戦， 反射亢進，あごや歯をがちがちさせるような緊張と緩 和の繰り返しが見られます．
　併用注意薬に戻って……アドレナリン作動薬は受 容体のアドレナリン作用性亢進によって心血管作用が 強く出てしまいますよ．そして抗コリン薬は抗コリン 作用が強く出すぎることになります．統合失調症の薬 クロルプロマジン塩酸塩に代表されるフェノチアジン 系は，そこに加えて鎮静作用も強く出すぎてしまう可 能性がありますからね．
　続いて，本剤代謝酵素との競合もしくは邪魔のせ いで本剤の効果が強まるもの．抗真菌薬のテルビナ フィン塩酸塩，抗ウイルス薬のホスアンプレナビル， 消化管潰瘍薬のシメチジン，抗不整脈薬のキニジン硫 酸塩水和物などがこれにあたります．多動性障害に使 うメチルフェニデートや，黄体・卵胞ホルモン製剤が ここに入ることには注意が必要ですね．
　そして心電図や電気刺激に関係する併用注意薬とし ては，QT延長の可能性がある四環系抗うつ薬のマプロ チリン塩酸塩や，抗悪性腫瘍薬のスニチニブリンゴ酸塩 などがあります．尿崩症などに使うバソプレシン誘導体 のデスモプレシン酢酸塩水和物も，低ナトリウム血症性 のけいれんにつながる可能性があります．抗けいれん薬・ 抗てんかん薬としても使われるパーキンソン病の薬ゾニ サミドは，てんかんの危険だけでなく，高血圧や失神と いった循環障害，筋肉や精神の障害にもつながりやす いので併用は要注意ですよ．あと，薬ではないのですが， 閾値の低下でけいれんを起こしやすいので，電気ショッ ク療法も併用注意に含まれていますね．

マプロチリン塩酸塩

三環系抗うつ薬を代表してイミプラミン塩酸塩を紹介してきましたが，はっきり言って「あれやこれや，注意しなくちゃいけないことが多すぎ！」が本音だと思います．ほんの少しだけ改良されたのが，四環系抗うつ薬．炭素でできた環が4つあるので，「四環系」です．マプロチリン塩酸塩を紹介しますよ．

使いにくい！
だからできたのが
炭素の輪っか4つの
「四環系抗うつ薬」！

マプロチリン塩酸塩の禁忌・併用禁止

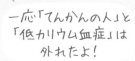

・「心電図に影響が……」
　心疾患
　甲状腺機能亢進症
　副腎髄質腫瘍
　低血圧

一応「てんかんの人」と
「低カリウム血症」は
外れたよ！

・「抗コリン作用が…」
　重い肝臓・腎臓障害
　高齢者
　排尿困難
　慢性便秘（高度）
　眼内圧上昇

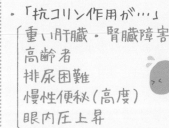

・小児
・「精神症状増悪しちゃう……」
　自殺念慮・企図がある人
　衝動性高い併存障害
　脳の器質性障害
　統合失調症素因
　双極性障害

＋

・三環系抗うつ薬に
　過敏性のある人
　（交叉過敏反応が起こるかも）

マプロチリン
塩酸塩
禁忌
慎重投与
併用禁止

・本剤にアレルギー
・緑内障，尿閉のある人
・MAO阻害薬使用中（中止後2週間以内を含む）
・心筋梗塞（初期回復期）
・QT延長（症候を含む）

基本的に
三環系と同じ！

・妊婦，妊娠可能性のある人，
　授乳中の人
　小児に対しても安全性未確立！

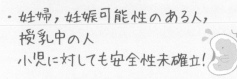
・MAO阻害薬
　同じ効果が重なるから

禁忌と併用禁止は，三環系抗うつ薬イミプラミン塩酸塩と同じ．小児や妊婦・妊娠可能性のある人に対しての安全性未確立も同じですね．ただし，禁忌のアレルギー対象が「本剤」に限定されています．じゃあ三環系抗うつ薬にアレルギー反応が出てしまった人でも安心して使えるかというと……そうとは言い切れません．

慎重投与対象は，三環系抗うつ薬イミプラミン塩酸塩とかなり重なり，「三環系抗うつ薬に過敏症のある人」も慎重投与対象に追加されています．これは三

環系抗うつ薬で過敏症を起こすと，四環系抗うつ薬でも過敏症が起きることの多い「交叉過敏反応」のせいですね．一応，三環系抗うつ薬イミプラミン塩酸塩の慎

重投与対象から，「てんかんの人」と「低カリウム血症の人」は外れています．

‖ マプロチリン塩酸塩の併用注意 ‖

- 「併用した薬が弱くなる」
- ・降圧薬 グアネチジン硫酸塩
- ・副交感神経刺激薬 ピロカルピン塩酸塩

はたらきが逆だ！　　阻害！

- 「併用した薬が強く出る！」
  - ・抗てんかん薬：フェニトイン ワルファリンカリウム，インスリン
- 「本剤（マプロチリン塩酸塩）が弱くなる」
  - ・抗てんかん薬：フェニトイン
  - ・抗結核薬：リファンピシン
  - ・抗けいれん薬： バルビツール酸誘導体

代謝酵素 誘導だね

あとはβ遮断薬のプロプラノロールも追加！

- 「本剤（マプロチリン塩酸塩）が強く出る」
- ・中枢神経抑制薬 選択的セロトニン再取り込み阻害薬(SSRI)……
- ・アドレナリン作動薬 心血管作用が
- ・抗コリン薬
- ・フェノチアジン系（統合失調症の薬） （抗コリン作用 ＋ 鎮静…… しかもけいれん発作可能性も？！）
- ・抗不整脈薬：キニジン硫酸塩水和物
- ・消化性潰瘍薬：シメチジン ＋
- ・抗真菌薬：テルビナフィン塩酸塩 代謝酵素が邪魔されるせい！
- 「QT延長かも……」 抗がん薬スニチニブリンゴ酸塩 三環系抗うつ薬の一部

では，併用注意を確認してみましょう．併用薬の効果が弱まるものは，三環系抗うつ薬と同じく降圧薬のグアネチジン硫酸塩と副交感神経刺激薬ピロカルピン塩酸塩．併用薬の効果が強まるのは三環系抗うつ薬イミプラミン塩酸塩と同じ．交叉過敏反応ではありませんが，「三環系抗うつ薬で報告されたもの」も併用注意薬に入っています．

本剤の効果が弱まるものは三環系抗うつ薬イミプラミン塩酸塩と同じですが，そこにβ遮断薬のプロプラノロールが追加されています．

本剤の効果が強まるものはどうでしょうか．中枢神経抑制薬は（サリドマイドまで）三環系抗うつ薬と同じ．選択的セロトニン再取り込み阻害薬(SSRI)は併用注意ですが，セロトニン・ノルアドレナリン再取り込み阻害薬(SNRI)は外れていますね．アドレナリン作動薬と抗コリン薬，フェノチアジン系は三環系抗うつ薬と共通です．ただ，フェノチアジン系ではけいれん発作も出る可能性がありますね．代謝酵素を介して本剤の効果が強まるものは，抗真菌薬テルビナフィン，消化性潰瘍薬シメチジン，抗不整脈薬キニジン硫酸塩

- 「てんかん，けいれんが……」 （ゾニサミドはあるけど デスモプレシン酢酸塩水和物は外れたよ） 追加：ベンゾジアゼピン系 抗不安薬で睡眠薬

あとは相互増強のアトモキセチン塩酸塩と三環系でうつ悪化報告のあった抗菌薬スルファメトキサゾールとトリメトプリムも注意！

水和物，多動性障害薬のメチルフェニデート塩酸塩などは含まれていますが，抗ウイルス薬と黄体・卵胞ホルモン製剤は併用注意から外れました.

　心電図や電気刺激に関係する併用注意薬からは，抗利尿薬のデスモプレシン酢酸塩水和物が外れましたね. 追加されたのは抗不安薬・睡眠薬のベンゾジアゼ

ピン系. ベンゾジアゼピン系は併用状態から中止するとけいれん発作が出る可能性があります. あと，サルファ剤（抗菌薬）のスルファメトキサゾールやトリメトプリムは，「三環系抗うつ薬でうつ悪化の報告があったから」. 多動性障害に使うアトモキセチン塩酸塩は，併用で作用が相互に増強する可能性がありますよ.

選択的セロトニン再取り込み阻害薬（SSRI）とセロトニン・ノルアドレナリン再取り込み阻害薬（SNRI）

三環系も四環系も使いにくい！
だからできたのが「選択的セロトニン
再取り込み阻害薬（SSRI）」と
「セロトニン・ノルアドレナリン
再取り込み阻害薬（SNRI）」！

広く使われている神経伝達物質だから，
併用注意対象はあまり減らない……

　三環系抗うつ薬に続き四環系抗うつ薬を紹介しました.

　「やっぱり，使いにくいって！」

　……ごもっともです. だから改良されて生まれたのが，選択的セロトニン再取り込み阻害薬（SSRI）とセロトニン・ノルアドレナリン再取り込み阻害薬

（SNRI）です. 再取り込みが阻害される（分解されずに済む）対象が限定されたので，「少しは」注意する点が減りました. でも，セロトニンやノルアドレナリンは体の中で広く使われる神経伝達物質. 残念ながら，併用注意薬はあまり減っていませんよ.

パロキセチン塩酸塩水和物

パロキセチン塩酸塩水和物の禁忌と警告

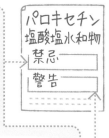

・本剤アレルギー

・MAO阻害薬使用中
（中止後2週間以内）

・ピモジド（オーラップ）
使用中

アドレナリンα受容体の
拮抗薬だ！
（統合失調症の薬だね）

QT延長や
心室性の重い不整脈が
出る可能性が……

・妊婦，妊娠可能性のある人，
授乳中の人
小児に対しては安全性未確立……

・若年（7〜18歳）のうつには効果
ないかも！
（しかも海外では
「自殺リスク上がるかも」?!）

選択的セロトニン再取り込み阻害薬（SSRI）の一例として，パロキセチン塩酸塩水和物を紹介します.

禁忌は本剤にアレルギーのある人と，MAO阻害薬使用中（と中止後2週間以内）の人と，ピモジド使用中の人.

「MAO阻害薬は同じ働きの薬だから，セロトニン症候群の危険で……ん？ ピモジドって何？」

ピモジドはアドレナリンα受容体拮抗薬.

統合失調症などでドーパミン受容体をブロックするときに使う薬です. ピモジドとの併用により，QT延長や心室性の重い不整脈が引き起こされる可能性があるから「禁忌」なのですよ.

あと，警告に「若年者（7〜18歳）のうつには効果がないかも」と書かれています. 海外では「自殺リスクが上がるかも」との報告もされていますね.

‖パロキセチン塩酸塩水和物の慎重投与‖

　慎重投与対象はいくぶん少なめ.

　抗コリン作用が怖い緑内障や高齢者. 悪性症候群を起こす可能性のある抗精神病薬(主に統合失調症の薬)を使っている人.

　精神状態が悪化する可能性のある, 脳の器質的障害や衝動性の高い併存障害のある人. 自殺念慮・企図のある人. 統合失調症の素因がある人も発症する可能性がありますね.

　そして電気的変化で発作を起こしうるてんかんのある人と, そう転が怖い双極性障害の人も慎重対象です.

　大事な追加対象は「出血危険性のある人」. 皮膚・粘膜(胃腸を含む)に出血が起こりえますので, 併用注意薬と一緒に意識しておいてください.

　残念ながら, 小児と妊婦・妊娠可能性のある人に対しての安全性未確立は変わりませんね.

- 抗コリン作用が怖い
  緑内障, 高齢者
  パロキセチン塩酸塩水和物慎重投与

- 悪性症候群を起こすかも
  抗精神病薬使用中

  とくに統合失調症!

- 精神状態が悪化するかも
  - 脳の器質的障害
  - 衝動性の高い併存障害
  - 自殺念慮・企図
  - 統合失調症の素因ある人

- 電気的変化起きるかも……
  てんかんの人

- そう転するかも!
  双極性障害の人
  ＋
- 出血危険性のある人

  これ, 併用注意でも出てくるよ!

パロキセチン塩酸塩水和物の併用注意

・「併用薬の効果弱まる……」
　・抗不整脈薬 ジゴキシン
　・抗がん（乳がん）薬
　　タモキシフェンクエン酸塩

パロキセチン
塩酸塩水和物
併用注意

（「乳がん」だから
エストロゲン受容体拮抗薬！）

・「併用薬の効果強まる！」
　・選択的セロトニン再取り込み阻害薬（SSRI）
　・メチルチオニニウム塩化物水和物
　・セントジョーンズワート

メチルチオニニウム塩化物水和物は
MAO阻害効果で
セントジョーンズワートは
「リラックスできるハーブティ」だね！

・（代謝酵素が同じせいで……）
　「併用薬の効果強まる！」
　・抗不整脈薬　　とくにメトプロロール
　・三環系抗うつ薬　酒石酸塩は
　・β遮断薬　←　高度血圧低下危険！

・「悪性症候群の可能性！」
　・フェノチアジン系，リスペリドン

どちらも統合失調症の薬だね！

・「本剤も併用強く出る！」
　・多動性障害のアトモキセチン塩酸塩

・「出血傾向が増強するかも！」
　・止血阻害薬：アスピリン，ワルファリンカリウム
　・非ステロイド性：抗炎症薬（NSAIDs）
　・出血傾向が出る薬
　　・フェノチアジン系，三環系抗うつ薬

いやーん！出血が止まらない

・「本剤効果弱まる……」
　・抗てんかん薬：フェニトイン，
　　　　　　　　　フェノバルビタール
　・抗結核薬：リファンピシン
　・抗ウイルス薬：リトナビル，
　　ホスアンプレナビルカルシウム水和物

代謝酵素誘導でよく出てくるよね！

・「本剤効果強まる！」
　・抗不整脈薬：キニジン硫酸塩水和物
　・消化性潰瘍薬：シメチジン

これも酵素が拮抗するからだよ！

パロキセチン塩酸塩水和物の併用注意薬は，併用薬の効果が強まる可能性があるものが増えました．出血（傾向）が慎重投与対象に含まれたせいですね．

併用薬の効果が弱まるものとして抗不整脈のジゴキシンと抗悪性腫瘍（乳がん）薬のタモキシフェン．タモキシフェンはエストロゲン受容体の拮抗薬ですね．

併用薬の効果が強まるものとしては同じセロトニン作用があってセロトニン症候群を起こす可能性があるもの．選択的セロトニン再取り込み阻害薬やMAO阻害効果のあるメチルチオニニウム塩化物水和物，リラックスできるお茶の成分セントジョーンズワートの名前もありますね．

パロキセチン塩酸塩水和物と代謝酵素が同じものとして抗不整脈や三環系抗うつ薬，β遮断薬．とくにβ遮断薬のメトプロロール酒石酸塩では，高度の血圧低下が起こる危険性がありますよ．

代謝酵素が同じフェノチアジン系の薬やリスペリドンでは，悪性症候群の可能性があることをお忘れなく！　あとは多動性障害の薬アトモキセチン塩酸塩の効果も併用で強く出てしまいますね．

追加された慎重投与対象「出血」に対応して，止血阻害薬や出血傾向を示す薬も，併用で効果が強く出てしまうため併用注意になります．止血阻害薬はアスピリンやワルファリンカリウム，非ステロイド性抗炎症薬（NSAIDs）．出血傾向を示す薬としてはフェノチアジン系の三環系抗うつ薬が当てはまります．

本剤の効果が弱まる併用薬は，抗てんかん薬フェニトイン，フェノバルビタール，抗結核薬リファンピシン，抗ウイルス薬リトナビルやホスアンプレナビルカルシウム水和物．いずれも代謝酵素誘導で出てくる名前ですね．

本剤の効果を強める併用薬は，抗不整脈薬のキニジン硫酸塩水和物や消化性潰瘍薬のシメチジン．どちらも代謝酵素が同じで拮抗関係になるからです．

ミルナシプラン塩酸塩

ミルナシプラン塩酸塩の禁忌と慎重投与

（セロトニン・ノルアドレナリン 再取り込み阻害薬）

ミルナシプラン塩酸塩はSNRI！

・アレルギー（過敏症）
・尿閉, 前立腺疾患
・MAO阻害薬使用中
（MAO阻害薬は 併用禁止薬でもあるよ）

妊婦・妊娠可能性のある人には 「やむをえぬとき」の使用のみ！ 動物で乳汁に移行して, 死産児の報告も！ （小児への安全性も未確立）

ミルナシプラン塩酸塩
禁忌
慎重投与

・肝臓, 腎臓に 障害のある人 高齢者

・緑内障, 眼内圧亢進, 排尿困難 （抗コリン作用怖い！）
・脳器質的障害, 衝動性高い併存障害, 自殺念慮・企図 統合失調症素因

　精神状態悪化危険……

（双極性障害ではそう転も怖いね）

・てんかん, 心疾患
　　高血圧
　電気系に変化が！！

・小児
　安全性未確立

セロトニン・ノルアドレナリン再取り込み阻害薬（SNRI）の例としては，ミルナシプラン塩酸塩をご紹介．

　禁忌は，本剤アレルギーの人，尿閉や前立腺疾患の人，MAO阻害薬使用中の人ですね．MAO阻害薬は，併用禁忌薬になっていますよ．

　慎重投与対象は肝臓や腎臓に障害のある人，高齢者．緑内障や眼内圧亢進のある人，排尿困難のある人．これらは抗コリン作用が怖い人たちですね．脳の器質的障害や衝動性の高い併存障害のある人，自殺念慮・企図のある人や統合失調症素因のある人，双極性障害の人も慎重投与対象．精神状態悪化の危険と，そう転の危険がありましたね．電気系の変化として，てんか

んのある人，心疾患のある人，高血圧の人．そして小児も慎重投与対象です．

　……一瞬「小児にも安全に使えるのか？！」と期待してしまいますが．小児に対する安全性は未確立のまま．そして「18歳以下のうつには効果がないかも」と海外から報告されています．妊婦・妊娠可能性のある人に対しては「やむをえぬ」場合の使用のみ．やはり乳汁に移行して，動物実験で胎児への移行と死産児が報告されています．

ミルナシプラン
塩酸塩
併用注意

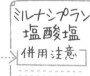

- 心血管作用が強く出る！
アドレナリン，
ノルアドレナリン，ジゴキシン
（頻脈や起立性低血圧も！）

- 降圧効果弱まる
降圧薬のクロニジン塩酸塩

- どちらの効果も強まる
中枢神経抑制作用のある薬
（バルビツール系やアルコール……）

- セロトニン症候群の危険が……！
  - 炭酸リチウム（リーマス）
    「そう」の薬だから
    併用しないはずだけど……

  - スマトリプタンコハク酸塩
    （5-HT受容体作動薬）
    片頭痛の薬でもあるんだ！
    気づかないと併用しちゃうかも！

  - メチルチオニニウム塩化物水和物（MAO阻害薬）
    ↑
これ，中毒性メトヘモグロビン血症の薬！
（急性薬物中毒でヘモグロビンの鉄が変に！）

併用注意薬はちょっと少なめ．今まで確認してきた「うつ」の薬の中では「使いやすいほう」になりそうです．アドレナリンやノルアドレナリンは，併用で心血管作用が強く出る可能性があります．強心薬のジゴキシンも強く効きすぎてしまい，頻脈や起立性低血圧を起こす可能性がありますね．降圧薬のクロニジン塩酸塩は，降圧効果が弱まってしまいます．本剤も併用薬も効果が強まるのはバルビツール系の薬やアルコールといった中枢神経抑制作用のあるもの．そしてセロトニン症候群を起こす可能性があるものとして，スマトリプタンコハク酸塩（5-HT受容体作動薬）とメチルチオニニウム塩化物水和物（MAO阻害薬），炭酸リチウムの名前が並んでいます．

まず，スマトリプタンコハク酸塩はヒスタミン受容体作動薬ですが……「片頭痛」の薬でもあります．普段から頭痛薬を使っていたら，知らずに併用状態になって急にセロトニン症候群が出てくるかもしれません．次にメチルチオニニウム塩化物水和物はMAO阻害薬ですが……こちらは中毒性メトヘモグロビン血症の薬でもあります．急性薬物中毒で，ヘモグロビンの鉄が変になってしまうものです．多くは飲んだ薬のせい．たとえば虚血性心疾患の薬（メトクロプラミド）などで起こりえます．そして炭酸リチウムは，双極性障害の「そう」状態に使う薬です．「そう」の薬と「うつ」の薬を同時使用するとは考えにくいのですが……．併用してしまうとセロトニン症候群の危険があることは覚えておいてくださいね．

メチルフェニデート塩酸塩

　以上，セロトニンに注目した「うつ」の薬を確認してきました．「うつ」に深く関係しているのは，セロトニンだけではありません．もう1つの不足している神経伝達物質，ノルアドレナリンを補足する「うつ」に効く薬もありました．代表はメチルフェニデート塩酸塩ですね．

　ですが，現在はうつ病の薬としては使われません．興奮効果と覚醒効果があり，複数の医療機関から処方を得て乱用・依存する人が問題になったためです．それに加えて，抗うつ薬として選択的セロトニン再取り込み阻害薬なども使われ始めたころだったため，メチルフェニデート塩酸塩は「うつ」の薬からは外されたのです．現在，メチルフェニデート塩酸塩はナルコレプシーの薬として使われます．成分を徐々に放出する徐放性製剤として，多動性障害に使われることもありますよ．

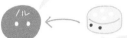

ノルアドレナリンを補充する
「うつ」の薬もあるよ

メチルフェニデート
塩酸塩が代表だね

今はナルコレプシーや
多動性障害にしか使わないよ
（乱用・依存が問題になったんだ）

炭酸リチウム

　双極性障害の「そう状態」に効く薬，炭酸リチウムのおはなしに入ります．「そう病」にも双極性障害の「そう状態」にも使われますが，いまだ作用機序が完全解明されてない薬の1つです．

そう病にも
双極性障害のそう状態にも
炭酸リチウム（リーマス）！

炭酸リチウムの禁忌と慎重投与

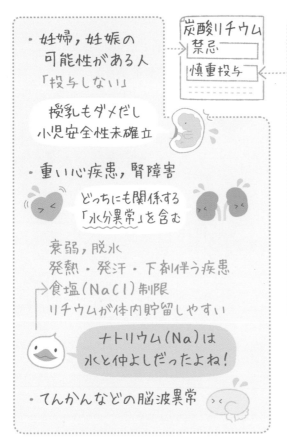

- 妊婦，妊娠の可能性がある人「投与しない」

授乳もダメだし小児安全性未確立

- 重い心疾患，腎障害

どっちにも関係する「水分異常」を含む

衰弱，脱水
発熱・発汗・下痢伴う疾患
→食塩（NaCl）制限
リチウムが体内貯留しやすい

ナトリウム（Na）は水と仲よしだったよね！

- てんかんなどの脳波異常

炭酸リチウム
禁忌
慎重投与

- 肝臓，腎臓，心臓の障害の既往歴

（あとは高齢者や食事の水分の摂取不足，甲状腺機能障害も……亢進も低下も含まれるよ！

- リチウムに異常な反応（感受性）を示す人やリチウムの体内貯留を起こすおそれのある人

実は「リチウムが効く機序」ってよくわかってない……（だから怖いよね！）

　禁忌は妊婦・妊娠可能性のある人．「投与しない」とはっきりと書いてあります．乳汁にも移行するため，授乳は中止．なお，小児への安全性も未確立ですよ．重い心疾患のある人や腎障害のある人も禁忌．双方に関係する「水分異常」のある人も，禁忌に含まれてきます．具体的には衰弱・脱水している人．発熱，発汗，下痢を伴う疾患のある人．食塩制限のかかっている人と，リチウムが体内貯留しやすい人ですね．「食塩？」と思った人は，ナトリウムイオンと水が仲よしだとい

うことを思い出してください．あとは，てんかんなどの脳波異常のある人も禁忌対象です．
　慎重投与対象も，禁忌から考えれば自然なものばかり．肝障害や腎障害の既往歴のある人，高齢者．心臓の既往歴のある人や，食事・水分摂取不足の人．甲状腺機能異常（亢進症と低下症双方）の人も含まれていますね．そして炭酸リチウムに異常な感受性を示し，炭酸リチウムの体内貯留を起こすおそれのある人も慎重投与対象です．

‖ 炭酸リチウムの併用注意 ‖

- 「セロトニン症候群を起こすかも……！」
  - ノルアドレナリン・セロトニン作動性抗うつ薬
  - 選択的セロトニン再取り込み阻害薬（SSRI）
  - セロトニン・ノルアドレナリン再取り込み阻害薬（SNRI）

- 「リチウム中毒が起こるかも！？」
  - 利尿薬
  - 非ステロイド性消炎鎮痛薬（NSAIDs）
  - アンジオテンシンの変換酵素を邪魔する薬
  - アンジオテンシン2の受容体拮抗薬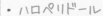
  - 抗菌薬（メトロニダゾール）

- 電気が変になるかも？
  - 電気けいれん療法
    →心停止やせん妄！？
  - ハロペリドール
    →心電図変化やジスキネジア

ほかにも筋弛緩のスキサメトニウム塩化物水和物は弛緩が強く出すぎるし抗てんかん薬カルバマゼピンでは失見当識や錯乱……

　併用注意薬のキーワードは「セロトニン症候群」と「リチウム中毒」．ほかにも注意する薬はありますが，キーワードはお忘れなく！

　セロトニン症候群を起こす危険性があるのはノルアドレナリン・セロトニン作動性の抗うつ薬（ミルタザピン）や選択的セロトニン再取り込み阻害薬（SSRI）やセロトニン・ノルアドレナリン再取り込み阻害薬（SNRI）と併用したとき．併用薬の効果が強く出てしまう可能性があるからですね．

　リチウム中毒を起こす危険性があるのは，利尿薬や非ステロイド性消炎鎮痛薬（NSAIDs）．アンジオテンシン変換酵素を邪魔する薬（エナラプリルマレイン酸塩）やアンジオテンシン2受容体拮抗薬．抗菌薬のメトロニダゾールも同様の危険がありますね．リチウム中毒については，併用注意全体を見てから確認しましょう．

　ほかにも電気に影響あるものとして，心停止やせん妄の可能性がある電気けいれん療法や，心電図変化・ジスキネジアの出る可能性がある統合失調症の薬ハロペリドール．麻酔用筋弛緩薬のスキサメトニウム塩化物水和物は弛緩作用が強く出すぎる可能性があり，抗てんかん薬カルバマゼピンでは失見当識や錯乱が出る可能性がありますからね．

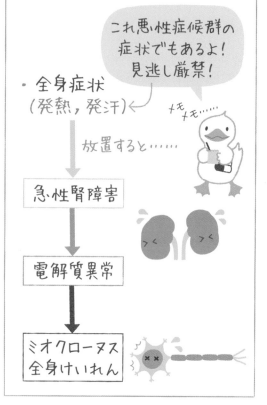

リチウム中毒

- 消化器症状
  (吐き気,嘔吐,下痢,食欲低下)

- 中枢神経症状
  (振戦,傾眠,錯乱)

- 運動機能症状
  (運動障害,運動失調)

> これ悪性症候群の
> 症状でもあるよ！
> 見逃し厳禁！

- 全身症状
  (発熱,発汗)← メモメモ……

放置すると……

急性腎障害

↓

電解質異常

↓

ミオクローヌス
全身けいれん

ひととおり併用注意を確認できたので,リチウム中毒の中身をみていきますよ.

リチウム中毒は消化器症状(吐き気,嘔吐,下痢,食欲低下),中枢神経症状(振戦,傾眠,錯乱),運動機能症状(運動障害,運動失調),全身症状(発熱,発汗)などがスタート.ここで気づかないと,急性腎障害から電解質異常を起こし,ミオクローヌスや全身けいれんにつながってしまいます.発熱・発汗は悪性症候群の症状でもありましたね.

どちらも生命危険につながりますので,くれぐれも初期症状を見逃さないでください.

‖ おわりに ‖

　……紹介できなかった薬はまだたくさんあります
が，生理と病態（正常と異常）を理解するための薬理学
のおはなしは，とりあえずこれでおしまいです．薬の
名前をただ覚えるよりも，薬の働きをイメージできて
いくぶん読み進めやすかったのでは？

　「ん？　前に出てきた？」「どこかで見たかも
……？」と思ったら，どんどん調べてみてください．
初めて読むときより，2回目以降のほうが頭にスムー
ズに入りやすくなりますよ．みなさんの薬理学（をは
じめ病態学，生化学・生理学・解剖学）の勉強がうま
く進むよう，心から祈っていますからね！

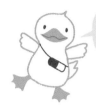

正常と異常
ちゃんとイメージできた？

ただ覚えるんじゃなくて
「働き」をイメージしてね！

＼まとめ／

精神分野に使う薬の紹介も一段落．
神経伝達物質に注目すると，精神分野の
薬の効き方（働き）がわかりやすいはずで
す．
これで全24回の薬理学のおはなしが終わ
りましたよ！

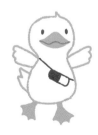

索 引

か行

解剖学・生理学・生化学・病態学がスルスルつながる！　わかる！

看護学生のための薬理学

2024年4月9日　初版　第1刷発行

編　著	橋本さとみ
発行人	土屋　徹
編集人	小袋　朋子
発行所	株式会社Gakken
	〒141-8416 東京都品川区西五反田2-11-8
印刷・製本所	TOPPAN株式会社

●この本に関する各種お問い合わせ先
　本の内容については，下記サイトのお問い合わせフォームよりお願いします．
　https://www.corp-gakken.co.jp/contact/
●在庫については　Tel 03-6431-1234（営業部）
●不良品（落丁，乱丁）については　Tel 0570-000577
　学研業務センター　〒354-0045 埼玉県入間郡三芳町上富279-1
●上記以外のお問い合わせは　Tel 0570-056-710（学研グループ総合案内）

©S.Hashimoto 2024 Printed in Japan

学研グループの書籍・雑誌についての新刊情報・詳細情報は，下記をご覧ください．
学研出版サイト　https://hon.gakken.jp/